心血管疾病 CT 扫描技术

主　编　陈险峰　李　林　马小静

副主编　姜严严　江　帆　闫　军

编　者　（以姓氏汉语拼音为序）

陈险峰　范桂荣　郭生鹏　江　帆　姜严严

李　峻　李　林　刘　整　吕丰甫　马小静

王宇航　吴益先　项　黎　闫　军　严　安

张晓青

人民卫生出版社

图书在版编目（CIP）数据

心血管疾病 CT 扫描技术 / 陈险峰，李林，马小静主编 .—北京：人民卫生出版社，2017

ISBN 978-7-117-25497-7

Ⅰ.①心⋯　Ⅱ.①陈⋯②李⋯③马⋯　Ⅲ.①心脏血管疾病 -计算机 X 线扫描体层摄影 - 诊断　Ⅳ.① R540.4

中国版本图书馆 CIP 数据核字（2017）第 278171 号

| 人卫智网 | www.ipmph.com | 医学教育、学术、考试、健康，购书智慧智能综合服务平台 |
| 人卫官网 | www.pmph.com | 人卫官方资讯发布平台 |

心血管疾病 CT 扫描技术

主　　编：陈险峰　李　林　马小静
出版发行：人民卫生出版社（中继线 010-59780011）
地　　址：北京市朝阳区潘家园南里 19 号
邮　　编：100021
E - mail：pmph @ pmph.com
购书热线：010-59787592　010-59787584　010-65264830
印　　刷：中国农业出版社印刷厂
经　　销：新华书店
开　　本：889 × 1194　1/16　印张：19
字　　数：602 千字
版　　次：2018 年 6 月第 1 版　2018 年 6 月第 1 版第 1 次印刷
标准书号：ISBN 978-7-117-25497-7/R·25498
定　　价：168.00 元

打击盗版举报电话：010-59787491　E-mail: WQ @ pmph.com
（凡属印装质量问题请与本社市场营销中心联系退换）

序 一

  心血管疾病影像诊疗发展迅速，影像设备更新迭代，专业知识的更新和提高更是心血管专业人员不断努力的方向。该领域相关的专业书籍颇多，"横看成岭侧成峰，远近高低各不同"，不同的影像技术在心血管疾病的诊疗中视角不同，发挥着不同的作用。但鲜见有将超声心动图、X线、CT、DSA、心导管造影等多种影像学技术相结合进行系统的阐述和介绍的书籍。多年来，我始终关注亚洲心脏病医院，尤其是马小静教授带领的这支有专业特色的团队的成长和取得的每一步成绩，在"霜叶红于二月花"的金秋季节，欣闻她带领的团队即将出版影像系列专著，包含6册：《心血管影像解剖图谱》《心血管疾病影像图谱》《术中经食管超声心动图》《结构性心脏病介入影像图谱》《心血管医生学影像》和《心血管疾病CT扫描技术》，深感欣慰。

  这6册专著与其他超声心动图专著的不同之处，在于它们是以心血管临床病例为主线，将多种影像学技术结合起来，对心血管疾病从正常解剖到疾病诊断至治疗方案提供全面而专业的影像学指导。每本书针对不同的方法学、不同的技术特点和应用优势突出重点，满足从事心血管超声、放射的影像学医生和技师，也适宜于从事心血管内、外科和介入操作治疗的医生及相关学科的各层次读者。除《结构性心脏病介入影像图谱》和《心血管疾病CT扫描技术》外，超声心动图贯穿于其余4册，从心脏正常解剖的超声心动图切面到不同疾病的经胸超声心动图诊断和经食管超声心动图术中监测应用，内容系统完整、资料新颖翔实，且配有精美的富有代表性的超声图片，不仅向读者介绍典型病例，同时也加强了超声诊断技术的应用与实践。

  本套书还利用新媒体技术，阅读中扫描二维码，可以身临其境地阅读真实病例的动态图像。"积跬步至千里，积小流成江海"。这套书是武汉亚洲心脏病医院影像中心及结构性心脏病介入导管室多年临床资料的积累和临床工作经验、体会的总结，分享给众多同仁和读者。这本书将是从事影像学，心血管内、外科医生的参考书籍，也应该是研究生、进修医生的适读之选。

李治安

2018 年 1 月

序 二

近年来，医学影像学发展迅速，新技术不断涌现。特别是在心血管病诊断治疗中尤为突出。超声心动图、CT、MRI、DSA、心导管造影、OCT 等多种影像学技术的应用，优势互补，对心血管病诊治起到重要作用。合理的选择影像学技术、正确解读影像学给出的信息，是心血管病医生每时每刻面临的问题。尤其是当今，影像学不再是仅用于疾病的诊断，而且是直接参与到疾病的介入治疗和外科手术治疗之中，"Hybrid procedure"或"杂交手术室"的兴起，为影像学提出新的更高的要求。医生需要更新知识，跟上突飞猛进的科学时代，这是作者撰写本书的初衷。

武汉亚洲心脏病医院马小静教授远见卓识，她所带领的团队，是大综合影像中心，集超声心动图、放射影像学等多种影像专业协同工作、优势互补，出色完成全院的心血管病影像诊断工作，取得了丰硕成果，为专科医院的影像学科建设创出一条值得我们借鉴的道路。建院 18 年来经过数十万例的临床实践，对冠状动脉疾病、大血管病、复杂先天性心脏病、心脏瓣膜病、心肌病、心脏肿瘤等疾病的诊断与治疗，积累了丰富的临床经验。"十年磨一剑"，他们根据自己的多年积累的病例资料编写了这套书，共 6 本：《心血管影像解剖图谱》《心血管疾病影像图谱》《术中经食管超声心动图》《结构性心脏病介入影像图谱》《心血管医生学影像》和《心血管疾病 CT 扫描技术》，是近 20 年鲜活经验的总结。

本套书通过实际病例，将多种影像学技术的合理选择、精准应用、相互结合、优势互补，展示给读者。内容涵盖了超声心动图、普通放射学、CT、DSA 的成像技术以及图像后处理、诊断分析；系统介绍了心脏外科手术中的超声成像和影像引导各种心脏介入装置的置入方法及经验。图文并茂、通俗易懂、内容针对性较强，对已有一定的影像学基础，需要拓展思路、提高诊断水平的影像专业医生大有裨益；是广大心血管临床医生重要的参考书。

"学而不思则罔，思而不学则殆"，相信本书的出版，对推动心血管影像学的合理应用、优势互补、创新发展会起到积极的作用。

戴汝平

2018 年 1 月

前　言

近年，心血管诊疗技术飞速发展，超声心动图、X 线、CT、MRI、DSA 等影像学技术和方法更是日新月异。武汉亚洲心脏病医院建院 18 年，将超声、放射、CT 等学科整合成一个大影像科，在多年的实际工作中积累了一些临床经验。因此，我们尝试将心血管疾病诊疗中的多种影像学方法相结合，以实例呈现、图文并茂的风格编写涵盖心血管正常解剖、多种疾病影像诊疗及方法学介绍的 6 本专著：《心血管影像解剖图谱》《心血管疾病影像图谱》《术中经食管超声心动图》《结构性心脏病介入影像图谱》《心血管医生学影像》和《心血管疾病 CT 扫描技术》。

《心血管影像解剖图谱》是对心脏正常解剖结构及其对应的超声心动图切面、CT 扫描显像断面进行详细陈述，是学习和掌握心血管影像技术的基础。

《心血管疾病影像图谱》则是针对不同种类的心血管疾病，阐述超声心动图、CT 等多种影像方法的应用优势和技术互补，能帮助影像医生扩展思维、提高诊断水平。

对于超声心动图医生来说，经食管超声是必要掌握的一种检查技术，而经食管超声在术中的应用更是需要经验的积累，《术中经食管超声心动图》阐述经食管超声基础，在各类心血管疾病术前诊断、术中实时监测和术毕即刻评估的应用，将满足急需提高经食管技术水平的超声医生的专业化需求。

《结构性心脏病介入影像图谱》结合 DSA 图像，按步骤介绍介入方法、操作技巧和心脏置入装置。

影像学诊断方法也是临床医生需要了解、善于选择和合理应用的，《心血管医生学影像》正是为心血管临床医生提供快速学习影像知识的书籍。

《心血管疾病 CT 扫描技术》详细介绍针对不同疾病选择 CT 扫描条件和扫描方法以获取清晰图像而利于成像分析。

这 6 本专著收集了我们多年积累的病例资料及日常工作的体会，在编写过程中得到武汉亚洲心脏病医院和亚洲心脏病医院新疆医院影像科全体同事的大力支持，首都医科大学附属安贞医院李治安教授和中国医学科学院阜外医院戴汝平教授的悉心指导和鼓励并为本书作序，在此一并感谢！由于我们经验不足，书中出现错误或不当之处敬请专家和读者不吝指正。

马小静

2018 年 1 月

目　录

网络增值服务

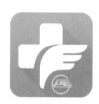

人卫临床助手
中国临床决策辅助系统
Chinese Clinical Decision Assistant System

扫描二维码,
免费下载

CT 设备简介

64 排 CT

64 排 128 层 CT 又称容积 CT，它开创了容积扫描数据成像时代，z 轴的 64 排探测器，空间分辨率得到提高，真正实现了各向同性体素；随着机械水平的高速发展，球管旋转速度的提升，时间分辨率不同于以往低端螺旋 CT，使心脑血管疾病检查从此进入无创时代。它具备以下特点：

1. 以高的空间分辨力（亚毫米）为基础的 z 轴覆盖范围大幅度增加，可以同时采集 64 层亚毫米层厚的图像，旋转一周的覆盖范围达到 40mm；薄层扫描实现了真正的容积数据采集，图像分辨力各向同性，通过一次扫描，可进行横断面、矢状面、冠状面等平面的图像重建并对任意平面进行图像重组，更好地表达病变的细节和组织解剖关系。

2. 时间分辨力的提高，每周旋转时间可缩短至 0.33 ~ 0.35 秒，在相同覆盖范围内，扫描时间大为缩短，病人屏气时间缩短，放射剂量减少，增强时对比剂的用量减少，图像质量好。

3. 图像后处理软件更加便捷，通过容积扫描后的数据进行图像后处理，包括二维多层面重组（mutiplanar reconstruction，MPR）、曲面重建（curved planar reconstruction，CPR）、最大密度投影（maximum intensity projection，MIP）、最小密度投影（minimum intensity projection，MinIP）、容积再现（volume rendering，VR）等，在实际运用中根据其各自特点灵活使用，使病灶和病变得以最佳显示，提高病变的检出率。

由于各向同性的空间分辨力，在得到常规断面图像的同时，还可以使用仿真内镜技术，得到空腔管道的内部结构信息，图像质量得到很大的提升。

飞利浦极速 CT

飞利浦公司于 2007 年 12 月在美国芝加哥北美放射学会年会上推出新产品 Brilliance iCT（极速 CT），它的临床应用使 CT 诊断在心脏检查、动态成像和高分辨扫描等方面均取得突破性进展，其特点如下：

1. **气垫轴承技术**　运用气垫轴承技术取代滑环技术，减少了机架旋转的摩擦阻力。由于气垫轴承没有接触部分，扫描精度比普通滚珠轴承高，确保了高质量的成像；最快旋转速度达到 0.27 秒 / 圈，高速扫描给临床研究带来了突破性应用，比如：心脏冠脉成像时间缩短至 2 ~ 5 秒，时间分辨率达到 34 毫秒，实现心率最大 140 次 / 分的冠状动脉 CTA 成像，并通过调节心电门控相位来完成心电图基线不稳、心动过速以及起搏器携带者等疑难冠脉检查，提高了心脏冠脉 CTA 检查的成功率。

2. **立体球面探测器**　独创的球面探测器能够提高探测器采集效率，提高图像质量，降低辐射剂量。

3. **发生器功率和 iMRC 球管**　X 线发生器最大输出电流达到 1000mA，能适应目前所有的扫描，尤其在肥胖病人的扫描中仍能得到优质的影像。

4. **在心脏成像方面，目前心脏成像遇到的四大难点是**：①心率过快和心律不齐导致成功率的下降；②高密度钙化斑块导致散射线增加产生伪影导致冠脉狭窄过度评估；③肥胖病人的冠脉检查；④心脏成像的辐射剂量过大，尤其是先心婴幼儿的检查。

极速 CT 解决了以上四大难题：能够适应心率达 70 ~ 140 次 / 分的房颤病人检查；球面探测器配备立体滤线器消除钙化导致的伪影，清晰观察支架术后冠脉内壁的情况；120kW 发生器产生 1000mA 电流适应肥胖指数（BMI）高达 50 的病人；前瞻性心电门控扫描方式降低 80% 辐射剂量，婴幼儿先心扫描最低剂量达到 0.5mSv，并能清楚显示心房、心室和瓣膜位置，为先心病诊断提供有效的方法。

5. **大范围动态多器官成像 CT**　实现大范围心血管成像（一次扫描可以重建胸主动脉、冠状动脉、肺动脉、颈动脉及脑动脉）、全脏器灌注、高分辨内耳成像以及四维动态成像等。同时配备的心电门控技术血管造影，实时动态成像能够观察血管搏动的影像，如血管支架安放后是否有移位、脱落。

6. 低剂量前瞻性心电门控冠脉筛查技术　利用快速的旋转速度以及大面积的球面探测器，进行轴扫可以得到优质的冠脉造影图像，实时多方位地显示冠脉情况，并对冠脉支架、软性斑块以及钙化进行评估。前瞻性心电门控技术在保证图像质量不下降的同时，检查的辐射剂量较以往减少了80%，降低至2 ~ 3mSv。

7. 组合CTA检查　由于人体不同脏器和心血管系统的灌注时间不同，只有很好地把握各系统的灌注时间才能完成各器官的CTA检查。根据检查目的，设计各脏器组合的CTA扫描方案，捕捉最佳增强时相，得到满意的图像质量。例如：胸痛三联症检查的难点在于肺动脉对比剂达峰时间与主动脉及冠状动脉对比剂达峰时间存在很大差异，组合CTA可以分别获取纯肺动脉、冠脉、全部躯干大血管的检查，整体扫描时间约15秒，剂量低，对比剂用量少。

8. CT心功能分析（射血分数，心室容积，室壁运动和心肌厚度分析等）。

西门子双源CT

2005年11月西门子在RSNA会议上推出全球首台双源CT（dual-sourcee computer tomography，DSCT），其抛开了传统的技术理念，改变了目前常规使用的单个X射线源和单套探测器采集数据，通过两个X射线源和两套探测器采集数据，时间分辨率大为提高，使冠状动脉CTA成像的心率不再受到限制，同时减少了患者的辐射剂量。双能量成像使不同组织间的分辨率提高，CT心血管成像能与数字减影血管造影相媲美，并极大地降低了常规CT心血管成像假阳性的概率。

1. 双源CT的基本结构　双源CT在机架内整合了两套数据采集系统，在完成90°旋转后即可获得一幅优质影像。机架旋转1周为0.28秒，时间分辨率达到75毫秒，双源CT的基本扫描重建模式为单扇区重建，克服了"多扇区重建技术"带来的诸多弊端，提升了图像质量，提高了诊断正确率，同时也可以采用双扇区重建，这种方法可以进一步地提高时间分辨率，需要评估异常的心肌运动或计算射血分数的峰值等高级心功能的评估时可考虑使用。

采用双能量扫描时2个球管的管电压分别为80kV和140kV，低kV球管管电流为高kV球管管电流的3倍，以保证其输出的射线有足够的能量，2个球管能同时、同层进行扫描，所获得的低能和高能数据不存在位置和时间上的偏差，这就拓展了双能CT的应用。

双源CT具备78cm孔径和200cm的扫描范围，使移床速度在达到87mm/s条件下，仍可获得小于0.4的各向同性空间分辨率，不受体型和体重的影响，而单源CT扫描的范围在此情况下将受到限制。此外，双源CT实现了电磁直接驱动，并采用先进的静音技术，特殊的散射线校正技术，在得到满意图像质量的同时降低了辐射剂量。

2. 双源CT的临床应用

（1）双源CT不需多扇区采集重建技术就具有75毫秒的时间分辨率，避免了心跳重影，可随意高精度示踪不同心动周期任意时相，以达到精确扫描定位，包括解剖及时相定位，并且当心率加快时，由ECG控制通过自动提高进床速度，使螺距与心率自动匹配，加速扫描完成，不仅能显示心血管腔内影像，而且可显示心血管壁及腔外影像；用于斑块形成的可靠性诊断及对血管狭窄或扩张精确定位预测其临床价值及危险性，为治疗方案的制订提供可靠依据。

（2）双能量采集，它是通过2个X射线源以不同的能量设置来工作，在一次扫描中，生成包含同一解剖结构的、不同的能量数据信息，通过1次扫描直接分别获得骨骼或血管的图像，从而达到解剖结构的分离。另外，它还可进一步区别组织类型和描述病变特征，包括心血管CT扫描发现的粥样斑块和肿瘤检查中发现的肿块，使双能量减影超越常规视野。研究发现，双源CT采用双能量技术可以有效地去除脊柱、肋骨、牙齿和颅骨，同时也可以去除明显钙化的影响。

3. 双源CT剂量的安全性　尽管双源CT系统使用了两套X线球管系统和两套探测器，但在心脏CT扫描中的放射剂量却只有常规CT的50%，也就是说，50%剂量得到100%的心脏细节。

下表是三种 CT（飞利浦 64，飞利浦 ict 和西门子双源）的主要参数，仅供参考：

品牌	Philips	Philips	Siemens
型号	Brilliance 64	Brilliance iCT	Definition Flash
扫描速度	0.42 秒 /360 度	0.27 秒 /360 度	0.28 秒 /360 度
探测器材料	稀土陶瓷	固体钨酸铬	稀土陶瓷
机架孔径（cm）	70	70	78
探测器排列	64×0.625mm	128×0.625mm	64×0.6mm
探测器宽度（mm）	40	80	38.4×2
每排探测器物理个数（个）	672	672	1216
可选电压（kV）	80，120，140	80，120，140	70，80，100，120，140
可选电流（mA）	20～500	10～1000	28～800
驱动方式	皮带	气垫	磁悬浮
冠脉扫描控制心率	小于 75 次 / 分	小于 140 次 / 分	基本不需要控制心率

检查流程

CTA 检查适应症

1. 绝对禁忌症

（1）有明确严重甲状腺功能亢进表现者不能使用碘对比剂。

（2）对碘对比剂严重过敏史者。

2. 相对禁忌症

（1）过敏、哮喘、肾病、甲亢、癫痫等病史须全面评估病情。

（2）糖尿病患者服用二甲双胍检查前后须停药 48 小时。

（3）近期内（7 天内）重复使用碘对比剂者，短时间内重复用药易引发对比剂不良反应的发生。如果确有必要重复检查，建议两次使用碘对比剂间隔时间 ≥ 14 天。

（4）严重肾功能损害者，易出现对比剂肾病。

（5）短期内有生育计划或妊娠期女性。

冠状动脉常规检查流程

1. 检查前准备

（1）阅读申请单：核对患者信息、检查部位、检查目的。签署《CT 增强检查同意书》。

（2）询问病史：用药史、过敏史、家族史、现病史。查验有无检查禁忌证，查看肾功能检验结果，如有肾功能异常须评估检查可行性，筛查高危人群。

（3）去除检查部位金属饰物，女病人须去除内衣。

（4）做好检查前宣教，以消除患者紧张恐惧心理：简要告知患者检查是否成功，与自身配合密切相关；检查过程无痛苦，需要建立静脉留置针通道；检查时需快速推注碘对比剂，注药过程中身体会有热感，无大碍，不必惊慌，请保持身体不动；检查时要憋气；检查前 4 小时到检查后 24 小时均须适量饮水，对虚弱、脱水患者应适量补液后再行检查。

（5）记录患者心率、心律、血压。对于心率过快者，须遵医嘱口服 β 受体阻滞剂以降低心率，待心率达到要求再行检查。

（6）呼吸训练：嘱患者吸气后憋住气，用手捏住鼻子，保持口鼻不吐气，腹部静止不动，10 ~ 20 秒后吐气呼吸。重点强调吸气幅度不要过深、过快，保持平稳。行憋气训练时要依据每个人不同年龄、不同病种、不同接受能力给予个性化指导，以免造成呼吸运动伪影，影响检查结果。

（7）静脉留置针穿刺：静脉穿刺前认真评估血管条件，根据患者体重大小选择合适的留置针，体重大于 70kg 患者选用 18G 留置针，体重小于 70kg 患者选用 20G 留置针。如患者血管较细，不利于穿刺时，可选用 18G 留置针穿刺；首选注射位置为前臂大静脉、肘部头静脉、贵要静脉和肘正中静脉，尽量避免同一支血管反复穿刺；穿刺时应将留置针软管全部送入血管内，如发现送针过程有阻力，不能全部送入，应将软管稍退后至回血通畅，再次推注顺畅时评估可行性，并妥善固定。如穿刺血管条件差、送针过程不顺畅等有渗漏风险者，均应在申请单上做风险提示标注，风险较大者须与扫描技师直接沟通，选择合适的注射速率、注射容量，尽可能避免发生对比剂渗漏。搭桥患者如有动脉桥血管，尽量选择右上肢穿刺，右侧注射无对比剂干扰，清晰显示左侧乳内动脉血管。

（8）检查前应将对比剂置于温箱中加热至 37℃ 再行注射，以降低药物黏滞度，减小注射压力，避免对比剂渗漏。

2. 检查过程中准备

（1）体位摆放：协助患者平卧于检查床，双手上举过头，腿部垫三角垫，保证患者卧位舒适并注意盖被保暖。

（2）心电监护：正确放置电极片，连接心电门控。电极片及导线应避开扫描视野范围及皮肤破损瘢痕处，确认心电图信号稳定，不受干扰。

（3）确认憋气效果：检查前再次确认憋气效果，注意观察憋气状态下患者的心率、心律状态，为制订扫描方案提供个性化依据。

（4）连接管道：连接高压注射器，进行预试水，一般成人预试水速率为 6.0ml/s，血管较细或血管条件差的患者以高于注射对比剂速率 1～1.5ml/s 行预试水，预试水量为 20～30ml 为宜。确认留置针通畅方可行对比剂注射。注意连接管勿打折扭曲，防止进出床扯动脱出。

（5）交代注意事项：告知检查全程身体勿扭动，保持安静不讲话，注意通过话筒听医师指令进行吸气憋气，如有特殊不适摆手示意。

（6）密切观察：检查过程中密切观察对比剂注入后动态图像的显示及患者的肢体反应。如果发现示踪图像无对比剂显影或即刻消失，应立即停止注射、停止扫描，进入扫描间观察患者注射部位有无渗漏。

3. 检查后指导

（1）检查完毕询问患者有无不适，如有不适给予适当处置；如发生对比剂不良反应可参照不良反应应急处置。

（2）门诊患者在特定区域观察 30 分钟后拔针，并嘱患者于 30 分钟内饮水 500～800ml。心功能差或高龄患者少量多次饮水，30 分钟饮水 300～500ml。住院患者由专人护送回病房，病房依据患者病情给予合理的饮水指导。观察患者无不适后拔针。

（3）拔针后需按压 3～5 分钟后方可松开；服用抗凝药物的患者需按压 10 分钟至不再出血方可。交代取报告时间及地点，并嘱患者回家后 24 小时内仍需适量饮水，以利对比剂尽早排出。

4. 检查流程图

（1）接诊流程

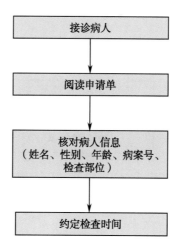

（2）检查前准备流程

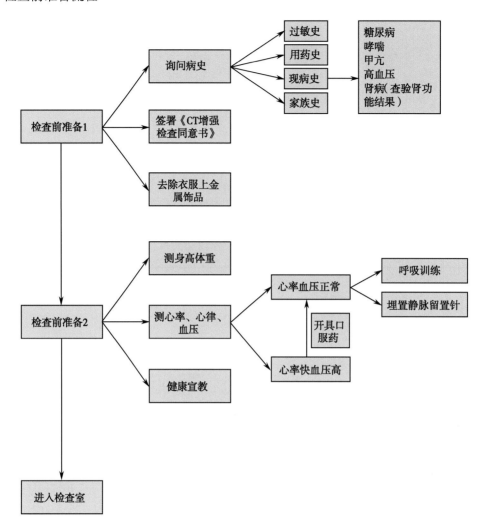

（3）检查中配合

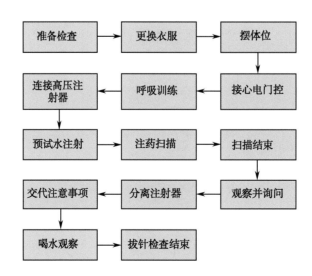

儿童先天性心脏病 CT 检查流程

检查过程需将患儿制动，同时需静脉快速推注对比剂，为确保患儿检查顺利完成，检查前有效的准备是确保检查成功的关键因素之一。

1. 病情评估

（1）阅读申请单：查对患儿信息、检查目的、检查部位、身高体重、生命体征、有无发绀及发绀程度，筛查高危患儿并评估患儿配合能力等。

（2）依据患儿配合能力实施相应的对策，能够配合的患儿，做好患儿及家长的宣教，告知其检查的具体要求，检查过程无痛苦，注射药物时会有热感，无大碍，不必惊慌，请保持身体不动，取得患儿信任。为消除其紧张恐惧心理，可以让家长穿戴好防护服陪伴。不能配合的患儿，需与麻醉科约定检查日期，麻醉镇静后再行 CT 检查，同时告知家长镇静的目的、方法、重要性，取得家长配合。

2. 检查前准备

（1）物品器械准备：急救车、除颤仪、监护仪、氧气装置、负压吸引装置、盖被、薄垫枕、约束带、铅衣帽等。

（2）患者准备

1）签署《CT 增强检查同意书》。麻醉患儿还需签署《麻醉同意书》。

2）需麻醉患儿检查前禁食饮 4 ~ 6 小时，禁食饮 6 小时以上的检查，则易导致患儿检查完毕出现脱水热，并增加不良反应的发生率。

3）去除患儿衣服上金属饰品。

4）依据患儿病情及年龄大小给予合理水化。

5）静脉留置针穿刺：尽量选择四肢粗、直、弹性好且易于固定位置进行穿刺，尽量避免穿刺头皮静脉。如果四肢穿刺困难，可行股静脉或颈外静脉穿刺。根据患儿体重选择不同型号留置针：体重 > 20kg，选用 22 ~ 20G 留置针；体重 < 20kg，选用 24G 留置针。

穿刺技巧：穿刺见回血退出针芯，尽量将留置针软管全部推送入血管内。如软管推送过程有阻力不能完全送入，应将留置针软管稍退后，确认回血通畅，再次推注顺畅评估可行性后方可使用。固定好留置针，避免意外脱管，如穿刺部位在关节处，应尽量于关节部位垫硬板以保证肢体平直。

3. 检查过程中准备

（1）体位摆放：协助患儿平卧于检查床，需麻醉的患儿去枕平卧，肩下垫薄垫枕，头偏向一侧，保持气道通畅。根据检查要求放置手的位置，保持穿刺肢体平直。体位摆放应重点注意连接管与留置针管道勿扭曲打折，同时还应关注高压注射器连接管长度是否合适，避免检查过程移床导致留置针脱出。

（2）密切观察病情（图 2-1）：持续心电监护，注意观察患儿面色、口唇、血氧饱和度及生命体征的变化；观察患儿是否有自主呼吸，根据患儿病情需要选择合适的氧流量。如患儿疾病为导管依赖型先天性心脏病（即体循环或肺循环需依靠动脉导管灌注），如肺循环依赖导管的疾病：肺动脉重度狭窄、肺动脉闭锁、三尖瓣闭锁等；体循环依赖导管的疾病：左心发育不良综合征、主动脉弓离断等的患儿，应在医师指导下吸氧；注射对比剂过程中要密切注意患儿有无躁动、呕吐、哭闹等情况，如出现紧急情况应立即停止注射、停止扫描并及时对症处理。

（3）备好急救药品及急救器材（图 2-2）。

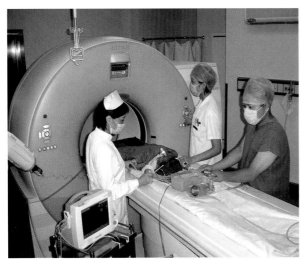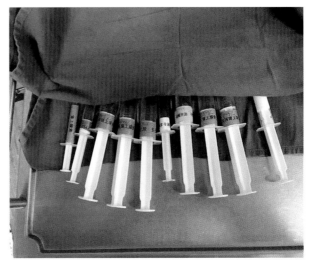

图 2-1　儿童先天性心脏病检查　　　　　图 2-2　备好急救药品

（4）防止坠床：能够配合的患儿要主动告知其检查过程安静勿动。镇静的患儿给予约束带固定于检查床，必要时让家长陪伴在旁予以协助。

（5）做好防护：做好患儿及家长的 X 线防护，尽量避免不必要的照射。

（6）注意保暖：给患儿盖被，避免受凉加重病情。

（7）配制对比剂：合理配制适当浓度对比剂，以降低注射过程中药物的黏稠度，减小注射压力，降低渗漏的发生率。有双流技术的高压注射器可直接注射，无双流技术的高压注射器，可用人工配制的方法抽吸药液。

（8）预防对比剂渗漏：检查前先手动推注 3 ~ 5ml 生理盐水，观察穿刺部位有无红肿，患儿有无因疼痛而致哭闹加剧，肢体回缩等异常；注射前，再以高压注射器以高于注射流速 0.3 ~ 0.5ml/s 的速度预注射，确认留置针安全，方可进行对比剂注射；注射前技师应重点关注申请单上风险提示，选择合适的注射剂量和流速；注射过程中，随时观察患儿躁动情况及注射压力，发现异常应立即停止注射。

4. 检查后指导

（1）嘱咐患儿适量饮水并观察 30 分钟。

（2）麻醉的患儿应由麻醉师陪同，送至观察室观察至清醒。嘱家长待患儿清醒 2 小时后方可喂食。

（3）随时观察患儿有无不适，如出现对比剂不良反应，依据不良反应处置原则及时采取相应的处理措施。

急诊主动脉 CT 检查流程

1. 检查前准备　开辟绿色接诊通道，优先安排检查。

（1）核对患者信息，评估病情。

（2）准备好急救物品和急救设备，出现紧急情况立即进行应急抢救。

（3）做好患者及家属心理护理，交代检查注意事项。告知家属检查风险，并签署《CT 增强同意书》。

（4）静脉留置针穿刺，尽量选择右上肢穿刺。

2. 检查过程中准备

（1）抬移患者到检查床时需平稳，动作要轻，避免用力过猛。

（2）体位摆放时如患者疼痛剧烈不能平卧，可适当将头部垫高并给予氧气吸入。

（3）如有呕吐的患者可于患者胸前放置小中单备用，嘱患者呕吐或咳嗽勿用力并密切观察。

（4）给予氧气吸入，神志清晰不能憋气患者，嘱其自然呼吸，尽量保持胸腹部无大起伏，以减少扫描时呼吸运动伪影。

（5）注射对比剂时注意控制注射总量及流速，注射过程中密切观察，如病情出现变化应立即启动绿色抢救通道。

（6）其他可参照冠状动脉 CT 常规检查流程。

3. 检查后指导

（1）检查完毕询问患者有无不适，如有给予相应对症处理。

（2）嘱患者适量饮水，以利对比剂排出。

（3）检查完毕如确诊主动脉夹层，应按本科室危急值管理进行处置。

（4）急诊主动脉 CTA 检查患者均应有临床医师，检查后护送至相应科室观察。

急诊肺血管 CT 检查流程

1. 检查前准备要点　开辟绿色接诊通道，优先安排检查。

（1）核对患者信息，评估病情，观察患者有无胸闷、胸痛、气促、呼吸困难、发绀等。

（2）准备好急救物品和急救设备，出现紧急情况立即进行应急抢救。

（3）做好患者及家属心理护理，交代检查注意事项。告知家属检查风险，并签署《CT 增强同意书》。

（4）静脉留置针穿刺。

（5）患者不能耐受憋气可嘱患者检查时平静呼吸。

2. 检查过程中准备

（1）抬移患者到检查床时需平稳，动作要轻，避免用力过猛。

（2）体位摆放时如患者呼吸困难不能平卧，可适当将头部垫高并给予氧气吸入。

（3）不能配合憋气患者，嘱其自然呼吸，尽量保持胸腹部无大起伏，以减少扫描时呼吸运动伪影。

（4）注射对比剂时注意控制注射总量及流速，注射过程中密切观察，如病情出现变化应立即启动绿色抢救通道。

（5）其他可参照冠状动脉 CT 常规检查流程。

3. 检查后指导

（1）检查完毕询问患者有无不适，如有给予相应对症处理。

（2）嘱患者适量饮水，以利对比剂排出。

（3）检查完毕如确诊有肺动脉栓塞，应按本科室危急值管理进行处置。

（4）急诊肺血管 CTA 检查患者均应有临床医师，检查后护送至相应科室观察。

冠状动脉 CT 扫描技术

不同机型的冠状动脉成像适应性（不同厂家机型，仅供参考）：

64 排 CT：前瞻性心电门控扫描模式，适用于心率 ≤ 65 次 / 分、心律整齐的患者。回顾性心电门控扫描模式，适用于心率 ≤ 75 次 / 分的患者，对于高心率患者，检查前口服 β 受体阻滞剂，使心率降至 75 次 / 分以下，心律整齐。

飞利浦 Brilliance iCT：前瞻性心电门控扫描模式是采用步进式扫描方式，在预先设定的 R – R 间期内进行数据采集，适用于心率 ≤ 85 次 / 分，心律整齐的患者。回顾性心电门控扫描模式，适用于心率 ≤ 140 次 / 分，及偶发房性或室性期前收缩的患者。飞利浦 iCT 其特有的 iDose 迭代重建分级降噪软件可以显著改善图像信噪比和对比噪声。

西门子 SOMATON Definishion Flash：按照心率的不同，可选用不同心电采集模式进行成像；Flash 扫描模式为大螺距、低剂量螺旋扫描，该模式可在一次心跳中扫描整个心脏，适用于心率 ≤ 65 次 / 分；前瞻性心电门控扫描模式是前瞻性 ECG 触发自适应性三维序列扫描，该模式采用的三维序列扫描，能提供采集数据的重叠，可在一定范围的 R-R 间期内成像并重建收缩期和舒张期图像；回顾性心电门控扫描模式是回顾性 ECG 门控螺旋扫描，该模式将 R 波作为标识来进行触发，在采集的同时对心电图进行同步记录，有选择性地根据患者心电数据所处的时相，重建出 R-R 间期时相内最佳收缩期和舒张期。

冠状动脉 CTA 检查采用对比剂示踪法，扫描包括四个步骤：

（1）正位定位像：见图 3-1。
（2）选择兴趣区层面，设定兴趣区 ROI 阈值。
（3）兴趣区层面跟踪扫描。
（4）冠状动脉 CTA 扫描。

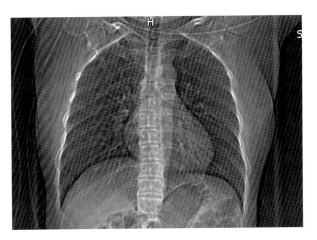

图 3-1　定位像扫描范围

冠状动脉粥样硬化性心脏病

冠状动脉粥样硬化性心脏病是冠状动脉血管发生动脉粥样硬化病变而引起血管腔狭窄或阻塞，导致心肌缺血、缺氧或坏死而引起的心脏病，统称冠状动脉粥样硬化性心脏病。

冠状动脉 CTA 成像能多角度显示冠状动脉主干及主要分支，有利于对冠状动脉病变检出；能显示常规造影不能显示的管壁病变，较准确地评价斑块性质，鉴别钙化性、纤维性或脂质性斑块；清晰显示冠状动脉的起源和解剖变异，指导有创性检查操作。

1. 心率 ≤ 75次 / 分

【扫描技术】

定位扫描：正位定位像，扫描范围从胸廓入口至心底。

对比剂应用：不同机器扫描时间不同，对比剂总量和流速不同，64 排 CT、256iCT、双源 CT 对比剂应用方案各有差异，见下表，仅供参考。

	64 排 CT	256 排 iCT	双源 CT
对比剂总量 (ml)	68 ~ 80	45 ~ 55	50 ~ 65
对比剂流速 (ml/s)	3.8 ~ 4.5	4.0 ~ 4.4	4.0 ~ 4.5
生理盐水总量 (ml)	30 ~ 35	35 ~ 40	30 ~ 40
生理盐水流速 (ml/s)	3.3 ~ 3.5	3.5 ~ 3.8	3.5 ~ 4.0

扫描方法：扫描范围从气管隆突分叉处至横膈下 2cm，头 – 足方向，对比剂示踪法，感兴趣区 ROI 设定在主动脉根部，阈值（CT 值单位 HU）设置：64 排 CT 为 130HU、256 排 iCT 为 170HU、双源 CT 为 140HU（图 3-2）；当达到设定阈值时，自动触发扫描，触发后延迟时间 7 秒。根据不同机型，采用不同扫描模式，如经验不足时，为保证图像质量均可选用回顾性心电门控扫描模式；前瞻性心电门控扫描模式采集时相设定为 70% ~ 80%，余下 R-R 间期无放射剂量；回顾性心电门控采集时相设定为 35% ~ 90%R-R 间期全剂量曝光，余下 R-R 间期为 4% 放射剂量。扫描参数见下表，仅供参考。

	64 排 CT	256 排 iCT	双源 CT
管电压 (kV)	100 ~ 140	100 ~ 140	100 ~ 140
管电流 (mAs)	自动	自动	自动
螺距	0.2	根据扫描心率自动调节	根据扫描心率自动调节
探测器宽度	64 × 0.625/64 × 0.75	128 × 0.625	64 × 0.6
层厚 (mm)	0.67 ~ 0.75	0.67	0.75
层间距 (mm)	0.34 ~ 0.4	0.34	0.4
矩阵	512 × 512	512 × 512	512 × 512
滤过算法	心脏标准算法	心脏标准算法	心脏标准算法
旋转时间 (s)	0.4	0.27	0.28
扫描方向	头→足	头→足	头→足
扫描范围	从气管隆突分叉处至横膈下 2cm	从气管隆突分叉处至横膈下 2cm	从气管隆突分叉处至横膈下 2cm
前瞻性心电门控		√	√
回顾性心电门控	√	√	√

时相重建：首选最佳舒张期时相重建，重建时相范围以 75% 为中心的 70% ~ 80%R-R 间期。

图像后处理：临床应用的重建方法包括容积再现（VR）、最大密度投影（MIP）、曲面重组（CPR）、仿真内镜（VE）及多平面重组（MPR）等。

临床资料：男性，62岁，身高170cm，体重62kg，心率70次/分，近3个月胸闷不适，偶伴胸痛，拟行冠状动脉CTA检查排除冠状动脉粥样硬化性心脏病。

扫描方案：设备 SOMATON Definishion Flash，对比剂为欧乃派克350，二期注射，第一期对比剂总量60ml，流速4.4ml/s，第二期生理盐水35ml，流速3.8ml/s；扫描范围从气管隆突分叉处至横膈下2cm，头-足方向，对比剂示踪法（图3-3），感兴趣区 ROI 设定在主动脉根部，阈值140HU，管电压120kV，管电流自动毫安调节，前瞻性心电门控扫描模式，采集时相在70%～80%R-R间期内，机器转速0.28，使用机器自带语音功能，触发延迟时间7秒，扫描时间6秒，4个心动周期完成，层厚0.75mm，层间距0.4mm，心脏标准算法B26f，后处理重建显示冠状动脉各节段（图3-4、图3-5）。

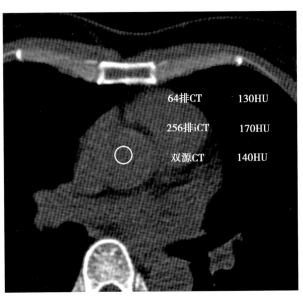

图3-2 在主动脉根部设置阈值示踪感兴趣区

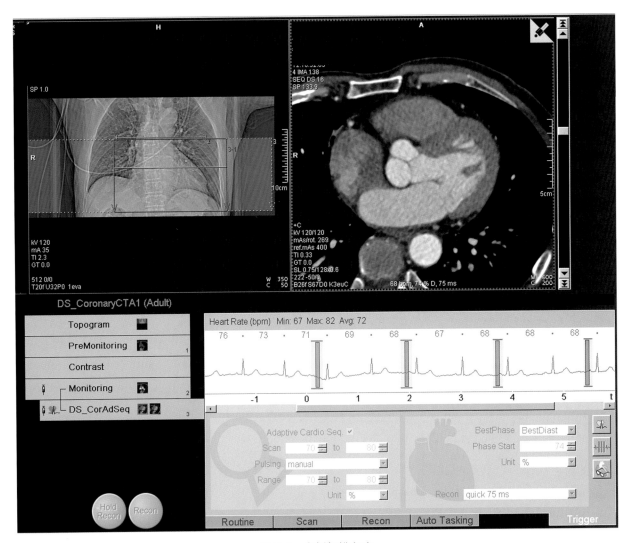

图3-3 病例扫描方法

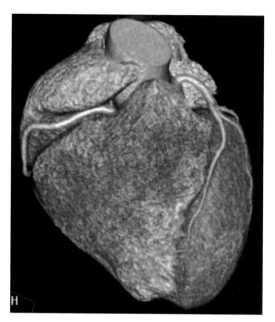

图 3-4　VR 图自动重建最佳舒张期时相 74%，右冠状动脉及左前降支血管显示

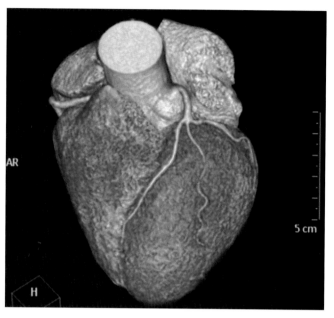

图 3-5　VR 图在同样的时相左主干开口、前降支、中间支及回旋支显示清晰

经验分享

（1）64 排 CT 冠状动脉 CTA 扫描对心率、节律和呼吸要求较高，需将心率控制在 75 次 / 分以下，心率波动范围应 < 5 次 / 分；为保证检查成功率，严格训练受检者的屏气状态达到 20 秒并心率平稳，最好使用腹式呼吸；前瞻性心电门控扫描模式时，选择心率慢的受检者；64 排 CT 冠状动脉 CTA 成像，常规采用回顾性心电门控扫描模式，成功率相对较高。

（2）Brilliance iCT、SOMATON Definishion Flash 等高端 CT，其前瞻性心电门控扫描模式，对心率没有严格限制，呼吸要求较高，能通过扫描前 3 个心动周期预判心率变化，在扫描过程中，偶发节律不整齐时，机器自动停止扫描床的移动，跳过期前收缩的心动周期，在下一个正常心动周期曝光，故前瞻性心电门控扫描模式可适用偶发期前收缩、屏气好的受检者。

2. 75 次 / 分≤心率 < 90 次 / 分

当心率 > 75 次 / 分时，64 排 CT 在此心率不能确保检查成功率，应给予 β 受体阻滞剂将心率降至 75 次 / 分以下。

【扫描技术】

定位扫描：正位定位像，扫描范围从胸廓入口至心底。

对比剂应用：不同机器扫描时间不同，对比剂总量和流速不同，256 排 iCT、双源 CT 对比剂应用方案各有差异，见下表，仅供参考。

	256 排 iCT	双源 CT
对比剂总量 (ml)	50 ~ 60	55 ~ 65
对比剂流速 (ml/s)	4.0 ~ 4.5	4.0 ~ 4.5
生理盐水总量 (ml)	35 ~ 40	30 ~ 35
生理盐水流速 (ml/s)	4.0	3.5 ~ 4.0

扫描方法：范围从气管隆突分叉处至横膈下 2cm，头－足方向，对比剂示踪法，感兴趣区 ROI 设定在主动脉根部层面的降主动脉，阈值（CT 值单位 HU）设置：256 排 iCT 为 150HU、双源 CT 为 130HU（图 3-6）；当达到设定阈值时，自动触发扫描，触发后延迟时间 8 秒。根据不同机型，采用不同扫描模式，回顾性心电门控扫描模式采集时相设定为 35% ~ 90%R-R 间期全剂量曝光，余下 R-R 间期为 4% 放射剂量；前瞻性心电门控扫描模式采集时相在 35% ~ 85% R-R 间期内全剂量曝光，余下无放射剂量。扫描参数见下表，仅供参考。

	256 排 iCT	双源 CT
管电压 (kV)	100 ~ 140	100 ~ 140
管电流 (mAs)	自动	自动
螺距	根据扫描心率自动调节	根据扫描心率自动调节
探测器宽度	128 × 0.625	64 × 0.6
层厚 (mm)	0.67	0.75
层间距 (mm)	0.34	0.4
矩阵	512 × 512	512 × 512
滤过算法	心脏标准算法	心脏标准算法
旋转时间 (s)	0.27	0.28
扫描方向	头→足	头→足
扫描范围	从气管隆突分叉处至横膈下 2cm	从气管隆突分叉处至横膈下 2cm
前瞻性心电门控	√	√
回顾性心电门控	√	√

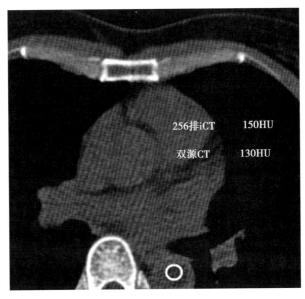

图 3-6 在降主动脉设置阈值示踪感兴趣区

时相重建：75 次 / 分≤心率＜90 次 / 分，首选收缩期时相重建，最佳重建时相在 35%～50%R-R 范围内。

图像后处理：临床应用的重建方法包括容积再现（VR）、最大密度投影（MIP）、曲面重组（CPR）、仿真内镜（VE）及多平面重组（MPR）等。

【病例展示】

临床资料：女性，56 岁，身高 165cm，体重 75kg，心率 83 次 / 分，间断胸闷、胸痛 1 年，近 1 个月加重，既往有高血压病史，血脂异常 5 年。

扫描方案：设备 SOMATON Definishion Flash，对比剂为欧乃派克 350，二期注射，第一期对比剂总量 60ml，流速 4.3ml/s，第二期生理盐水 35ml，流速 3.8ml/s；扫描范围从气管隆突分叉处至横膈下 2cm，头 - 足方向，对比剂示踪法（图 3-7），感兴趣区 ROI 设定在主动脉根部层面的降主动脉，阈值 130HU，管电压 120kV，管电流为自动毫安调节，回顾性心电门控扫描模式，采集时相在 35%～90%R-R 间期内，机器转速 0.28，螺距 0.31，使用机器自带语音功能，触发延迟时间 8 秒，层厚 0.75mm，层间距 0.4mm，心脏标准算法 B26f，后处理重建显示左、右冠状动脉开口及各节段（图 3-8、图 3-9）。

视频1　视频　冠状动脉前瞻扫描技术

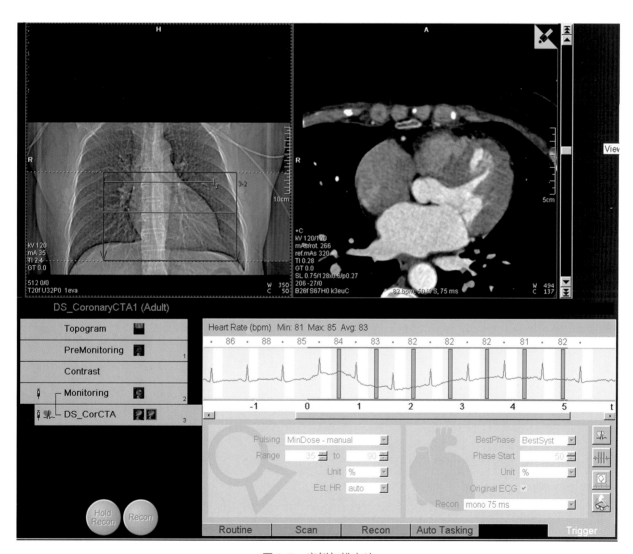

图 3-7　病例扫描方法

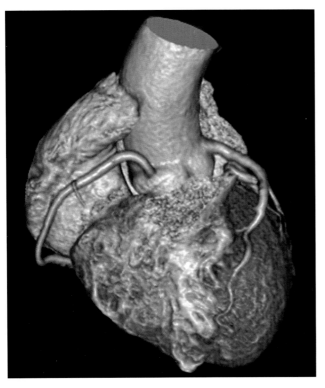 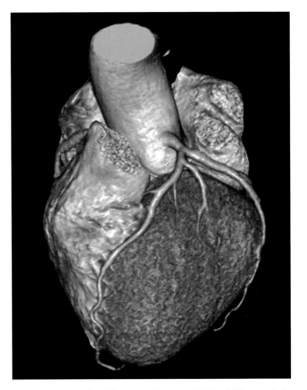

图 3-8　VR 图患者扫描心率范围在 70～83 次／分之间，收缩期 44% 时相，右冠状动脉开口及左主干开口显示清晰

图 3-9　VR 图舒张期 81% 时相，左冠状动脉、对角支及回旋支显示清晰

经验分享

　　当心率大于 75 次／分时，左侧冠状动脉在 70%～80% R-R 间期重建图像质量较好，而右侧冠状动脉在 40%～45%R-R 间期重建图像质量较好；当心率大于 85 次／分时，在 45%～50% 时相重建右冠和回旋支图像质量较好。

3. 心率 > 90 次／分

　　当心率 > 90 次／分时，64 排 CT 在此心率不能确保检查成功率，应给予 β 受体阻滞剂将心率降低至 75 次／分以下。

【扫描技术】

定位扫描：正位定位像，扫描范围从胸廓入口至心底。

对比剂应用：256 排 iCT、双源 CT 对比剂应用方案各有差异，见下表，仅供参考。

	256 排 iCT	双源 CT
对比剂总量 (ml)	55 ~ 65	60 ~ 70
对比剂流速 (ml/s)	4.0 ~ 4.5	4.0 ~ 4.5
生理盐水总量 (ml)	35 ~ 40	30 ~ 40
生理盐水流速 (ml/s)	3.8 ~ 4.0	3.5 ~ 4.0

扫描方法：范围从气管隆突分叉处至横膈下 2cm，头 – 足方向，对比剂示踪法，感兴趣区 ROI 设定在主动脉根部层面的降主动脉，阈值（CT 值单位 HU）设置：256 排 iCT 为 120HU、双源为 100HU（图 3–10）；当达到设定阈值时，自动触发扫描，触发后延迟时间 10 秒。根据不同机型，采用不同扫描模式，回顾性心电门控扫描模式采集时相设定为 40% ~ 90%R-R 间期全剂量曝光，余下 R-R 间期为 4% 放射剂量；前瞻性心电门控扫描模式，采集时相在 40% ~ 90% R-R 间期内全剂量曝光，余下无放射剂量。扫描参数见下表，仅供参考。

	256 排 iCT	双源 CT
管电压 (kV)	100 ~ 140	100 ~ 140
管电流 (mAs)	自动	自动
螺距	根据扫描心率自动调节	根据扫描心率自动调节
探测器宽度	128 × 0.625	64 × 0.6
层厚 (mm)	0.67	0.75
层间距 (mm)	0.34	0.4
矩阵	512 × 512	512 × 512
滤过算法	心脏标准算法	心脏标准算法
扫描方向	头→足	头→足
扫描范围	从气管隆突分叉处至横膈下 2cm	从气管隆突分叉处至横膈下 2cm
前瞻性心电门控		√
回顾性心电门控	√	√

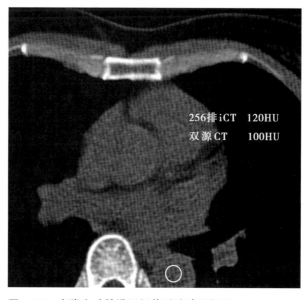

256 排 iCT　　120HU
双源 CT　　　100HU

图 3-10　在降主动脉设置阈值示踪感兴趣区

时相重建：心率 > 90 次 / 分，选择重建舒张期、收缩期两个时相，更有利于进行血管病变处的对比，提高诊断准确性。

　　图像后处理：临床应用的重建方法包括容积再现（VR）、最大密度投影（MIP）、曲面重组（CPR）、仿真内镜（VE）及多平面重组（MPR）等。

　　【病例展示】

　　临床资料：男性，48 岁，身高 172cm，体重 68kg，心率 112 次 / 分，心前区不适，心悸，乏力，偶发胸痛。

　　扫描方案：设备 SOMATON Definishion Flash，对比剂为欧乃派克 350，二期注射，第一期对比剂总量 65ml，流速 4.5ml/s，第二期生理盐水 40ml，流速 4.0ml/s；扫描范围从气管隆突分叉处至横膈下 2cm，头 – 足方向，对比剂示踪法（图 3-11），感兴趣区 ROI 设定在降主动脉，阈值 100HU，管电压 120kV，管电流为自动毫安调节，回顾性心电门控扫描模式，采集时相在 35% ~ 90% R-R 间期内，机器转速 0.28，螺距 0.35，使用机器自带语音功能，触发延迟时间 10 秒，层厚 0.75mm，层间距 0.4mm，心脏标准算法 B26f，后处理重建在收缩末期显示左、右冠状动脉开口及近段、中段和远段（图 3-12、图 3-13）。

视频2　回顾扫描　视频　回顾扫描技术　冠状动脉

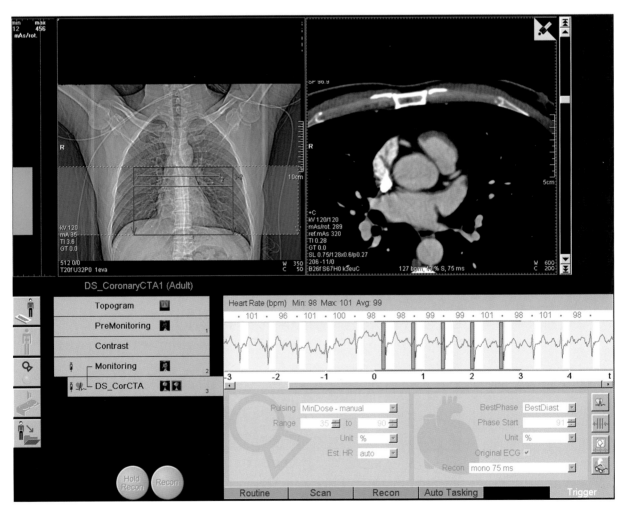

图 3-11　病例扫描方法

22　冠状动脉粥样硬化性心脏病

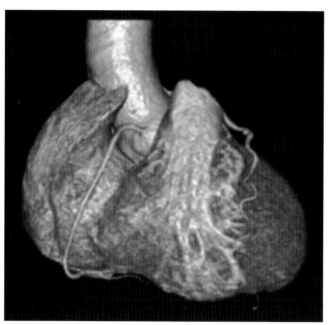

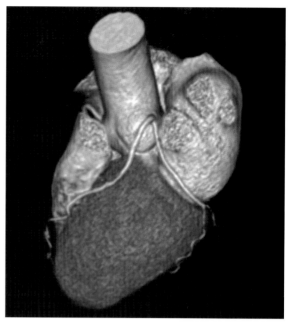

图 3-12　VR 图患者扫描心率范围在 91 ~ 100 次 / 分之间，在 52% 时相上右冠状动脉清晰显示

图 3-13　VR 图在同一时相左冠状动脉及回旋支显示清晰

经验分享

　　心输出量和心率是影响增强的重要因素，心功能正常且心率慢时，每搏输出量大，碘浓度稀释效应弱，血管碘浓度高，强化峰值到达慢，可以适当减少对比剂用量；反之，心输出量小，血管碘强化峰值到达虽快，但碘浓度稀释效应强，血管碘浓度低。心率过快会导致心动周期缩短，舒张期缩短会减少冠状动脉的血流，使得血管内对比剂充盈减少，冠状动脉内碘浓度降低。心输出量小或心率过快时，应适当增加对比剂用量及提高注射速率，同时增加生理盐水总量，提高生理盐水注射速率，达到最佳团注效果。

4. Flash 模式

　　Flash 冠脉扫描模式是西门子双源 CT 将前瞻性心电门控技术与大螺距扫描相结合而产生的特有模式。Flash 冠状动脉扫描在 1 个心动周期内可以完成数据采集，避免了因多个心动周期采集及重建所致的图像阶梯样伪影；且只在 R-R 间期需要获得数据的预选时间窗曝光，因此可明显降低辐射剂量。选用 Flash 扫描模式要求患者心率慢、心律齐，有充足的舒张期保证冠状动脉相对静止，因为 Flash 扫描心电触发点是根据图像数据采集之前的 3 个心动周期 R 峰的位置预设，如果心率减慢，则采集点相对提前，心率加快，则采集点相对延迟。

【扫描技术】

定位扫描：正位定位像，扫描范围从胸廓入口至心底。
对比剂应用：对比剂应用方案，见下表，仅供参考。

	双源 CT
对比剂总量 (ml)	55 ~ 70
对比剂流速 (ml/s)	4.0 ~ 4.5
生理盐水总量 (ml)	30 ~ 40
生理盐水流速 (ml/s)	3.5 ~ 4.0

扫描方法：范围从气管隆突分叉处至横膈下 2cm，头 – 足方向，对比剂示踪法，感兴趣区 ROI 设定在主动脉根部，阈值（CT 值单位 HU）设置为 120HU（图 3-14），当达到设定阈值时，自动触发扫描，触发后延迟时间 7 秒。扫描参数见下表，仅供参考。

	双源 CT
管电压 (kV)	100 ~ 140
管电流 (mAs)	自动 mAs
螺距	3.4
探测器宽度	128 × 0.6
层厚 (mm)	0.75
层间距 (mm)	0.4
矩阵	512 × 512
滤过算法	心脏标准算法
旋转时间 (s)	0.28
扫描范围	从气管隆突分叉处至横膈下 2cm
FLASH	心率 ≤ 65

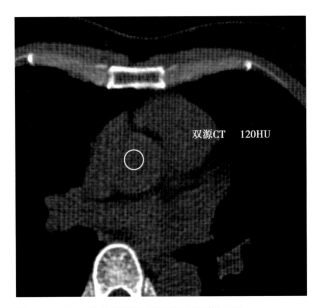

双源CT　120HU

图 3-14　在主动脉根部设置阈值示踪感兴趣区

图像后处理：临床应用的重建方法包括容积再现（VR）、最大密度投影（MIP）、曲面重组（CPR）、仿真内镜（VE）及多平面重组（MPR）等。

【病例展示】

临床资料：男性，83岁，身高162cm，体重60kg，心率56次/分，胸痛、胸闷，拟行冠状动脉CTA检查排除冠心病。

扫描方案：设备SOMATON Definishion Flash，对比剂为欧乃派克350，二期注射，第一期对比剂总量68ml，流速4.5ml/s的，第二期生理盐水35ml，流速3.8ml/s；扫描范围从气管隆突分叉处至横膈下2cm，头–足方向，对比剂示踪法（图3-15），感兴趣区ROI设定在主动脉根部，阈值120HU，管电压120kV，管电流为自动毫安调节，Flash扫描模式，机器转速0.28，使用机器自带语音功能，触发延迟时间7秒，扫描时间0.46秒，1个心动周期完成，层厚0.75mm，层间距0.4mm，心脏标准算法B26f，后处理重建显示冠状动脉各节段（图3-16、图3-17）。

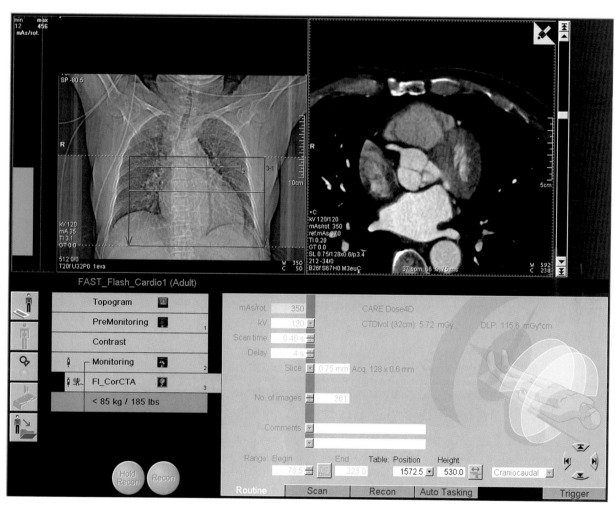

图 3-15　病例扫描方法

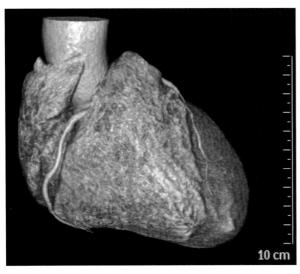

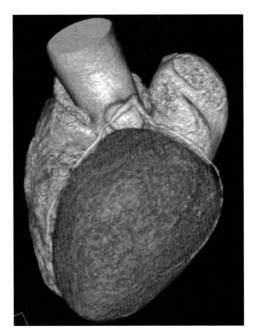

图 3-16　VR 图自动重建最佳时相，右冠状动脉显示

图 3-17　VR 图在同样的时相左主干开口、前降支、回旋支显示

经验分享

（1）扫描过程中心率突然升高的患者，多为老年人、女性患者及心肺功能较差者，心率突然升高的原因可能与检查床移动突然加速和对比剂进入血管造成身体热感有关，因此，选择 Flash 扫描时需要注意对这些患者做更全面耐心地解释工作，尤其在行 test bolus 扫描时发现心率波动较大者，应及时选择其他扫描模式保证图像质量。

（2）因为 Flash 扫描在 1 次心动周期内完成，一旦形成运动伪影无法进行心电编辑进行弥补，所以严格将此种模式的心率控制在 65 次 / 分以下且心率齐的患者。有文献报道，心率 ≥ 65 次 / 分，Flash 扫描模式检查成功率会下降，因此 Flash 扫描模式适合低心率不能屏气的患者，心率高且齐的患者可采用药物适当控制心率。

冠状动脉介入治疗术后

目前冠状动脉支架植入是冠状动脉血运重建最常用的方法，支架内再狭窄是冠状动脉支架植入术后最主要的并发症。冠状动脉 CT 血管成像能够发现支架的位置、形态，评价支架两端血管状态，进一步根据支架以远血管显影情况间接评估支架通畅情况。

【扫描技术】

定位扫描： 正位定位像，扫描范围从胸廓入口至心底。

对比剂应用： 不同机器扫描时间不同，对比剂总量和流速不同，64 排 CT、256 排 iCT、双源 CT 对比剂应用方案各有差异，见下表，仅供参考。

	64 排 CT	256 排 iCT	双源 CT
对比剂总量 (ml)	68 ~ 80	50 ~ 65	55 ~ 70
对比剂流速 (ml/s)	3.8 ~ 4.5	4.0 ~ 4.4	4.0 ~ 4.5
生理盐水总量 (ml)	30 ~ 35	35 ~ 40	30 ~ 40
生理盐水流速 (ml/s)	3.3 ~ 3.5	3.5 ~ 3.8	3.5 ~ 4.0

扫描方法：范围从气管隆突分叉处至横膈下 2cm，头 – 足方向，对比剂示踪法，感兴趣区 ROI 设定在主动脉根部，阈值（CT 值单位 HU）设置：64 排 CT 为 120HU、256 排 iCT 为 170HU、双源 CT 为 150HU（图 3-18）；当达到设定阈值时，自动触发扫描，触发后延迟时间 7 秒。根据不同机型，采用不同扫描模式，如经验不足时，为保证图像质量均可选用回顾性心电门控扫描模式。当心率 ≤ 70 次 / 分时，前瞻性心电门控扫描模式采集时相设定为 70% ~ 80%，当心率 ≥ 70 次 / 分时，前瞻性心电门控扫描模式采集时相，根据机器不同，设定为以 45% 为中心或 35% ~ 90% 为中心的 R–R 间期，余下 R–R 间期无放射剂量；回顾性心电门控扫描模式采集，根据心率不同，时相分别设定为 35% ~ 80% 和 40% ~ 90% 的 R–R 间期全剂量曝光，余下 R–R 间期为 4% 放射剂量。扫描参数见下表，仅供参考。

	64 排 CT	256 排 iCT	双源 CT
管电压 (kV)	100 ~ 140	100 ~ 140	100 ~ 140
管电流 (mAs)	自动	自动	自动
螺距	0.2	根据扫描心率自动调节	根据扫描心率自动调节
探测器宽度	64 × 0.625/64 × 0.75	128 × 0.625	64 × 0.6
层厚 (mm)	0.67 × 0.75	0.67	0.75
层间距 (mm)	0.34 × 0.4	0.34	0.4
矩阵	512 × 512	512 × 512	512 × 512
滤过算法	心脏标准算法 + 心脏支架	心脏标准算法 + 心脏支架	心脏标准算法 + 心脏支架
旋转时间 (s)	0.4	0.27	0.28
扫描方向	头→足	头→足	头→足
扫描范围	从气管隆突分叉处至横膈下 2cm	从气管隆突分叉处至横膈下 2cm	从气管隆突分叉处至横膈下 2cm
前瞻性心电门控	心率 < 68 次 / 分，憋气好	心率 < 80 次 / 分，憋气好	心率 ≤ 90 次 / 分，憋气好
回顾性心电门控	√	√	√

时相重建：同时重建心脏模式和心脏支架模式，心率 < 70 次 / 分，首选最佳舒张期时相重建，最佳重建时相范围以 75% 为中心的 70% ~ 80% R–R 间期；75 次 / 分 ≤ 心率 < 90 次 / 分，首选收缩期时相重建，最佳重建时相在 38% ~ 55% R–R 范围内；心率 > 90 次 / 分，选择重建舒张期、收缩期两个时相。

图像后处理：临床应用的重建方法包括容积再现（VR）、最大密度投影（MIP）、曲面重组（CPR）、仿真内镜（VE）及多平面重组（MPR）等。

【病例展示】

临床资料：男性，54 岁，身高 169cm，体重 72kg，心率 68 次 / 分，行 PCI 术后 8 年，再发胸痛 10 余天，拟行冠状动脉 CTA 检查。

扫描方案：设备 SOMATON Definishion Flash，对比剂为欧乃派克 350，二期注射，第一期对比剂总量 62ml，流速 4.4ml/s，第二期生理盐水 35ml，流速 3.8ml/s；扫描范围从气管隆突分叉处至横膈下 2cm，头－足方向，对比剂示踪法（图 3-19），感兴趣区 ROI 设定在主动脉根部，阈值 150HU，管电压 120kV，管电流为自动毫安调节，回顾性心电门控扫描模式采集时相在 35% ～ 90%R-R 间期内，机器转速 0.28，螺距 0.23，使用机器自带语音功能，触发延迟时间 10 秒，层厚 0.75mm，层间距 0.4mm，心脏标准算法 B26f，心脏支架模式 B46f，后处理重建显示冠状动脉各节段，支架内部管腔是否再狭窄（图 3-20、图 3-21）。

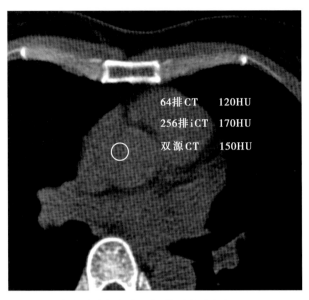

图 3-18　在主动脉根部设置阈值示踪感兴趣区

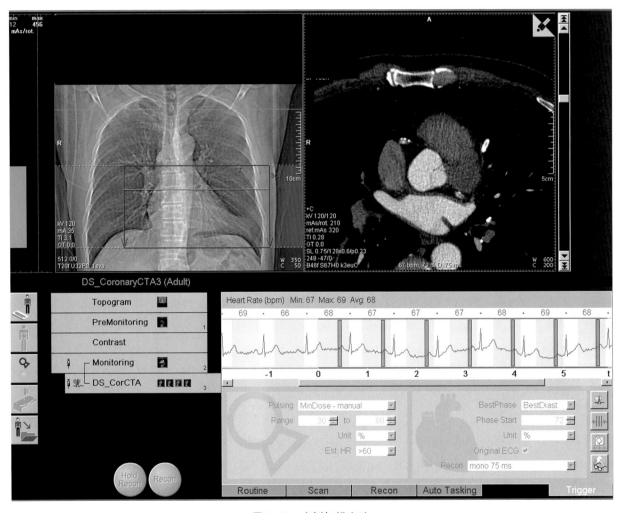

图 3-19　病例扫描方法

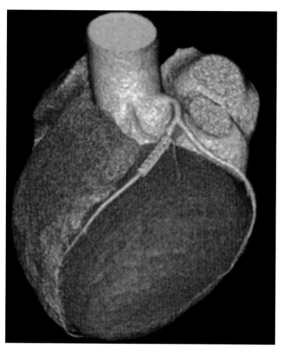

图 3-20　VR 图自动重建最佳舒张期时相，前降支及支架血管显示

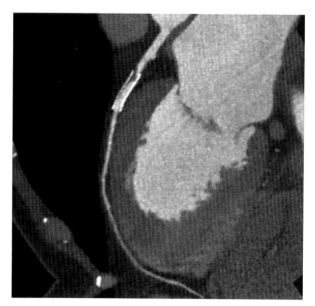

图 3-21　CPR 图前降支支架内再狭窄

经验分享

（1）不同心率的扫描方式选择，可参考冠状动脉粥样硬化性心脏病扫描技术。

（2）重建时相选择不合理时，会导致支架显示模糊或中断。

（3）重建算法选择不适合，也会使支架内管腔轮廓显示不清。

（4）扫描时，螺距越大，支架的图像质量越差。

冠状动脉旁路移植术后

　　冠状动脉搭旁路移植术又称冠状动脉搭桥术，采用血管移植方法，在体循环系统与冠状动脉狭窄性病变远端血管之间，建立旁路供血通道，重建或改善病变冠状动脉供血区域的心肌供血。血管移植物一般选择大隐静脉、乳内动脉、桡动脉、胃网膜右动脉等。大隐静脉桥一般是取自身一段大隐静脉，将其倒转，一端吻合于升主动脉，另一端吻合于冠状动脉狭窄的远端，使升主动脉血流通过血管桥而达到缺血的心肌。乳内动脉桥则直接将带蒂的乳内动脉与冠状动脉狭窄远端吻合。大组研究证明，大隐静脉桥 10% ~ 20% 在术后 1 ~ 2 年内闭塞，45% ~ 55% 术后 10 ~ 12 年闭塞，而乳内动脉桥通畅率明显高于大隐静脉，10 年通畅率为 90%。

　　冠状动脉旁路移植术前行 CTA 检查可以评价双侧乳内动脉的解剖、走行、冠脉的粥样硬化情况及主动脉管壁斑块情况；旁路移植术后复查，CT 可以评价桥血管的通畅情况，同时评价原冠状动脉病变及心肌灌注分析。

【扫描技术】

定位扫描： 正位定位像，扫描范围从第 7 颈椎至心底。

对比剂应用： 不同机器扫描时间不同，对比剂总量和流速不同，64 排 CT、256 排 iCT、双源 CT 对比剂应用方案各有差异，见下表，仅供参考。

	64 排 CT	256 排 iCT	双源 CT
对比剂总量 (ml)	68 ~ 85	55 ~ 70	60 ~ 75
对比剂流速 (ml/s)	3.8 ~ 4.5	4.0 ~ 4.4	4.0 ~ 4.5
生理盐水总量 (ml)	30 ~ 35	35 ~ 40	30 ~ 40
生理盐水流速 (ml/s)	3.3 ~ 3.5	3.5-3.8	3.5 ~ 4.0

扫描方法： 扫描范围，除常规冠状动脉扫描范围外，扫描起始处与手术方式有关（见经验分享），下至横膈下 2cm，头 - 足方向。对比剂示踪法，感兴趣区 ROI 设定在主动脉根部，阈值（CT 值单位 HU）设置：64 排 CT 为 120HU、256 排 iCT 为 170HU、双源 CT 为 150HU（图 3-22）；当达到设定阈值时，自动触发扫描，触发后延迟时间 7 秒。根据不同机型，采用不同扫描模式，如经验不足时，为保证图像质量均可选用回顾性心电门控扫描模式。当心率 ≤ 70 次 / 分时，前瞻性心电门控扫描模式采集时相设定为 70% ~ 80%，当心率 ≥ 70 次 / 分时，前瞻性心电门控扫描模式采集时相，根据机器不同，设定为以 45% 为中心或 35% ~ 85% 为中心的 R-R 间期，余下 R-R 间期无放射剂量；回顾性心电门控扫描模式采集，根据心率不同，时相分别设定为 35% ~ 80% 和 40% ~ 90% 的 R-R 间期全剂量曝光，余下 R-R 间期为 4% 的放射剂量。扫描参数见下表，仅供参考。

	64 排 CT	256 排 iCT	双源 CT
管电压 (kV)	100 ~ 140	100 ~ 140	100 ~ 140
管电流 (mAs)	自动	自动	自动
螺距	0.2	根据扫描心率自动调节	根据扫描心率自动调节
探测器宽度	64 × 0.625/64 × 0.75	128 × 0.625	64 × 0.6
层厚 (mm)	0.67 ~ 0.75	0.67	0.75
层间距 (mm)	0.34 ~ 0.4	0.34	0.4
矩阵	512 × 512	512 × 512	512 × 512
滤过算法	心脏标准算法	心脏标准算法	心脏标准算法
旋转时间 (s)	0.4	0.27	0.28
扫描方向	头→足	头→足	头→足
扫描范围	乳内动脉起始处至横膈下 2cm	乳内动脉起始处至横膈下 2cm	乳内动脉起始处至横膈下 2cm
前瞻性心电门控扫描模式	心率 < 68 次 / 分，憋气好	心率 < 80 次 / 分，憋气好	心率 ≤ 90 次 / 分，憋气好
回顾性心电门控	√	√	√

时相重建： 心率 < 70 次 / 分，首选最佳舒张期时相重建，最佳重建时相范围以 75% 为中心的 70% ~ 80% R-R 间期；75 次 / 分 ≤ 心率 < 90 次 / 分，首选收缩期时相重建，最佳重建时相在 38% ~ 50% R-R 范围内；心率 > 90 次 / 分，选择重建舒张期、收缩期两个时相。

图像后处理： 临床应用重建方法包括容积再现（VR）、最大密度投影（MIP）、曲面重组（CPR）、仿真内镜（VE）及多平面重组（MPR）等。

【病例展示】

临床资料：男性，71 岁，身高 171cm，体重 74kg，心率 70 次 / 分，冠状动脉搭桥术 + 二尖瓣、三尖瓣成形术后 5 年复查，拟行冠状动脉 CTA 检查。

扫描方案：设备 SOMATON Definishion Flash，对比剂为欧乃派克 350，二期注射，第一期对比剂总量 70ml，流速 4.2ml/s，第二期生理盐水 35ml，流速 3.8ml/s；扫描范围从乳内动脉起始处（第 7 颈椎下缘）至横膈下 2cm，头 – 足方向，对比剂示踪法（图 3-23），感兴趣区 ROI 设定在主动脉根部，阈值 130HU，管电压 120kV，管电流为自动毫安调节，前瞻性心电门控扫描模式，采集时相在 35% ~ 85% R–R 间期内，机器转速 0.28，使用机器自带语音功能，触发延迟时间 7 秒，6 个心动周期完成，层厚 0.75mm，层间距 0.4mm，心脏标准算

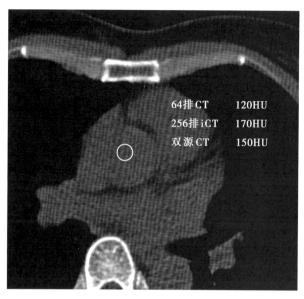

64排CT	120HU
256排iCT	170HU
双源CT	150HU

图 3-22　在主动脉根部设置阈值示踪感兴趣区

法 B26f，后处理重建显示冠状动脉及桥血管各节段（图 3-24、图 3-25）

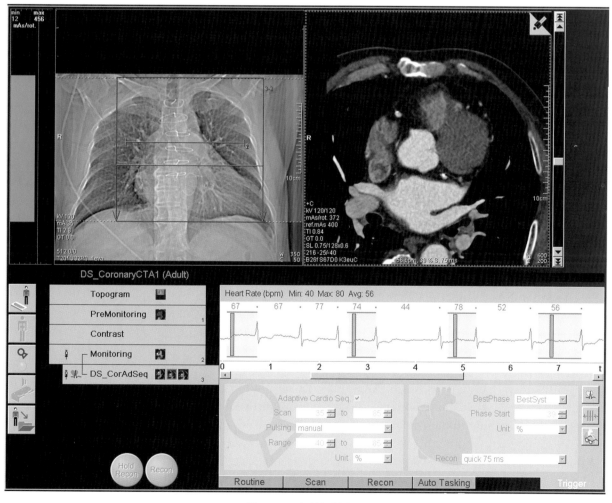

图 3-23　病例扫描方法

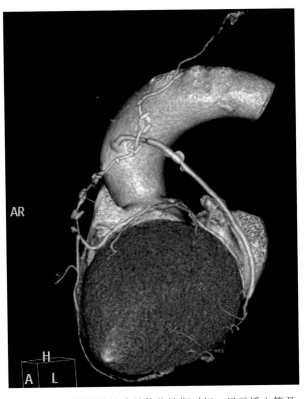

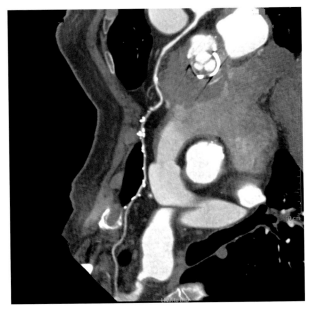

图 3-24　VR 图自动重建最佳收缩期时相，显示桥血管及吻合口

图 3-25　CPR 图自动重建最佳收缩期时相，桥血管支显示清晰

经验分享

（1）冠状动脉搭桥术后需要观察桥血管和冠状动脉，埋置留置针于右侧肘正中，以避免对比剂线束硬化伪影对乳内动脉搭桥血管造成伪影干扰，影响图像质量。

（2）扫描范围：搭桥血管为大隐静脉时，扫描起始层面应包括主动脉弓；搭桥血管为内乳动脉时，扫描起始层面应包括弓上头臂动脉，主要是（左、右）锁骨下动脉；对胃网膜右动脉桥血管检查，扫描范围较大，扫描结束层面应包括膈下主动脉。

（3）患者心率≤75 次/分，节律整齐，心动周期波动范围<5 次，西门子双源 CT 可以采用前瞻性心电门控扫描模式，有效降低辐射剂量。

（4）如果搭桥血管与主动脉的吻合口位置较高，扫描范围需加大，患者屏气时间相对延长，但部分患者不能忍受，可引起呼吸伪影，这部分患者采用回顾性心电门控更合适。

心律不齐

1. 偶发室性期前收缩

室性期前收缩是临床上常见的心律失常，包括正常健康人群和心脏疾病患者。室性期前收缩是异位起搏点起源于心室的期前收缩，心电图表现为提前出现的宽大畸形 QRS 波群，其前无 P 波，T 波倒置与主波方向相反。室性期前收缩的心率波动直接影响 R-R 间期的稳定性，最终引起血管重建时出现断面或者模糊不清。

【扫描技术】

定位扫描：正位定位像，扫描范围从胸廓入口至心底。

对比剂应用：不同机器扫描时间不同，对比剂总量和流速不同，64 排 CT、256 排 iCT、双源 CT 对比剂应用方案各有差异，见下表，仅供参考。

	64 排 CT	256 排 iCT	双源 CT
对比剂总量 (ml)	68 ~ 80	50 ~ 65	55 ~ 70
对比剂流速 (ml/s)	3.8 ~ 4.5	4.0 ~ 4.4	4.0 ~ 4.5
生理盐水总量 (ml)	30 ~ 35	35 ~ 40	30 ~ 40
生理盐水流速 (ml/s)	3.3 ~ 3.5	3.5 ~ 3.8	3.5 ~ 4.0

扫描方法：范围从气管隆突分叉处至横膈下 2cm，头 – 足方向，对比剂示踪法，感兴趣区 ROI 设定在主动脉根部，阈值（CT 值单位 HU）设置：64 排 CT 为 120HU、256 排 iCT 为 170HU、双源 CT 为 150HU（图 3-26）；当达到设定阈值时，自动触发扫描，触发后延迟时间 7 秒。根据不同机型，采用不同扫描模式，当心率 ≤ 70 次 / 分时，前瞻性心电门控扫描模式采集时相设定为 70% ~ 80%，当心率 ≥ 70 次 / 分时，前瞻性心电门控扫描模式，根据机器不同，设定为以 45% 为中心或 35% ~ 90% 为中心的 R–R 间期，余下 R–R 间期无放射剂量；回顾性心电门控采集，根据心率不同，时相分别设定为 35% ~ 80% 和 40% ~ 90% 的 R–R 间期全剂量曝光，余下 R–R 间期为 4% 的放射剂量。扫描参数见下表，仅供参考。

	64 排 CT	256 排 iCT	双源 CT
管电压 (kV)	100 ~ 140	100 ~ 140	100 ~ 140
管电流 (mAs)	自动	自动	自动
螺距	0.2	根据扫描心率自动调节	根据扫描心率自动调节
探测器宽度	64 × 0.625/64 × 0.75	128 × 0.625	64 × 0.6
层厚 (mm)	0.67 ~ 0.75	0.67	0.75
层间距 (mm)	0.34 ~ 0.4	0.34	0.4
矩阵	512 × 512	512 × 512	512 × 512
滤过算法	心脏标准算法	心脏标准算法	心脏标准算法
旋转时间 (s)	0.4	0.27	0.28
扫描方向	头→足	头→足	头→足
扫描范围	从气管隆突分叉处至横膈下 2cm	从气管隆突分叉处至横膈下 2cm	从气管隆突分叉处至横膈下 2cm
前瞻性心电门控	/	可用，成功概率不确定	心率 < 90 次 / 分，憋气好
回顾性心电门控	√	√	√

时相重建：心率 < 75 次 / 分，首选最佳舒张期时相重建，最佳重建时相范围以 75% 为中心的 70% ~ 80%R–R 间期；75 次 / 分 ≤ 心率 < 90 次 / 分，首选收缩期时相重建，最佳重建时相在 38% ~ 50%R–R 范围内；心率 > 90 次 / 分，选择重建舒张期、收缩期两个时相。

图像后处理：临床应用的重建方法包括容积再现（VR）、最大密度投影（MIP）、曲面重组（CPR）、仿真内镜（VE）及多平面重组（MPR）等。

【病例展示】

临床资料：女性，62岁，身高160cm，体重65kg，心率75次/分，偶发室性期前收缩三联律，胸闷不适，偶伴心悸，与劳力无关，拟行冠状动脉CTA检查。

扫描方案：设备SOMATON Definishion Flash，对比剂为欧乃派克350，二期注射，第一期对比剂总量62ml，流速4.4ml/s，第二期生理盐水35ml，流速3.8ml/s；扫描范围从气管隆突分叉处至横膈下2cm，头-足方向，对比剂示踪法（图3-27），感兴趣区ROI设定在主动脉根部，阈值150HU，管电压120kV，管电流为自动毫安调节，前瞻性心电门控扫描模式，采集时相在35%～85%R-R间期内，机器转速0.28，使用机器自带语音功能，触发延迟时间7秒，4个心动周期完成，层厚0.75mm，层间距0.4mm，心脏标准算法B26f，后处理重建显示冠状动脉各节段（图3-28、图3-29）。

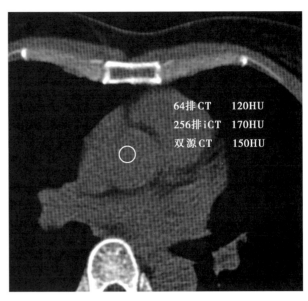

图3-26 在主动脉根部设置阈值示踪感兴趣区

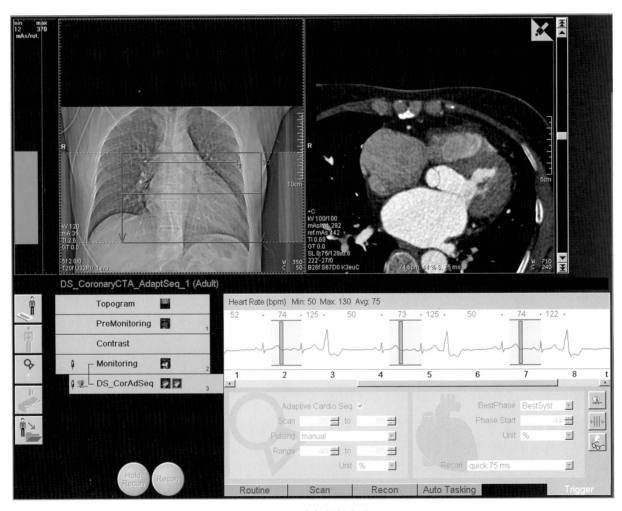

图3-27 病例扫描方法

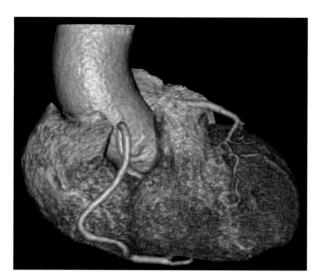

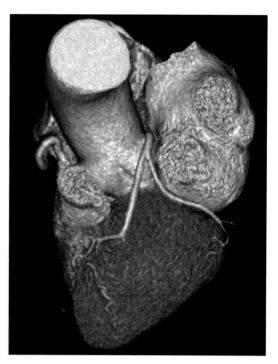

图 3-28 VR 图自动重建最佳收缩期时相，右冠状动脉显示

图 3-29 VR 图在同样的时相左主干开口、前降支及回旋支显示

经验分享

（1）64 排 CT、256 排 iCT 不能获得理想图像时，需进行心电图编辑：删除室性期前收缩的 R 波波峰，再手动重建最佳舒张期和收缩期图像。

（2）SOMATON Definishion Flash 运用于前瞻性心电门控扫描模式可忽略掉偶发室性期前收缩，同样前瞻性心电门控扫描模式亦可适用于室性期前收缩二联律、三联律。回顾性心电门控，可使用删除法、忽略法删除或忽略期前收缩 R 波信号，如使用后图像部分模糊，可使用 R 波偏移法对心电图进行调整。

2. 偶发房性期前收缩

房性期前收缩是在窦房结激动尚未达到心室前，心房中的某一异位激动点提前出现激动引起除极。心电图表现为 QRS 波群提前出现，其形态与窦性 QRS 形态相同。心率波动范围和心率变异性越大，各 R-R 间期差别就越大，从而导致图像重建时血管出现断面或模糊不清。

【扫描技术】

定位扫描： 正位定位像，扫描范围从胸廓入口至心底。

对比剂应用： 不同机器扫描时间不同，对比剂总量和流速不同，64 排 CT、256 排 iCT、双源 CT 对比剂应用方案各有差异，见下表，仅供参考。

	64 排 CT	256 排 iCT	双源 CT
对比剂总量 (ml)	68 ~ 80	50 ~ 65	55 ~ 70
对比剂流速 (ml/s)	3.8 ~ 4.5	4.0 ~ 4.4	4.0 ~ 4.5
生理盐水总量 (ml)	30 ~ 35	35 ~ 40	30 ~ 40
生理盐水流速 (ml/s)	3.3 ~ 3.5	3.5 ~ 3.8	3.5 ~ 4.0

扫描方法：范围从气管隆突分叉处至横膈下 2cm，头 – 足方向，对比剂示踪法，感兴趣区 ROI 设定在主动脉根部，阈值（CT 值单位 HU）设置：64 排 CT 为 120HU、256 排 iCT 为 170HU、双源 CT 为 150HU（图 3-30）；当达到设定阈值时，自动触发扫描，触发后延迟时间 7 秒。根据不同机型，采用不同扫描模式，当心率 ≤ 70 次 / 分时，前瞻性心电门控扫描模式采集时相设定为 70% ~ 80%，当心率 ≥ 70 次 / 分时，前瞻性心电门控扫描模式采集时相，根据机器不同，设定为以 45% 为中心或 35% ~ 90% 为中心的 R–R 间期，余下 R–R 间期无放射剂量；回顾性心电门控采集，根据心率不同，时相分别设定为 35% ~ 80% 和 40% ~ 90% 的 R–R 间期全剂量曝光，余下 R–R 间期为 4% 的放射剂量。扫描参数见下表，仅供参考。

	64 排 CT	256 排 iCT	双源 CT
管电压 (kV)	100 ~ 140	100 ~ 140	100 ~ 140
管电流 (mAs)	自动	自动	自动
螺距	0.2	根据扫描心率自动调节	根据扫描心率自动调节
探测器宽度	64 × 0.625/64 × 0.75	128 × 0.625	64 × 0.6
层厚 (mm)	0.67 ~ 0.75	0.67	0.75
层间距 (mm)	0.34 ~ 0.4	0.34	0.4
矩阵	512 × 512	512 × 512	512 × 512
滤过算法	心脏标准算法	心脏标准算法	心脏标准算法
旋转时间 (s)	0.4	0.27	0.28
扫描方向	头→足	头→足	头→足
扫描范围	从气管隆突分叉处至横膈下 2cm	从气管隆突分叉处至横膈下 2cm	从气管隆突分叉处至横膈下 2cm
前瞻性心电门控	/	心率 ≤ 90 次 / 分，憋气好	心率 ≤ 90 次 / 分，憋气好
回顾性心电门控	√	√	√

时相重建：心率 < 75 次 / 分，首选最佳舒张期时相重建，最佳重建时相范围以 75% 为中心的 70% ~ 80% R–R 间期；75 次 / 分 ≤ 心率 < 90 次 / 分，首选收缩期时相重建，最佳重建时相在 38% ~ 50% R–R 范围内；心率 > 90 次 / 分，选择重建舒张期、收缩期两个时相。

图像后处理：临床应用的重建方法包括容积再现（VR）、最大密度投影（MIP）、曲面重组（CPR）、仿真内镜（VE）及多平面重组（MPR）等。

【病例展示】

临床资料：女性，57 岁，身高 157cm，体重 62kg，心率 68 次 / 分，患者有高血压病史，胸闷，喘气 2 周，心律不齐，拟行冠状动脉 CTA 检查。

扫描方案：设备 SOMATON Definishion Flash，对比剂为欧乃派克 350，二期注射，第一期对比总量 60ml，流速 4.4ml/s，第二期生理盐水 35ml，流速 3.8ml/s；扫描范围从气管隆突分叉处至横膈下 2cm，头 – 足方向，对比剂示踪法（图 3–31），感兴趣区 ROI 设定在主动脉根部，阈值 150HU，管电压 120kV，管电流为自动毫安调节，前瞻性心电门控扫描模式采集时相在 35% ~ 85% R–R 间期内，机器转速 0.28，使用机器自带语音功能，触发延迟时间 7 秒，4 个心动周期完成，层厚 0.75mm，层间距 0.4mm，心脏标准算法 B26f，后处理重建显示冠状动脉各节段（图 3–32、图 3–33）。

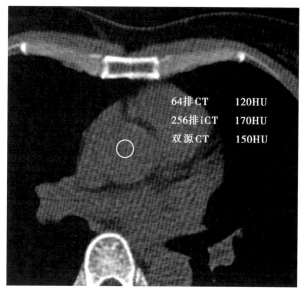

64排CT	120HU
256排iCT	170HU
双源CT	150HU

图 3-30　在主动脉根部设置阈值示踪感兴趣区

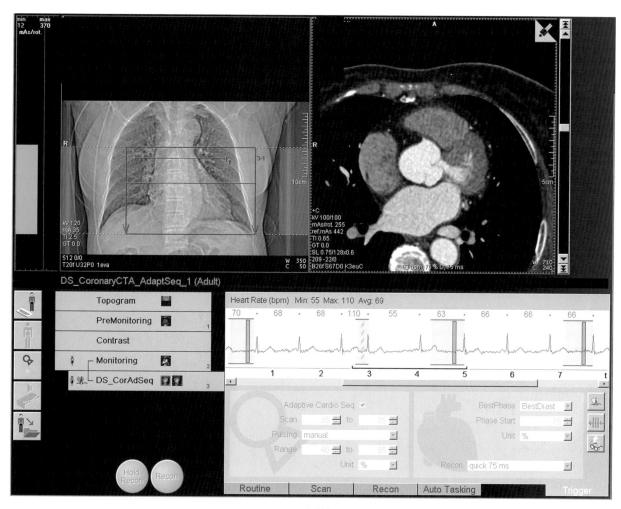

图 3-31　病例扫描方法

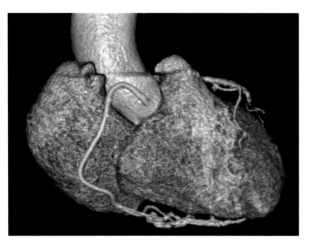

图 3-32　VR 图自动重建最佳舒张期时相，右冠状动脉显示

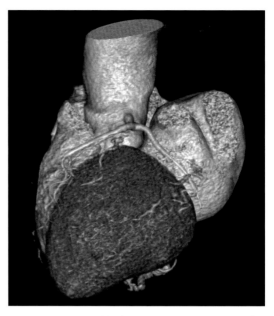

图 3-33　VR 图在同样的时相左主干开口、前降支及回旋支显示

经验分享

（1）64 排 CT、256 排 iCT 不能获得理想图像时，需进行心电图编辑：调节 R 波波峰，找到相应心率变化的 R 波，有规律的移动（调匀相邻 R-R 间期）或删除房性期前收缩的 R 波波峰，心率低时，可在舒张期寻找期相，心率高时，可在收缩期寻找期相像，图像间隔 2% ～ 5% 重建。

（2）SOMATON Definishion Flash 采用前瞻性心电门控扫描模式可忽略掉偶发的房性期前收缩；回顾性心电门控，使用删除法删掉期前收缩信号，按基础心率选择重建相对时相或绝对时相，多数病例能在绝对值重建出满意的图像质量。

心脏瓣膜病

1. 二尖瓣疾病

二尖瓣疾病主要有二尖瓣狭窄和二尖瓣关闭不全，由各种病因导致的二尖瓣瓣膜损害，引起的血流动力学的改变。二尖瓣狭窄表现为舒张期左心房容量负荷增加，早期左心房肥厚，失代偿期或慢性狭窄为左心房扩张及室壁变薄，左心室射血分数、左心室容积及左心搏出量下降，继而使右心室、右心房肥厚、扩张、右心功能减弱，肺动脉扩张及左心房附壁血栓等。二尖瓣关闭不全表现为收缩期血液经关闭不全的瓣口反流入左心房，左心室壁肥厚，左心室扩张、室壁变薄、左心室射血分数及搏出量下降。

【扫描技术】

定位扫描：正位定位像，扫描范围从胸廓入口至心底。

对比剂应用：不同机器扫描时间不同，对比剂总量和流速不同，64 排 CT、256 排 iCT、双源 CT 对比剂应用方案各有差异，见下表，仅供参考。

	64 排 CT	256 排 iCT	双源 CT
对比剂总量 (ml)	68 ~ 80	50 ~ 65	55 ~ 70
对比剂流速 (ml/s)	3.8 ~ 4.5	4.0 ~ 4.5	4.0 ~ 4.5
生理盐水总量 (ml)	30 ~ 35	35 ~ 40	35 ~ 40
生理盐水流速 (ml/s)	3.3 ~ 3.5	3.5 ~ 3.8	3.5 ~ 4.0

扫描方法：范围从气管隆突分叉处至横膈下 2cm，头 – 足方向，对比剂示踪法，感兴趣区 ROI 设定在主动脉根部，阈值（CT 值单位 HU）设置为：64 排 CT 为 130HU、256 排 iCT 为 160HU、双源 CT 为 140HU（图 3–34）；当达到设定阈值时，自动触发扫描，触发后延迟时间 7 秒。根据不同机型，采用不同扫描模式，当心率 ≤ 70 次 / 分时，前瞻性心电门控扫描模式采集时相设定为 70% ~ 80%，当心率 ≥ 70 次 / 分时，前瞻性心电门控扫描模式采集时相，根据机器不同，设定为以 45% 为中心或 35% ~ 90% 为中心的 R–R 间期，余下 R–R 间期无放射剂量；回顾性心电门控采集，根据心率不同，时相分别设定为 35% ~ 80% 和 40% ~ 90% 的 R–R 间期全剂量曝光，余下 R–R 间期为 4% 的放射剂量。扫描参数见下表，仅供参考。

	64 排 CT	256 排 iCT	双源 CT
管电压 (kV)	100 ~ 140	100 ~ 140	100 ~ 140
管电流 (mAs)	自动	自动	自动
螺距	0.2	根据扫描心率自动调节	根据扫描心率自动调节
探测器宽度	64 × 0.625/64 × 0.75	128 × 0.625	64 × 0.6
层厚 (mm)	0.67 ~ 0.75	0.67	0.75
层间距 (mm)	0.34 ~ 0.4	0.34	0.4
矩阵	512 × 512	512 × 512	512 × 512
滤过算法	心脏标准算法	心脏标准算法	心脏标准算法
旋转时间 (s)	0.4	0.27	0.28
扫描方向	头→足	头→足	头→足
扫描范围	从气管隆突分叉处至横膈下 2cm	从气管隆突分叉处至横膈下 2cm	从气管隆突分叉处至横膈下 2cm
前瞻性心电门控	/	心率 ≤ 90 次 / 分，憋气好	心率 ≤ 90 次 / 分，憋气好
回顾性心电门控	√	√	√

时相重建：心律整齐且心率 < 75 次 / 分，首选最佳舒张期时相重建，最佳重建时相范围以 75% 为中心的 70% ~ 80%R–R 间期；心律整齐且 75 次 / 分 ≤ 心率 < 90 次 / 分，首选收缩期时相重建，最佳重建时相在 38% ~ 50%R–R 范围内；心率 > 90 次 / 分，选择重建舒张期、收缩期两个时相。心律持续不整齐时，采用回顾性心电门控，扫描完成后，利用各种方法进行心电编辑，双源 CT 可以使用绝对时相法进行重建，高心率患者的绝对时相重建期在 250 ~ 400 毫秒，低心率患者的绝对时相重建期在 300 ~ 650 毫秒，重建间隔在 20 ~ 50 毫秒。

图像后处理：临床应用的重建方法包括容积再现（VR）、最大密度投影（MIP）、曲面重组（CPR）、仿真内镜（VE）及多平面重组（MPR）等。

心脏瓣膜病

【病例展示】

临床资料：女性，46岁，身高156cm，体重50kg，心率102次/分，临床诊断：心脏瓣膜病，二尖瓣重度关闭不全，心房颤动，外科术前无创筛查有无冠心病，拟行冠状动脉CTA检查。

扫描方案：设备SOMATON Definishion Flash，对比剂为欧乃派克350，二期注射，第一期对比剂总量60ml，流速4.5ml/s，第二期生理盐水35ml，流速3.8ml/s；扫描范围从气管隆突分叉处至横膈下2cm，头-足方向，对比剂示踪法（图3-35），感兴趣区ROI设定在主动脉根部，阈值140HU，管电压120kV，管电流为自动毫安调节，回顾性心电门控扫描模式采集时相在35%～90%R-R间期内，机器转速0.28，螺距0.23，使用机器自带语音功能，触发延迟时间8秒，层厚0.75mm，层间距0.4mm，心脏标准算法B26f，后处理重建显示左、右冠状脉开口及各节段（图3-36、图3-37）。

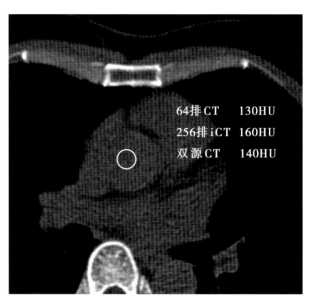

64排CT 130HU
256排iCT 160HU
双源CT 140HU

图3-34 在主动脉根部设置阈值示踪感兴趣区

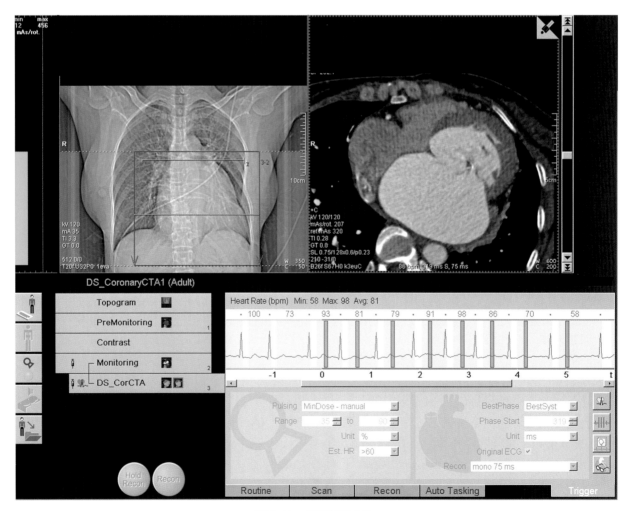

图3-35 病例扫描方法

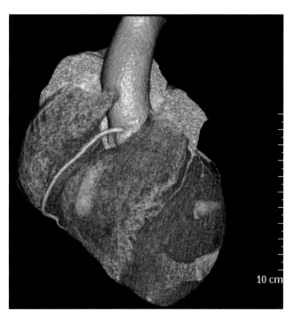

图 3-36　VR 图自动重建最佳收缩期时相，右冠状动脉显示

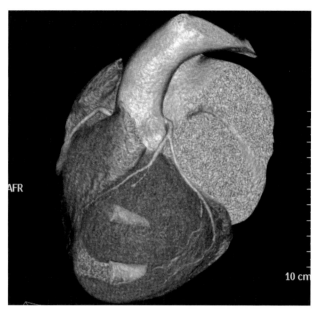

图 3-37　VR 图在同样的时相左主干开口、前降支、回旋支显示

经验分享

（1）二尖瓣关闭不全并狭窄，常伴有左心房扩大，定位像可见心影增大，但由于二尖瓣病变所致血流动力学改变为失代偿及容积反流，所以无需增加对比剂用量，只需提高对比剂流速和增加生理盐水总量以便提高流速对右心进行冲洗，从而推进对比剂，达到更佳的团注效果。

（2）在合并房颤时左心耳内可形成附壁血栓，表现为充盈缺损。由于二尖瓣关闭不全导致血流动力学改变循环时间慢而引起的对比剂在左房耳内充盈不佳，延迟 1～3 分钟后低剂量扫描左房耳，观察对比剂充盈状态，明确有无血栓。

（3）心律整齐时，不同心率的扫描方式选择，可参考冠状动脉粥样硬化性心脏病扫描技术。

2. 三尖瓣疾病　三尖瓣疾病可单独存在，也可合并其他瓣膜病，如二尖瓣、二尖瓣和主动脉瓣联合瓣膜病合并三尖瓣关闭不全。三尖瓣疾病中三尖瓣关闭不全较三尖瓣狭窄常见。功能性较器质性三尖瓣关闭不全多见。三尖瓣关闭不全多由左心瓣膜病变引起的肺动脉高压和右心室扩大导致三尖瓣瓣环的扩张、瓣叶对合不良。三尖瓣病变时右心室收缩时血液反流至右心房，导致右心房压力升高、体循环淤血的一系列血流动力学改变。

【扫描技术】

定位扫描：正位定位像，扫描范围从胸廓入口至心底。

对比剂应用：不同机器扫描时间不同，对比剂总量和流速不同，64 排 CT、256 排 iCT、双源 CT 对比剂应用方案各有差异，见下表，仅供参考。

	64 排 CT	256 排 iCT	双源 CT
对比剂总量 (ml)	68 ~ 80	50 ~ 65	55 ~ 68
对比剂流速 (ml/s)	3.8 ~ 4.4	4.0 ~ 4.4	4.0 ~ 4.3
生理盐水总量 (ml)	30	30	30
生理盐水流速 (ml/s)	3.3 ~ 3.5	3.5 ~ 3.8	3.5

扫描方法：范围从气管隆突分叉处至横膈下 2cm，头 – 足方向，对比剂示踪法，感兴趣区 ROI 设定在主动脉根部，阈值（CT 值单位 HU）设置：64 排 CT 为 110HU、256 排 iCT 为 150HU、双源 CT 为 130HU（图 3-38）；当达到设定阈值时，自动触发扫描，触发后延迟时间 5 秒。根据不同机型，采用不同扫描模式，如经验不足时，为保证图像质量均可选用回顾性心电门控扫描模式。当心率 ≤ 70 次 / 分时，前瞻性心电门控扫描模式采集时相设定为 70% ~ 80%，当心率 ≥ 70 次 / 分时，前瞻性心电门控扫描模式采集时相，根据机器不同，设定为以 45% 为中心或 35% ~ 90% 为中心的 R-R 间期，余下 R-R 间期无放射剂量；回顾性心电门控采集，根据心率不同，时相分别设定为 35% ~ 80% 和 40% ~ 90% 的 R-R 间期全剂量曝光，余下 R-R 间期为 4% 的放射剂量。扫描参数见下表，仅供参考。

	64 排 CT	256 排 iCT	双源 CT
管电压 (kV)	100 ~ 140	100 ~ 140	100 ~ 140
管电流 (mAs)	自动	自动	自动
螺距	0.2	根据扫描心率自动调节	根据扫描心率自动调节
探测器宽度	64 × 0.625/64 × 0.75	256 × 0.625	128 × 0.6
层厚 (mm)	0.67 ~ 0.75	0.67	0.75
层间距 (mm)	0.34 ~ 0.4	0.34	0.4
矩阵	512 × 512	512 × 512	512 × 512
滤过算法	心脏标准算法	心脏标准算法	心脏标准算法
旋转时间 (s)	0.4	0.27	0.28
扫描方向	头→足	头→足	头→足
扫描范围	从气管隆突分叉处至横膈下 2cm	从气管隆突分叉处至横膈下 2cm	从气管隆突分叉处至横膈下 2cm
前瞻性心电门控	/	心率 ≤ 90 次 / 分，憋气好	心率 ≤ 90 次 / 分，憋气好
回顾性心电门控	√	√	√

时相重建：心率 < 75 次 / 分，首选最佳舒张期时相重建，最佳重建时相范围以 75% 为中心的 70% ~ 80% R-R 间期；75 次 / 分 ≤ 心率 < 90 次 / 分，首选收缩期时相重建，最佳重建时相在 38% ~ 50% R-R 范围内；心率 > 90 次 / 分，选择重建舒张期、收缩期两个时相。

图像后处理：临床应用的重建方法包括容积再现（VR）、最大密度投影（MIP）、曲面重组（CPR）、仿真内镜（VE）及多平面重组（MPR）等。

【病例展示】

临床资料：女性，49 岁，身高 160cm，体重 58kg，心率 81 次 / 分，心脏超声心动图：心房间隔缺损，右心增大，三尖瓣关闭不全伴大量反流。拟行房间隔修补术前，冠状动脉 CTA 检查排除有无冠心病。

扫描方案：扫描方案：设备 SOMATON Definishion Flash，对比剂为欧乃派克 350，二期注射，第一

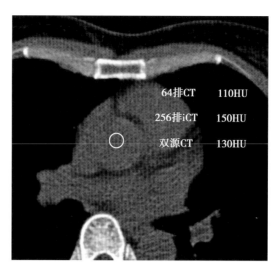

图 3-38　在主动脉根部设置阈值示踪感兴趣区

期对比剂总量 62ml，流速 4.1ml/s，第二期生理盐水 30ml，流速 3.5ml/s；扫描范围从气管隆突分叉处至横膈下 2cm，头 – 足方向，对比剂示踪法（图 3-39），感兴趣区 ROI 设定在主动脉根部，阈值 130HU，管电压 120kV，管电流为自动毫安调节，回顾性心电门控扫描模式，采集时相在 35% ~ 90%R–R 间期内，机器转速 0.28，螺距 0.23，使用机器自带语音功能，触发延迟时间 8 秒，层厚 0.75mm，层间距 0.4mm，心脏标准算法 B26f，后处理重建显示左、右冠状动脉开口及各节段（图 3-40、图 3-41）。

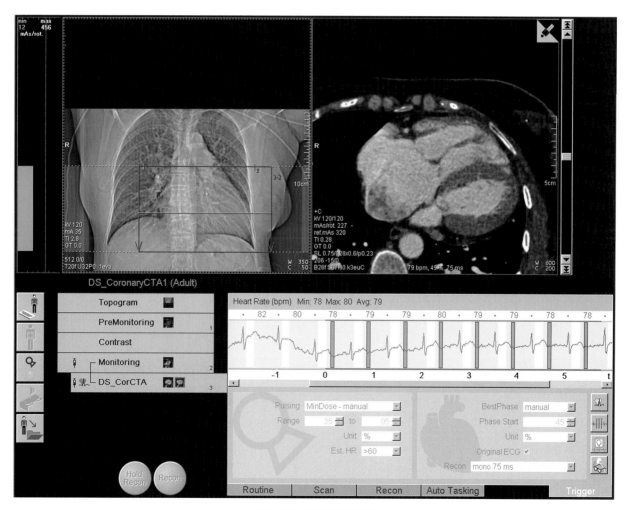

图 3-39　病例扫描方法

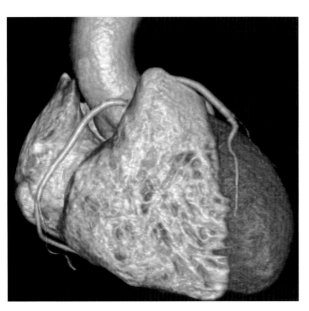

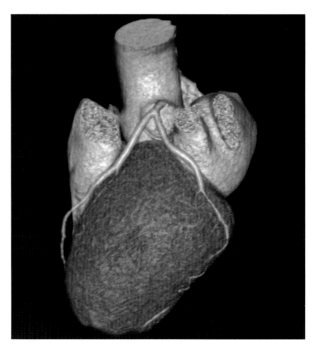

图 3-40　VR 图自动重建最佳收缩期时相，右冠状动脉显

图 3-41　VR 图在同样的时相左主干开口、前降支、回旋支显示

　　三尖瓣关闭不全并狭窄时，右心房室均有不同程度的增大，同时为观察三尖瓣瓣膜，对比剂用量需增加 3 ～ 5ml，对比剂及生理盐水流速适当减慢 0.2ml/s，以保证右心内有对比剂显影。

　　3. 主动脉瓣疾病　主动脉瓣疾病主要包括主动脉瓣狭窄、主动脉瓣关闭不全等。主动脉瓣狭窄导致收缩期、舒张期压力增高，引起左室肥大的心肌缺血和心绞痛。主动脉瓣关闭不全时，舒张期有一部分血液反流入左心室，导致舒张压降低，射血分数减低，使冠状动脉在舒张期灌注不良，冠状动脉血流速度缓慢而导致心肌缺血，发生心绞痛。

　　主动脉瓣疾病的心绞痛发生率有差异，而合并冠心病的发生率没有差异，所以对主动脉瓣疾病患者行瓣膜置换术前常规进行冠状动脉 CTA 是必要的。

　　【扫描技术】
　　定位扫描：正位定位像，扫描范围从胸廓入口至心底。
　　对比剂应用：不同机器扫描时间不同，对比剂总量和流速不同，64 排 CT、256 排 iCT、双源 CT 对比剂应用方案各有差异，见下表，仅供参考。

	64 排 CT	256 排 iCT	双源 CT
对比剂总量 (ml)	68 ～ 80	50 ～ 65	55 ～ 70
对比剂流速 (ml/s)	3.8 ～ 4.5	4.0 ～ 4.4	4.0 ～ 4.5
生理盐水总量 (ml)	30 ～ 35	35 ～ 40	30 ～ 40
生理盐水流速 (ml/s)	3.3 ～ 3.5	3.5 ～ 3.8	3.5 ～ 4.0

扫描方法：范围从气管隆突分叉处至横膈下 2cm，头 - 足方向，对比剂示踪法，感兴趣区 ROI 设定在主动脉根部，阈值（CT 值单位 HU）设置：64 排 CT 为 120HU、256 排 iCT 为 170HU、双源 CT 为 150HU（图 3-42）；当达到设定阈值时，自动触发扫描，触发后延迟时间 7 秒。根据不同机型，采用不同扫描模式，当心率 ≤ 70 次 / 分时，前瞻性心电门控扫描模式采集时相设定为 70% ~ 80%，当心率 ≥ 70 次 / 分时，前瞻性心电门控扫描模式采集时相，根据机器不同，设定为以 45% 为中心或 35% ~ 90% 为中心的 R-R 间期，余下 R-R 间期无放射剂量；回顾性心电门控采集，根据心率不同，时相分别设定为 35% ~ 80% 和 40% ~ 90% 的 R-R 间期全剂量曝光，余下 R-R 间期为 4% 的放射剂量。扫描参数见下表，仅供参考。

	64 排 CT	256 排 iCT	双源 CT
管电压 (kV)	100 ~ 140	100 ~ 140	100 ~ 140
管电流 (mAs)	自动	自动	自动
螺距	0.2	根据扫描心率自动调节	根据扫描心率自动调节
探测器宽度	64 × 0.625/64 × 0.75	128 × 0.625	64 × 0.6
层厚 (mm)	0.67 ~ 0.75	0.67	0.75
层间距 (mm)	0.34 ~ 0.4	0.34	0.4
矩阵	512 × 512	512 × 512	512 × 512
滤过算法	心脏标准算法	心脏标准算法	心脏标准算法
旋转时间 (s)	0.4	0.27	0.28
扫描方向	头→足	头→足	头→足
扫描范围	从气管隆突分叉处至横膈下 2cm	从气管隆突分叉处至横膈下 2cm	从气管隆突分叉处至横膈下 2cm
前瞻性心电门控	/	心率 ≤ 90 次 / 分，憋气好	心率 ≤ 90 次 / 分，憋气好
回顾性心电门控	√	√	√

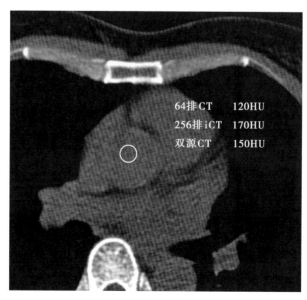

64 排 CT　　120HU
256 排 iCT　170HU
双源 CT　　150HU

图 3-42　在主动脉根部设置阈值示踪感兴趣区

时相重建：心率 < 75 次 / 分，首选最佳舒张期时相重建，最佳重建时相范围以 75% 为中心的 70% ~ 80%R-R 间期；75 次 / 分 ≤ 心率 < 90 次 / 分，首选收缩期时相重建，最佳重建时相在 38% ~ 50%R-R 范围内；心率 > 90 次 / 分，选择重建舒张期、收缩期两个时相。

图像后处理：临床应用的重建方法包括容积再现（VR）、最大密度投影（MIP）、曲面重组（CPR）、仿真内镜（VE）及多平面重组（MPR）等。

【病例展示】

临床资料：男性，63 岁，身高 166cm，体重 68kg，心率 54 次 / 分，4 年前患者常于活动后出现胸闷喘气，近 6 个月胸闷喘气加重，偶伴胸痛。临床诊断：主动脉瓣二叶瓣畸形，升主动脉增宽。外科术前无创筛查有无冠心病，拟行冠状动脉 CTA 检查。

扫描方案：扫描方案：设备 SOMATON Definishion Flash，对比剂为欧乃派克 350，二期注射，第一期对比剂总量 60ml，流速 4.5ml/s，第二期生理盐水 35ml，流速 3.8ml/s；扫描范围从气管隆突分叉处至横膈下 2cm，头 - 足方向，对比剂示踪法（图 3-43），感兴趣区 ROI 设定在主动脉根部，阈值 150HU，管电压 120kV，管电流为自动毫安调节，回顾性心电门控扫描模式，采集时相在 35% ~ 90%R-R 间期内，机器转速 0.28，螺距 0.23，使用机器自带语音功能，触发延迟时间 8 秒，层厚 0.75mm，层间距 0.4mm，采用心脏标准算法 B26f，后处理重建显示左、右冠状动脉开口及各节段（图 3-44、图 3-45）。

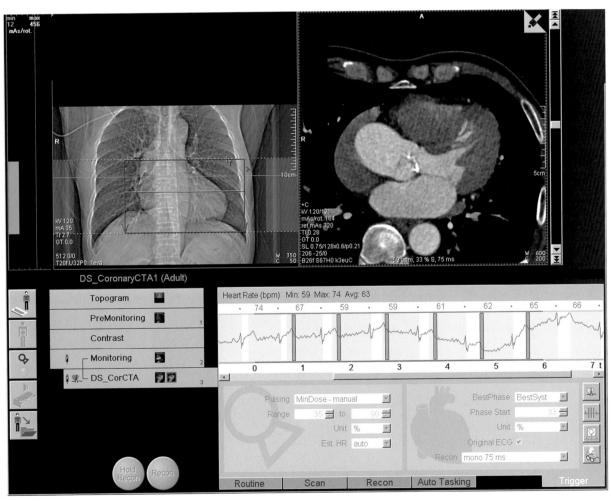

图 3-43　病例扫描方法

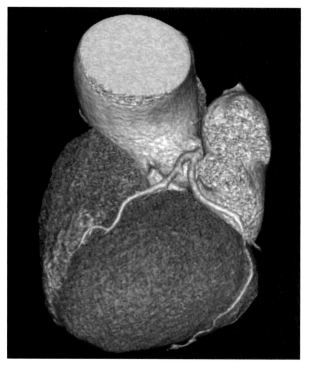

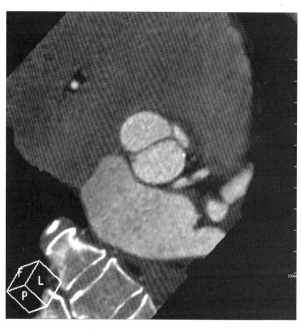

图 3-44　VR 图自动重建最佳舒张期时相。前降支、回旋支显示

图 3-45　CPR 图在相同的时相主动脉瓣显示

经验分享

　　主动脉瓣病变时，对比剂到达冠脉时间减慢，增加对比剂和生理盐水流速，并增加生理盐水总量 3 ～ 5ml 推进对比剂，保证对比剂的团注效应，使扫描时到达冠状动脉的对比剂浓度较高。

　　4. 联合瓣膜病　联合瓣膜病指心脏 2 个瓣膜以上的病变，最常见于风湿性病变，其次为退行性病变，其他病因较少见。其血流动力学改变与病变的瓣膜有关。

【扫描技术】

　　定位扫描： 正位定位像，扫描范围从胸廓入口至心底。

　　对比剂应用： 不同机器扫描时间不同，对比剂总量和流速不同，64 排 CT、256 排 iCT、双源 CT 对比剂应用方案各有差异，见下表，仅供参考。

	64 排 CT	256 排 iCT	双源 CT
对比剂总量 (ml)	68 ～ 80	50 ～ 65	55 ～ 70
对比剂流速 (ml/s)	3.8 ～ 4.5	4.0 ～ 4.5	4.0 ～ 4.5
生理盐水总量 (ml)	30 ～ 35	30 ～ 35	30 ～ 40
生理盐水流速 (ml/s)	3.3 ～ 3.5	3.5 ～ 3.8	3.5 ～ 4.0

　　扫描方法： 范围从气管隆突分叉处至横膈下 2cm，头 - 足方向，对比剂示踪法，感兴趣区 ROI 设定在主动脉根部，阈值（CT 值单位 HU）设置：64 排 CT 为 120HU、256 排 iCT 为 170HU、双源 CT 为 150HU（图 3-46）；当达到设定阈值时，自动触发扫描，触发后延迟时间 7 秒。根据不同机型，采

用不同扫描模式，当心率 ≤ 70 次 / 分时，前瞻性心电门控扫描模式采集时相设定为 70% ～ 80%，当心率 ≥ 70 次 / 分时，前瞻性心电门控扫描模式采集时相，根据机器不同，设定为以 45% 为中心或 35% ～ 90% 为中心的 R-R 间期，余下 R-R 间期无放射剂量；回顾性心电门控采集，根据心率不同，时相分别设定为 35% ～ 80% 和 40% ～ 90% 的 R-R 间期全剂量曝光，余下 R-R 间期为 4% 的放射剂量。扫描参数见下表，仅供参考。

	64 排 CT	256 排 iCT	双源 CT
管电压 (kV)	100 ～ 140	100 ～ 140	100 ～ 140
管电流 (mAs)	自动	自动	自动
螺距	0.2	根据扫描心率自动调节	根据扫描心率自动调节
探测器宽度	64 × 0.625/64 × 0.75	128 × 0.625	64 × 0.6
层厚 (mm)	0.67 ～ 0.75	0.67	0.75
层间距 (mm)	0.34 ～ 0.4	0.34	0.4
矩阵	512 × 512	512 × 512	512 × 512
滤过算法	心脏标准算法	心脏标准算法	心脏标准算法
旋转时间 (s)	0.4	0.27	0.28
扫描方向	头→足	头→足	头→足
扫描范围	从气管隆突分叉处至横膈下 2cm	从气管隆突分叉处至横膈下 2cm	从气管隆突分叉处至横膈下 2cm
前瞻性心电门控			心率 ≤ 90 次 / 分，憋气好
回顾性心电门控	√	√	√

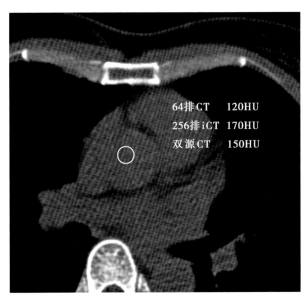

图 3-46 在主动脉根部设置阈值示踪感兴趣区

时相重建： 心率 < 75 次 / 分，首选最佳舒张期时相重建，最佳重建时相范围以 75% 为中心的 70% ～ 80%R-R 间期；75 次 / 分 ≤ 心率 < 90 次 / 分，首选收缩期时相重建，最佳重建时相在 38% ～ 50%R-R 范围内；心率 > 90 次 / 分，选择重建舒张期、收缩期两个时相。心律持续不整齐时，采用回顾性心电门控，扫描完成后，利用各种方法进行心电编辑，双源 CT 可以使用绝对时相法进行重建，高心率患者的绝对时相重建期在 250 ～ 400 毫秒，低心率患者的绝对时相重建期在 300 ～ 650 毫秒，重建间隔在 20 ～ 50 毫秒。

图像后处理：临床应用的重建方法包括容积再现（VR）、最大密度投影（MIP）、曲面重组（CPR）、仿真内镜（VE）及多平面重组（MPR）等。

【病例展示】

临床资料：女性，60 岁，身高 158cm，体重 51kg，心率 56 ～ 98 次 / 分，风湿性心脏瓣膜病二尖瓣重度关闭不全并解剖学狭窄，三尖瓣轻 – 中度关闭不全，肺动脉高压（重度），持续性心房颤动。拟行冠状动脉 CTA 检查。

扫描方案：扫描方案：设备 SOMATON Definishion Flash，对比剂为欧乃派克 350，二期注射，第一期对比剂总量 65ml，流速 4.4ml/s，第二期生理盐水 30ml，流速 3.5ml/s；扫描范围从气管隆突分叉处至横膈下 2cm，头 – 足方向，对比剂示踪法（图 3-47），感兴趣区 ROI 设定在主动脉根部，阈值 150HU，管电压 120kV，管电流为自动毫安调节，回顾性心电门控扫描模式采集时相在 35% ～ 90%R-R 间期内，机器转速 0.28，螺距 0.23，使用机器自带语音功能，触发延迟时间 8 秒，层厚 0.75mm，层间距 0.4mm，心脏标准算法 B26f，后处理重建显示左、右冠状动脉开口及各节段（图 3-48、图 3-49）。

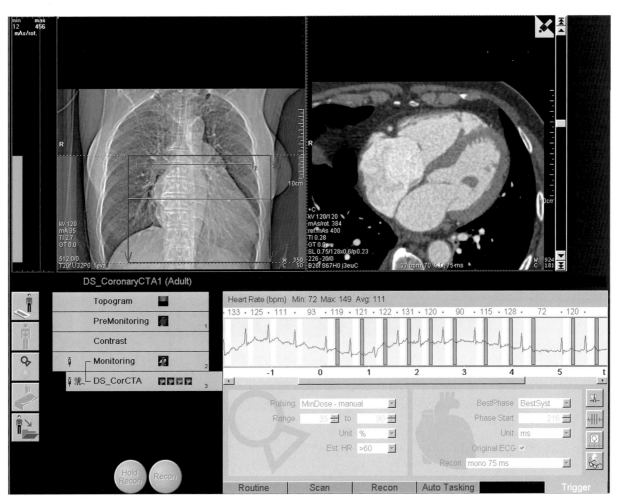

图 3-47　病例扫描方法

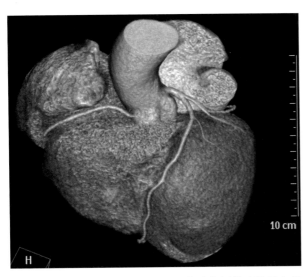

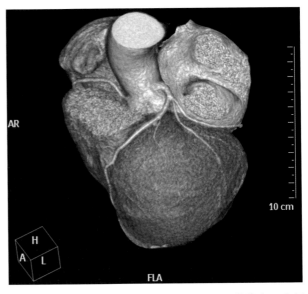

图 3-48　VR 图重建绝对时相 300 毫秒右冠状动脉及左前降支血管显示

图 3-49　VR 图在同样的时相左主干开口、前降支、中间支及回旋支显示

经验分享

（1）联合瓣膜病所致血流动力学改变为失代偿及容积反流，常伴有心脏扩大，扫描时参照定位像的心影大小增加对比剂用量 5～10ml，降低对比剂和生理盐水流速，使左右心均有对比剂充盈，以显示各瓣膜。

（2）256 排 iCT 不能获得理想图像时，需进行心电图编辑：调节 R 波波峰，找到相应心率变化的 R 波，有规律的移动或删除对应的 R 波波峰，使相邻 R-R 间期均匀，时相重建间隔为 2%～5%。

（3）西门子双源 CT 扫描数据采用自动最佳舒张期和最佳收缩期时相重建，如不能获得理想图像，选择绝对时相，在时相一栏中选择收缩期最佳重建时相，如图像仍不满意，应用时相预览功能，在 400 毫秒前后时相中选择最佳时相，重建间隔为 20～50 毫秒。

心 肌 病

心肌病是由心肌壁功能受损和心室结构改变导致的心脏功能进行性障碍的病变。主要分类有：扩张型心肌病、肥厚型心肌病、限制型心肌病、致心律失常型右室心肌病、未分类心肌病和特发性心肌病，其中在冠状动脉 CTA 检查中，以扩张型心肌病、肥厚型心肌病和限制型心肌病常见。

1. 扩张型心肌病　扩张型心肌病是以左心室扩大伴收缩功能障碍为特征的心肌病。表现为心肌松弛无力，明显可见部分心肌变薄，病变侵犯心室，尤其是左心室。由于心室扩张，心室收缩功能降低而引起的舒张期血量增多、压力升高的血流动力学改变。

【扫描技术】

定位扫描：正位定位像，扫描范围从胸廓入口至心底。

对比剂应用：不同机器扫描时间不同，对比剂总量和流速不同，64 排 CT、256 排 iCT、双源 CT 对比剂应用方案各有差异，见下表，仅供参考。

	64 排 CT	256 排 iCT	双源 CT
对比剂总量 (ml)	68 ~ 80	45 ~ 55	50 ~ 65
对比剂流速 (ml/s)	3.8 ~ 4.5	4.0 ~ 4.4	4.0 ~ 4.5
生理盐水总量 (ml)	30 ~ 35	35 ~ 40	30 ~ 40
生理盐水流速 (ml/s)	3.3 ~ 3.5	4.0	3.8 ~ 4.0

扫描方法：范围从气管隆突分叉处至横膈下 2cm，头 - 足方向，对比剂示踪法，感兴趣区 ROI 设定在主动脉根部，阈值（CT 值单位 HU）设置：64 排 CT 为 110HU、256 排 iCT 为 150HU、双源 CT 为 130HU（图 3-50）；当达到设定阈值时，自动触发扫描，触发后延迟时间 7 秒。根据不同机型，采用不同扫描模式，如经验不足时，为保证图像质量均可选用回顾性心电门控扫描模式。当心率 ≤ 70 次 / 分时，前瞻性心电门控扫描模式采集时相设定为 70% ~ 80%，当心率 ≥ 70 次 / 分时，前瞻性心电门控扫描模式采集时相，根据机器不同，设定为以 45% 为中心或 35% ~ 90% 为中心的 R-R 间期，余下 R-R 间期无放射剂量；回顾性心电门控扫描模式采集，根据心率不同，时相分别设定为 35% ~ 80% 和 40% ~ 90% 的 R-R 间期全剂量曝光，余下 R-R 间期为 4% 的放射剂量。扫描参数见下表，仅供参考。

	64 排 CT	256 排 iCT	双源 CT
管电压 (kV)	100 ~ 140	100 ~ 140	100 ~ 140
管电流 (mAs)	自动	自动	自动
螺距	0.2	根据扫描心率自动调节	根据扫描心率自动调节
探测器宽度	64 × 0.625/64 × 0.75	128 × 0.625	64 × 0.6
层厚 (mm)	0.67 ~ 0.75	0.67	0.75
层间距 (mm)	0.34 ~ 0.4	0.34	0.4
矩阵	512 × 512	512 × 512	512 × 512
滤过算法	心脏标准算法	心脏标准算法	心脏标准算法
旋转时间 (s)	0.4	0.27	0.28
扫描方向	头→足	头→足	头→足
扫描范围	从气管隆突分叉处至横膈下 2cm	从气管隆突分叉处至横膈下 2cm	从气管隆突分叉处至横膈下 2cm
前瞻性心电门控		心率 < 80 次 / 分，憋气好	心率 ≤ 90 次 / 分，憋气好
回顾性心电门控	√	√	√

时相重建：心率 < 75 次 / 分，首选最佳舒张期时相重建，最佳重建时相范围以 75% 为中心的 70% ~ 80%R-R 间期；75 次 / 分 ≤ 心率 < 90 次 / 分，首选收缩期时相重建，最佳重建时相在 38% ~ 50%R-R 范围内；心率 > 90 次 / 分，选择重建舒张期、收缩期两个时相。

图像后处理：临床应用的重建方法包括容积再现（VR）、最大密度投影（MIP）、曲面重组（CPR）、仿真内镜（VE）及多平面重组（MPR）等。

【病例展示】

临床资料：男性，49 岁，身高 170cm，体重 62kg，心率 93 次 / 分，无高血压糖尿病史，心脏超声心动图提示：左心扩大，室间隔、左室壁心肌运动普遍减低，二尖瓣轻度反流，心功能 2 级。有心肌病家族史，排除冠心病，拟行冠状动脉 CTA 检查。

心
肌
病

扫描方案：设备 SOMATON Definishion Flash，对比剂为欧乃派克 350，二期注射，第一期对比剂总量 60ml，流速 4.4ml/s，第二期生理盐水 35ml，流速 4.0ml/s；扫描范围从气管隆突分叉处至横膈下 2cm，头 – 足方向，对比剂示踪法（图 3-51），感兴趣区 ROI 设定在主动脉根部，阈值 130HU，管电压 120kV，管电流为自动毫安调节，回顾性心电门控扫描模式采集时相在 35% ~ 90%R-R 间期内，机器转速 0.28，螺距 0.23，使用机器自带语音功能，触发延迟时间 8 秒，层厚 0.75mm，层间距 0.4mm，心脏标准算法 B26f，后处理重建显示冠状动脉各节段（图 3-52、图 3-53）。

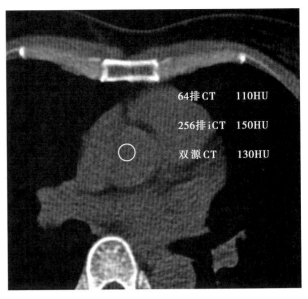

图 3-50　在主动脉根部设置阈值示踪感兴趣区

心肌病

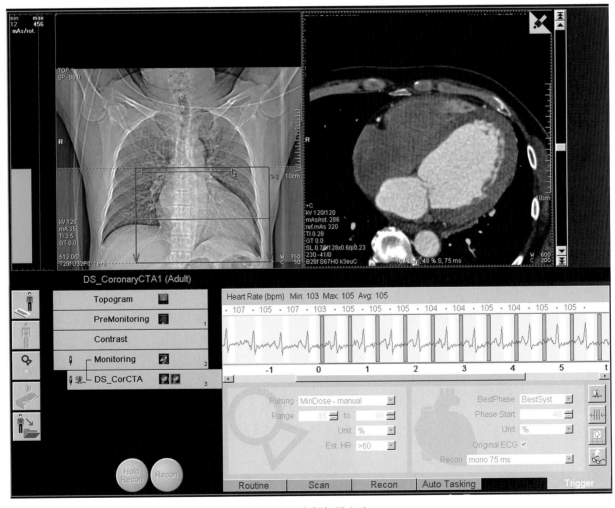

图 3-51　病例扫描方法

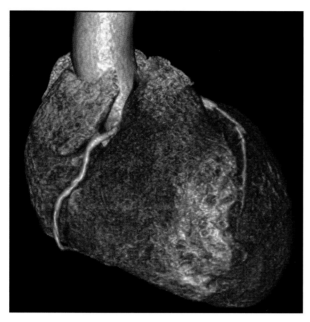

图 3-52　VR 图自动重建最佳收缩期时相右冠状动脉显示

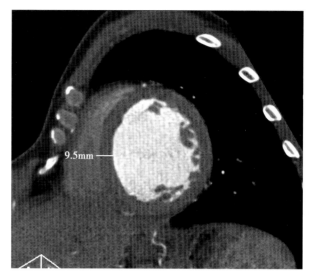

9.5mm

图 3-53　MIP 图在相同的时相左心室扩大显示

经验分享

　　扩张型心肌病患者心脏左或右心室扩大或双侧心室扩大，心率快，心室收缩功能减退，每搏输出量减少，可伴有心力衰竭，扫描时对比剂用量应适当减少，加快生理盐水流速，以推动对比剂，增加团注效果。

　　2. 肥厚型心肌病　　肥厚型心肌病是由于室间隔异常增厚使得左心室收缩时二尖瓣叶前移与室间隔的贴靠造成左心室流出道狭窄或梗阻，使射血量减少。

　　【扫描技术】

　　定位扫描：正位定位像，扫描范围从胸廓入口至心底。

　　对比剂应用：不同机器扫描时间不同，对比剂总量和流速不同，64 排 CT、256 排 iCT、双源 CT 对比剂应用方案各有差异，见下表，仅供参考。

	64 排 CT	256 排 iCT	双源 CT
对比剂总量 (ml)	68 ~ 80	50 ~ 65	50 ~ 65
对比剂流速 (ml/s)	3.8 ~ 4.5	4.0 ~ 4.4	4.0 ~ 4.5
生理盐水总量 (ml)	30 ~ 35	35 ~ 40	30 ~ 40
生理盐水流速 (ml/s)	3.3 ~ 3.5	3.5 ~ 3.8	3.5 ~ 4.0

　　扫描方法：范围从气管隆突分叉处至横膈下 2cm，头 - 足方向，对比剂示踪法，感兴趣区 ROI 设定在主动脉根部，阈值（CT 值单位 HU）设置：64 排 CT 为 130HU、256 排 iCT 为 170HU、双源 CT 为 140HU（图 3-54）；当达到设定阈值时，自动触发扫描，触发后延迟时间 5 秒。根据不同机型，采

用不同扫描模式。当心率≤70次/分时，前瞻性心电门控扫描模式采集时相设定为70%～80%，当心率≥70次/分时，前瞻性心电门控扫描模式采集时相，根据机器不同，设定为以45%为中心或35%～90%为中心的R-R间期，余下R-R间期无放射剂量；回顾性心电门控模式采集，根据心率不同，时相分别设定为35%～80%和40%～90%的R-R间期全剂量曝光，余下R-R间期为4%的放射剂量。扫描参数见下表，仅供参考。

	64排CT	256排iCT	双源CT
管电压 (kV)	100～140	100～140	100～140
管电流 (mAs)	自动	自动	自动
螺距	0.2	根据扫描心率自动调节	根据扫描心率自动调节
探测器宽度	64×0.625/64×0.75	128×0.625	64×0.6
层厚 (mm)	0.67～0.75	0.67	0.75
层间距 (mm)	0.34～0.4	0.34	0.4
矩阵	512×512	512×512	512×512
滤过算法	心脏标准算法	心脏标准算法	心脏标准算法
旋转时间 (s)	0.4	0.27	0.28
扫描方向	头→足	头→足	头→足
扫描范围	从气管隆突分叉处至横膈下2cm	从气管隆突分叉处至横膈下2cm	从气管隆突分叉处至横膈下2cm
前瞻性心电门控		心率<80次/分，憋气好	心率≤90次/分，憋气好
回顾性心电门控	√	√	√

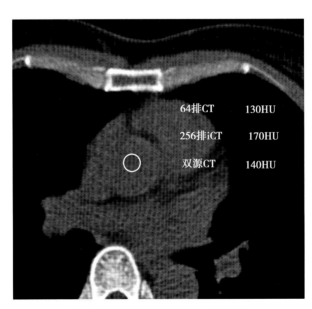

图 3-54　在主动脉根部设置阈值示踪感兴趣区

时相重建：心率<75次/分，首选最佳舒张期时相重建，最佳重建时相范围以75%为中心的70%～80%R-R间期；75次/分≤心率<90次/分，首选收缩期时相重建，最佳重建时相在

38% ~ 50%R–R 范围内；心率 > 90 次 / 分，选择重建舒张期、收缩期两个时相。

图像后处理： 临床应用的重建方法包括容积再现（VR）、最大密度投影（MIP）、曲面重组（CPR）、仿真内镜（VE）及多平面重组（MPR）等。

【病例展示】

临床资料： 女性，64 岁，身高 164cm，体重 62kg，心率 84 次 / 分，近 3 个月胸闷不适，高血压病 3 级，心脏超声心动图：肥厚性梗阻型心肌病，二尖瓣轻度反流，拟行冠状动脉 CTA 检查。

扫描方案： 设备 SOMATON Definishion Flash，对比剂为欧乃派克 350，二期注射，第一期对比剂总量 60ml，流速 4.4ml/s，第二期生理盐水 35ml，流速 3.8ml/s；扫描范围从气管隆突分叉处至横膈下 2cm，头 – 足方向，对比剂示踪法（图 3–55），感兴趣区 ROI 设定在主动脉根部，阈值 140HU，管电压 120kV，管电流为自动毫安调节，回顾性心电门控扫描模式采集时相在 35% ~ 90%R–R 间期内，机器转速 0.28，螺距 0.31，使用机器自带语音功能，触发延迟时间 8 秒，层厚 0.75mm，层间距 0.4mm，心脏标准算法 B26f，后处理重建显示冠状动脉各节段（图 3–56、图 3–57）。

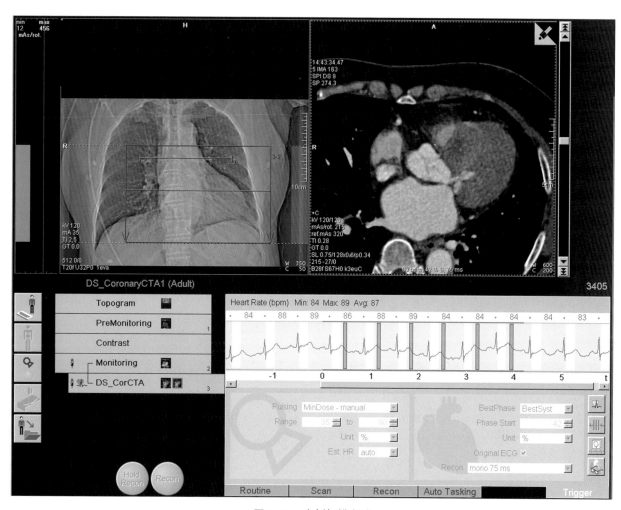

图 3-55　病例扫描方法

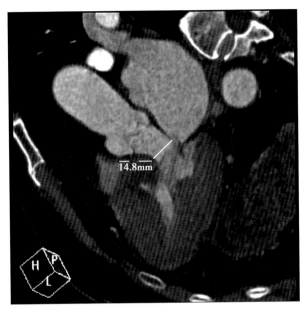

图 3-56　MIP 图左室流出道显示

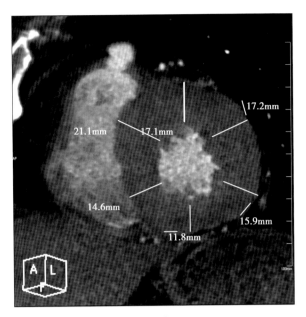

图 3-57　MIP 图左心室壁肥厚

经验分享

　　肥厚型心肌病患者左心室容积缩小，左心房扩大，扫描时，可增加对比剂用量 5 ~ 10ml，流速增加 0.3ml/s 左右，使对比剂在心腔内的浓度增加，冠状动脉显影好，同时肥厚偶发于右心室，左右心室应均有对比剂显影。

　　3. 限制型心肌病　限制型心肌病由心内膜心肌纤维化引起。表现为左心室内径正常或缩小，而心房扩大。其血流动力学的特点为心室收缩功能正常或轻度减低而充盈功能受损，因此导致心室舒张末压力和心房压力升高。

　　【扫描技术】

　　定位扫描： 正位定位像，扫描范围从胸廓入口至心底。

　　对比剂应用： 不同机器扫描时间不同，对比剂总量和流速不同，64 排 CT、256 排 iCT、双源 CT 对比剂应用方案各有差异，见下表，仅供参考。

	64 排 CT	256 排 iCT	双源 CT
对比剂总量 (ml)	68 ~ 80	50 ~ 65	50 ~ 65
对比剂流速 (ml/s)	3.8 ~ 4.5	4.0 ~ 4.4	4.0 ~ 4.5
生理盐水总量 (ml)	30 ~ 35	35 ~ 40	30 ~ 40
生理盐水流速 (ml/s)	3.3 ~ 3.5	3.5 ~ 3.8	3.5 ~ 4.0

　　扫描方法： 范围从气管隆突分叉处至横膈下 2cm，头 - 足方向，对比剂示踪法，感兴趣区 ROI 设定在主动脉根部，阈值（CT 值单位 HU）设置：64 排 CT 为 120HU、256 排 iCT 为 170HU、双源 CT 为 150HU（图 3-58）；当达到设定阈值时，自动触发扫描，触发后延迟时间 7 秒。根据不同机型，采用不同扫描模式，当心率 ≤ 70 次 / 分时，前瞻性心电门控扫描模式采集时相设定为 70% ~ 80%，当心率 ≥ 70 次 / 分时，前瞻性心电门控扫描模式采集时相，根据机器不同，设定为以 45% 为中心或

35% ~ 90% 为中心的 R-R 间期，余下 R-R 间期无放射剂量；回顾性心电门控采集，根据心率不同，时相分别设定为 35% ~ 80% 和 40% ~ 90% 的 R-R 间期全剂量曝光，余下 R-R 间期为 4% 的放射剂量。扫描参数见下表，仅供参考。

	64 排 CT	256 排 iCT	双源 CT
管电压 (kV)	100 ~ 140	100 ~ 140	100 ~ 140
管电流 (mAs)	自动	自动	自动
螺距	0.2	根据扫描心率自动调节	根据扫描心率自动调节
探测器宽度	64 × 0.625/64 × 0.75	128 × 0.625	64 × 0.6
层厚 (mm)	0.67 ~ 0.75	0.67	0.75
层间距 (mm)	0.34 ~ 0.4	0.34	0.4
矩阵	512 × 512	512 × 512	512 × 512
滤过算法	心脏标准算法	心脏标准算法	心脏标准算法
旋转时间 (s)	0.4	0.27	0.28
扫描方向	头→足	头→足	头→足
扫描范围	从气管隆突分叉处至横膈下 2cm	从气管隆突分叉处至横膈下 2cm	从气管隆突分叉处至横膈下 2cm
前瞻性心电门控		心率 < 80 次 / 分，憋气好	心率 ≤ 90 次 / 分，憋气好
回顾性心电门控	√	√	√

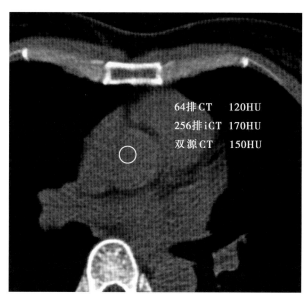

64排CT   120HU
256排iCT   170HU
双源CT   150HU

图 3-58　在主动脉根部设置阈值示踪感兴趣区

时相重建：心率 < 75 次 / 分，首选最佳舒张期时相重建，最佳重建时相范围以 75% 为中心的 70% ~ 80%R-R 间期；75 次 / 分 ≤ 心率 < 90 次 / 分，首选收缩期时相重建，最佳重建时相在 38% ~ 50%R-R 范围内；心率 > 90 次 / 分，选择重建舒张期、收缩期两个时相。

图像后处理：临床应用的重建方法包括容积再现（VR）、最大密度投影（MIP）、曲面重组（CPR）、仿真内镜（VE）及多平面重组（MPR）等。

【病例展示】

临床资料：女性，45岁，身高159cm，体重50kg，心率90次/分，限制型心肌病，拟行冠状动脉CTA检查排除。

扫描方案：设备SOMATON Definishion Flash，对比剂为欧乃派克350，二期注射，第一期对比剂总量60ml，流速4.4ml/s，第二期生理盐水35ml，流速3.8ml/s；扫描范围从气管隆突分叉处至横膈下2cm，头-足方向，对比剂示踪法（图3-59），感兴趣区ROI设定在主动脉根部，阈值150HU，管电压120kV，管电流为自动毫安调节，回顾性心电门控扫描模式采集时相在35%～90%R-R间期内，机器转速0.28，螺距0.23，使用机器自带语音功能，触发延迟时间8秒，层厚0.75mm，层间距0.4mm，心脏标准算法B26f，后处理重建显示冠状动脉各节段（图3-60、图3-61）。

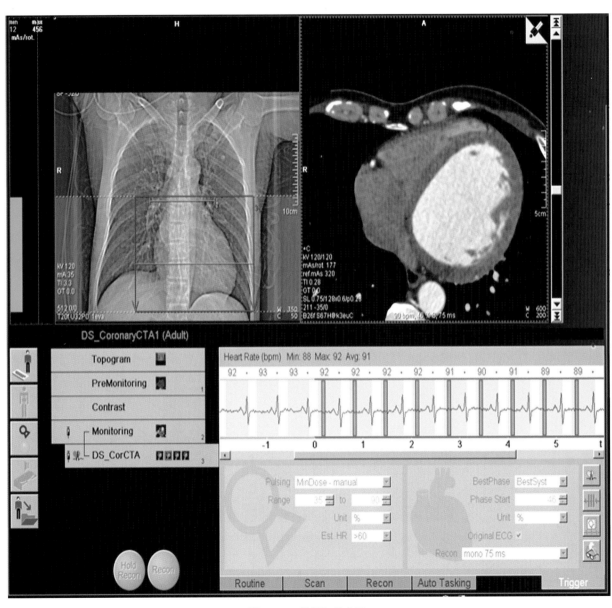

图3-59　病例扫描方法

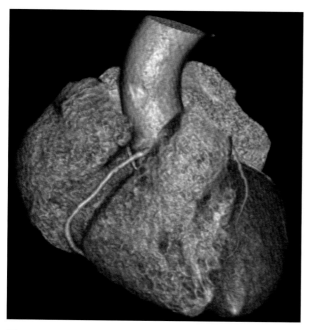

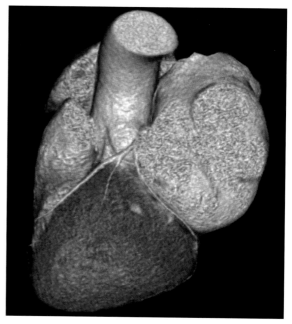

图 3-60　VR 图自动重建最佳收缩期时相，右冠状动脉显示

图 3-61　VR 图在相同的时相左主干开口、前降支、及回旋支显示

经验分享

　　限制型心肌病由于舒张功能受限，心室舒张容量减少，血液充盈容量小，尽管收缩功能可正常，但冠状动脉灌注流量减小，同时左心房增大，使血液在左心房内滞留时间增加；扫描时，对比剂总量可增加 5～10ml，流速不变，延长对比剂在冠状动脉持续的达峰通过时间；当左心房有增大时，延迟扫描左心耳，明确有无左房血栓。

心脏起搏器术后

　　心脏起搏器植入术是治疗慢性心律失常的主要方法。由起搏器发放一定形式的脉冲电流通过起搏器电极传到心肌，局部心肌兴奋并向周围传导，最终使整个心室或心肌兴奋收缩，从而代替心脏自身起搏点，维持有效心脏起搏的技术。

【扫描技术】

　　定位扫描：正位定位像，扫描范围从胸廓入口至心底。

　　对比剂应用：不同机器扫描时间不同，对比剂总量和流速不同，64 排 CT、256 排 iCT、双源 CT 对比剂应用方案各有差异，见下表，仅供参考。

	64 排 CT	256 排 iCT	双源 CT
对比剂总量 (ml)	68～80	50～65	50～70
对比剂流速 (ml/s)	3.8～4.5	4.0～4.4	4.0～4.5
生理盐水总量 (ml)	30～35	35～40	30～40
生理盐水流速 (ml/s)	3.3～3.5	3.5～3.8	3.5～4.0

扫描方法：范围从气管隆突分叉处至横膈下 2cm，头 – 足方向，对比剂示踪法，感兴趣区 ROI 设定在主动脉根部，阈值（CT 值单位 HU）设置：64 排 CT 为 120HU、256 排 iCT 为 170HU、双源 CT 为 150HU（图 3–62）；达到设定阈值时，自动触发扫描，触发后延迟时间 7 秒。根据心率不同，回顾性心电门控采集时相分别设定为 35% ～ 80% 和 40% ～ 90% 的 R–R 间期全剂量曝光，余下 R–R 间期为 4% 的放射剂量。扫描参数见下表，仅供参考。

	64 排 CT	256 排 iCT	双源 CT
管电压 (kV)	100 ～ 140	100 ～ 140	100 ～ 140
管电流 (mAs)	自动	自动	自动
螺距	0.2	根据扫描心率自动调节	根据扫描心率自动调节
探测器宽度	64 × 0.625/64 × 0.75	128 × 0.625	64 × 0.6
层厚 (mm)	0.67 ～ 0.75	0.67	0.75
层间距 (mm)	0.34 ～ 0.4	0.34	0.4
矩阵	512 × 512	512 × 512	512 × 512
滤过算法	心脏标准算法	心脏标准算法	心脏标准算法
旋转时间 (s)	0.4	0.27	0.28
扫描方向	头→足	头→足	头→足
扫描范围	从气管隆突分叉处至横膈下 2cm	从气管隆突分叉处至横膈下 2cm	从气管隆突分叉处至横膈下 2cm
前瞻性心电门控			√
回顾性心电门控	√	√	√

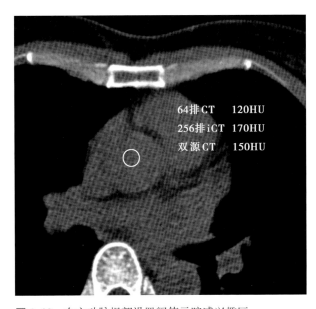

64排CT   120HU
256排iCT   170HU
双源CT   150HU

图 3-62　在主动脉根部设置阈值示踪感兴趣区

时相重建：心率 < 75 次 / 分，首选最佳舒张期时相重建，最佳重建时相范围以 75% 为中心的 70% ～ 80%R–R 间期；75 次 / 分 ≤ 心率 < 90 次 / 分，首选收缩期时相重建，最佳重建时相在 38% ～ 50%R–R 范围内；心率 > 90 次 / 分，选择重建舒张期、收缩期两个时相。

　　图像后处理：临床应用的重建方法包括容积再现（VR）、最大密度投影（MIP）、曲面重组（CPR）、仿真内镜（VE）及多平面重组（MPR）等。

【病例展示】

　　临床资料：男性，70 岁，身高 173cm，体重 75kg，心率 70 次 / 分，起搏器植入术后 11 年，阵发性心房颤动。患者为老年男性，近期有胸闷症状考虑冠心病可能，拟行冠状动脉 CTA 检查。

　　扫描方案：设备 SOMATON Definishion Flash，对比剂为欧乃派克 350，二期注射，第一期对比剂总量 60ml，流速 4.4ml/s，第二期生理盐水 35ml，流速 3.8ml/s；扫描范围从气管隆突分叉处至横膈下 2cm，头 – 足方向，对比剂示踪法（图 3-63），感兴趣区 ROI 设定在主动脉根部，阈值 150HU，管电压 120kV，管电流为自动毫安调节，回顾性心电门控扫描模式采集时相在 35% ～ 90% R–R 间期内，机器转速 0.28，螺距 0.23，使用机器自带语音功能，触发延迟时间 8 秒，层厚 0.75mm，层间距 0.4mm，心脏标准算法 B26f，后处理重建显示冠状动脉各节段（图 3-64、图 3-65）。

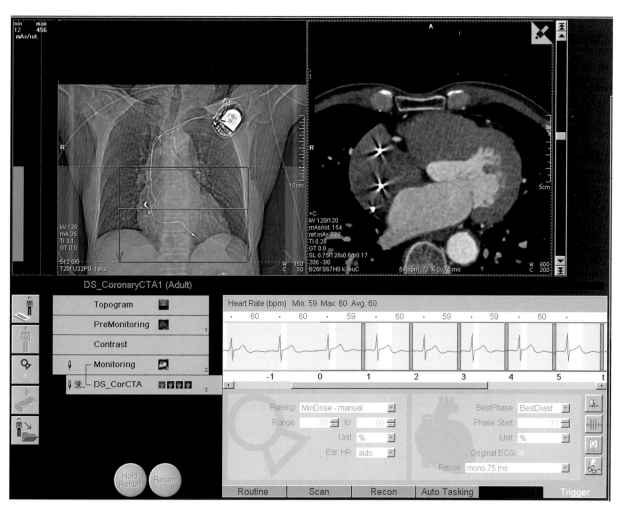

图 3-63　病例扫描方法

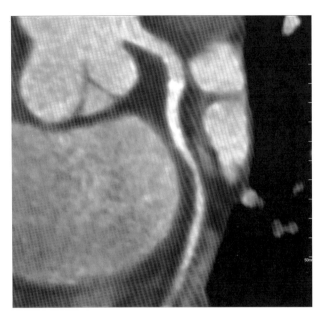
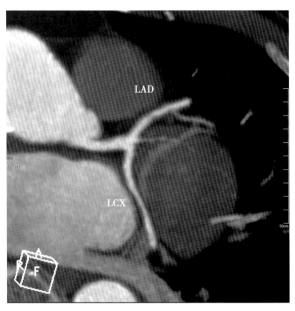

图 3-64　MIP 图自动重建最佳舒张期时相，右冠状动脉显示

图 3-65　MIP 图在相同的时相左主干开口、前降支、回旋支显示

经验分享

（1）起搏器植入术后，心电门控无法感知心电信号，引起心律失常，起搏心电图与普通心电图不同之处在于增加一个刺激信号，该信号是起搏器发放的电刺激脉冲。起搏器安装后，不建议使用前瞻性心电门控扫描模式技术扫描，冠脉成像时，起搏器刺激信号会导致心电图识别错误，影响数据采集，扫描完后则需进行 QRS 波群识别 R 波，有规律地移动调节 R 波波峰后，再按心率进行时相重建。

（2）起搏电极会产生金属伪影，为了避免射线硬化伪影的干扰，最好使用 120kV、140kV 采集，减少较大的金属放射状伪影；根据患者体型调整管电流的设定，后处理时再对窗宽窗位进行调整。严重金属伪影导致图像质量无法诊断时，改变重建时相可以减少起搏器电极对冠脉节段的影响。

先天性心脏病

先天性心脏病是一种心脏畸形，常伴有冠状动脉、肺动脉发育异常等，成人先天性心脏病术前常常需要行冠状动脉 CTA 检查，目的是外科手术前了解冠状动脉起源、走行、有无冠状动脉病变等。

【扫描技术】

定位扫描： 正位定位像，扫描范围从胸廓入口至心底。

对比剂应用： 不同机器扫描时间不同，对比剂总量和流速不同，64 排 CT、256 排 iCT、双源 CT 对比剂应用方案各有差异，见下表，仅供参考。

	64 排 CT	256 排 iCT	双源 CT
对比剂总量 (ml)	70 ~ 80	55 ~ 65	55 ~ 70
对比剂流速 (ml/s)	3.8 ~ 4.5	4.0 ~ 4.4	4.0 ~ 4.5
生理盐水总量 (ml)	30 ~ 35	35 ~ 40	30 ~ 40
生理盐水流速 (ml/s)	3.3 ~ 3.5	3.5 ~ 3.8	3.5 ~ 4.0

扫描方法：范围从气管隆突分叉处至横膈下 2cm，头 – 足方向，对比剂示踪法，感兴趣区 ROI 设定在主动脉根部，阈值（CT 值单位 HU）设置：64 排 CT 为 120HU、256 排 iCT 为 140HU、双源 CT 为 120HU（图 3-66）；当达到设定阈值时，自动触发扫描，触发后延迟时间 5 秒。根据不同机型，采用不同扫描模式，当心率≤ 70 次 / 分时，前瞻性心电门控扫描模式采集时相设定为 70% ~ 80%，当心率≥ 70 次 / 分时，前瞻性心电门控扫描模式采集时相，根据机器不同，设定为以 45% 为中心或 35% ~ 90% 为中心的 R–R 间期，余下 R–R 间期无放射剂量；回顾性心电门控模式采集，根据心率不同，时相分别设定为 35% ~ 80% 和 40% ~ 90% 的 R–R 间期全剂量曝光，余下 R–R 间期为 4% 的放射剂量。扫描参数见下表，仅供参考。

	64 排 CT	256 排 iCT	双源 CT
管电压 (kV)	100 ~ 140	100 ~ 140	100 ~ 140
管电流 (mAs)	自动	自动	自动
螺距	0.2	根据扫描心率自动调节	根据扫描心率自动调节
探测器宽度	64 × 0.625/64 × 0.75	128 × 0.625	64 × 0.6
层厚 (mm)	0.67 ~ 0.75	0.67	0.75
层间距 (mm)	0.34 ~ 0.4	0.34	0.4
矩阵	512 × 512	512 × 512	512 × 512
滤过算法	心脏标准算法	心脏标准算法	心脏标准算法
旋转时间 (s)	0.4	0.27	0.28
扫描方向	头→足	头→足	头→足
扫描范围	从气管隆突分叉处至横膈下 2cm	从气管隆突分叉处至横膈下 2cm	从气管隆突分叉处至横膈下 2cm
前瞻性心电门控			心率≤ 90 次 / 分，憋气好
回顾性心电门控	√	√	√

时相重建：心率 < 75 次 / 分，首选最佳舒张期时相重建，最佳重建时相范围以 75% 为中心的 70% ~ 80%R–R 间期；75 次 / 分≤心率 < 90 次 / 分，首选收缩期时相重建，最佳重建时相在 38% ~ 50%R–R 范围内；心率 > 90 次 / 分，选择重建舒张期、收缩期两个时相。

图像后处理：临床应用的重建方法包括容积再现（VR）、最大密度投影（MIP）、曲面重组（CPR）、仿真内镜（VE）及多平面重组（MPR）等。

【病例展示】

临床资料：女性，52岁，身高156cm，体重55kg，心率65次/分，劳累和胸闷、气喘，伴纳差，乏力。心脏超声心动图：先天性心脏病房间隔缺损（筛孔型，左向右分流），肺动脉高压（中度），择期手术，拟行冠状动脉CTA检查。

扫描方案：设备SOMATON Definishion Flash，对比剂为欧乃派克350，二期注射，第一期对比剂总量65ml，流速4.5ml/s，第二期生理盐水35ml，流速3.8ml/s；扫描范围从主动脉弓至横膈下2cm，头–足方向，对比剂示踪法（图3-67），感兴趣区ROI设定在主动脉根部，阈值120HU，管电压120kV，管电流为自动毫安调节，回顾性心电门控扫描模式，采集时相在35%～90%R-R间期内，机器转速0.28，螺距0.18，使用机器自带语音功能，触发延迟时间8秒，层厚0.75mm，

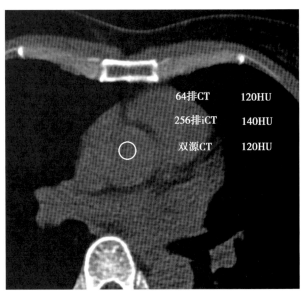

图3-66　在主动脉根部设置阈值示踪感兴趣区

层间距0.4mm，心脏标准算法B26f，后处理重建显示左、右冠状动脉开口及各节段（图3-68、图3-69）。

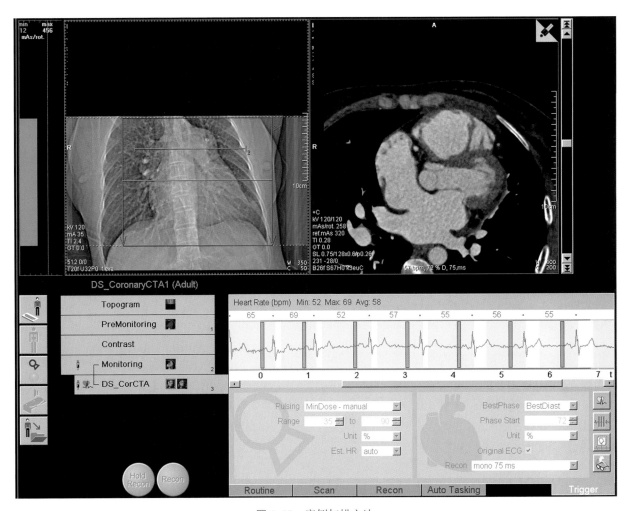

图3-67　病例扫描方法

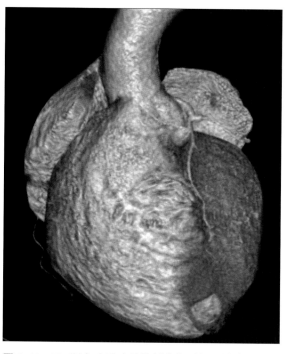

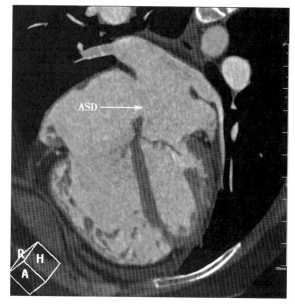

图 3-68　VR 图自动重建最佳舒张期时相，前降支血管显示　　　　图 3-69　MIP 图房间隔缺损显示

　　（1）成人房间隔缺损导致心脏血流动力学发生改变，缺损初期，左心房压力大于右心房，产生左向右的分流，随着时间的增加，分流持续存在，当肺动脉高压导致右心房室扩大时，右心室压力大于左心室，产生右向左的分流；当缺损口径大时，也可存在双向分流，对比剂通过缺损口进入左心房，又可从左心房回流到右心房，按照心脏大小、房缺大小以及通过感兴趣区定位扫描时，可见增宽的主肺动脉，对比剂剂量应增加 5ml。

　　（2）扫描范围增加至主动脉弓上，在冠状动脉扫描的同时可进行先天性心脏病扫描，可观察心脏和各大血管之间的形态及关系。

原始数据重建

1. 多期相重建

　　扫描完成后，通过图像预览功能发现所重建数据的重组影像质量不佳，则可以 5% 的间隔重建 0% ~ 95% 的数据，西门子 CT 可以利用 Inspace 内的 4D 模式浏览多期影像，重新选择最佳期相的数据再次重建。在心律整齐的情况下，当心率 ≤ 70 次 / 分时，主要在舒张期寻找最佳时相重建冠状动脉；当心率 ≥ 70 次 / 分时，主要在收缩期寻找最佳时相重建冠状动脉。在心律不整齐的情况下使用心电编辑方法对心动周期的 R 波进行编辑确认，选择合适的时相重建原始数据，获得满意的图像质量。

2. 心电编辑

　　平稳的心率在获得优质的冠状动脉图像质量中起着极其重要的作用，但在临床实际工作中，我们会经常碰到患者在扫描时原先平稳的心率突然出现异常心跳或心律不齐，如果依然按照原有的方式进行图像重建，那么就会出现血管错层、不连续等情况。此时就需要心电图（electrocardiogram，ECG）编辑功能，以便更好地选择心动周期中重建图像的最佳时间点。

（1）心电图编辑功能的原理：心电图编辑功能主要用于扫描时心律不整齐的冠状动脉CTA成像技术。在心脏扫描过程中所有层面都是重叠扫描，每个层面均覆盖整个心动周期的数据甚至更多，从而可以利用记录的ECG信号更有效地选择最佳时间窗重建图像，即利用采集的数据，选择不同心动周期内时相相同且运动幅度一致的图像数据，并剔除心律不齐的不连续数据，重建出更为理想的图像。但并非所有心律不齐的患者都需要使用心电图编辑技术，有些患者可以通过多期相重建技术寻找最佳时相重建，即可获得满足诊断的图像质量。如果重建的冠状动脉图像某一阶段仍然显示不佳，可以更小的间隔（1%~3%）利用前期选择的时相，对其前后±10%的数据进行重建，从而获得满意的冠状动脉节段；在心律不齐时，亦可采用绝对时相法（ms）模式重建冠状动脉。

（2）心电图编辑技术常见处理方法：心电图编辑技术包括插入法、忽略法、删除法、R波偏移法、基线调整法联合使用。在上述心电图编辑方法中，插入法为插入期相，常用于识别异常中漏识别期相或在调整期像值时与R波偏移法联合使用；忽略法为忽略期相，常用于期前收缩；删除法为删除期相，常用于识别异常中的多识别的期相；R波偏移法为根据R波移动重建期相点，主要用于识别异常中，误识别的R波假象；基线调整法为基线调整，主要用于R波低平的心电图。

绝对值（ms）时相法的重建，在重建心脏图像时，亦可以选择绝对值（ms），正值是指选择R波后的相对或绝对值进行重建心脏图像；负值是指选择R波前的相对或绝对值进行重建心脏图像。

（3）心律不齐心电图编辑病例展示：

病例1：男性，56岁，扫描时频发房性期前收缩，原始横断位图像显示右冠状动脉第一曲膝部呈双影（图3-70），用忽略法将心电图中的房性期前收缩移除后（图3-71、图3-72），重建原始数据，右冠状动脉、前降支、回旋支清晰完整地显示（图3-73）。

视频3

病例忽略法　心电编辑

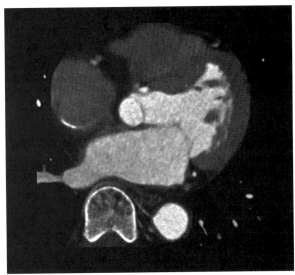
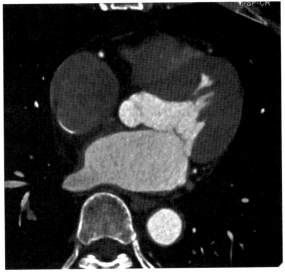

图3-70　房性期前收缩移除前后右冠状动脉横断位显示对比图

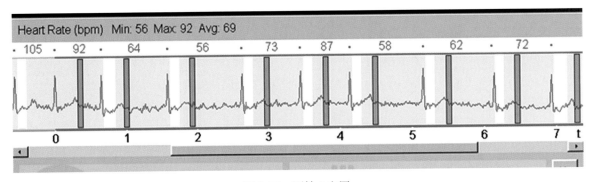

图3-71　原始心电图

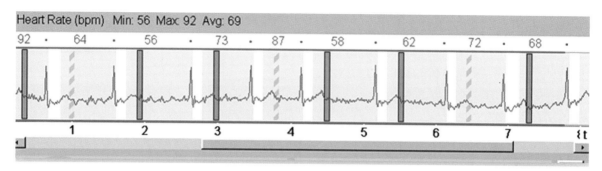

Heart Rate (bpm)　Min: 56　Max: 92　Avg: 69

| 92 | · | 64 | · | 56 | · | 73 | · | 87 | · | 58 | · | 62 | · | 72 | · | 68 | · |

1　　2　　3　　4　　5　　6　　7　　8 t

图 3-72　用忽略法移除房性期前收缩

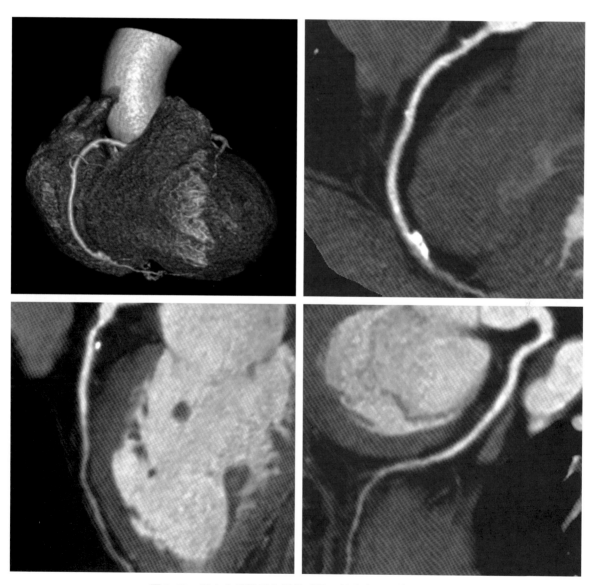

图 3-73　经心电编辑后右冠状动脉、前降支、回旋支显示

病例 2： 女性，43 岁，扫描时频发室性期前收缩，原始横断位图像显示右冠状动脉开口、后降支与后侧支的开口呈双影，左主干未能显示（图 3-74）。用删除法将心电图中的室性期前收缩删除后（图 3-75、图 3-76），重建原始数据，右冠状动脉、前降支及回旋支清晰显示（图 3-77）。

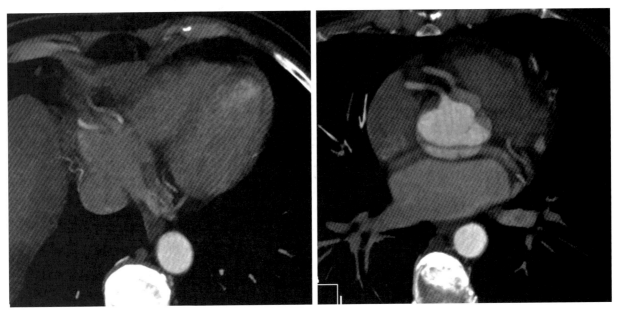

图 3-74　原始心电图右冠开口、后降支和后侧支开口呈双边影

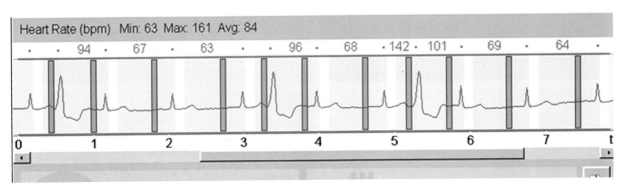

图 3-75　原始心电图

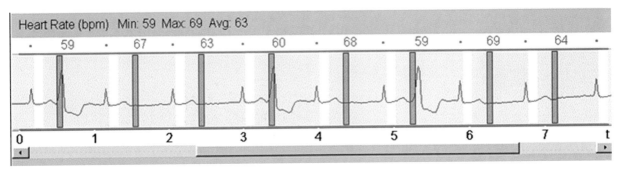

图 3-76　用删除法删除室性期前收缩

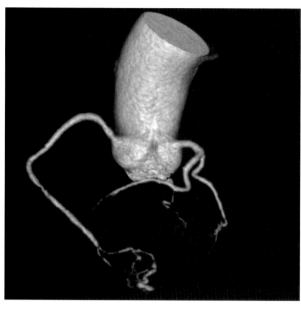
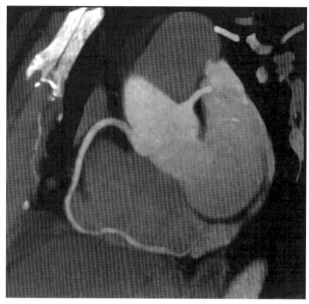

图 3-77　经心电编辑后右冠状动脉显示

病例 3：女性，60 岁，扫描时频发室性期前收缩，扫描技师根据经验选择前瞻性心电门控技术进行扫描（图 3-78），自动重建最佳舒张期、收缩期的右冠状动脉不能达到诊断要求（图 3-79），手动重建两个相对值时相后，右冠状动脉因受心律不齐影响，只能分段显示，但血管显示清晰，能达到诊断要求。前降支、回旋支显示清晰（图 3-80、图 3-81）。

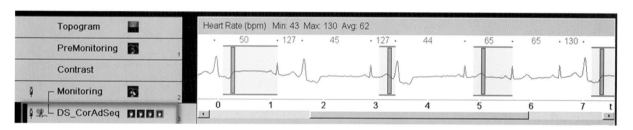

图 3-78　前瞻性扫描模式心电采集

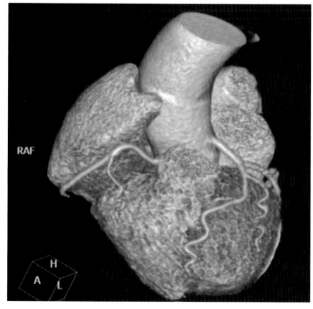
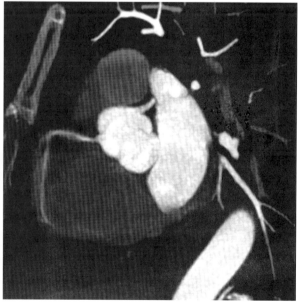

图 3-79　右冠状动脉不能达到诊断要求

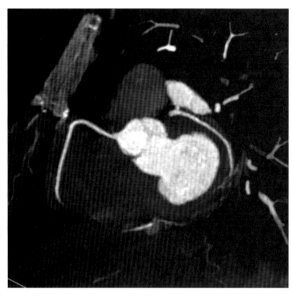
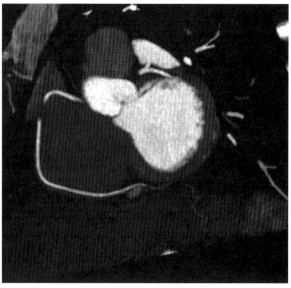

图 3-80　经心电编辑后右冠状动脉分段显示

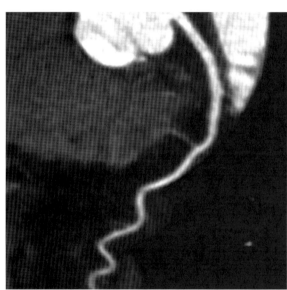
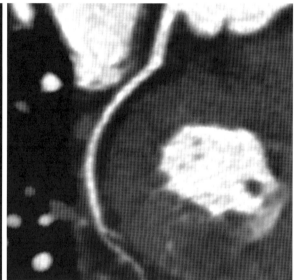

图 3-81　前降支、回旋支显示

病例 4：男性，47 岁，房颤病史。原始图像右冠动脉第二曲膝部错层显示（图 3-82、图 3-83），经扫描技师用绝对值时相法（ms）重建图像后，右冠状动脉显示完整、清晰（图 3-84）。

视频5　心电编辑　病例　绝对时相法

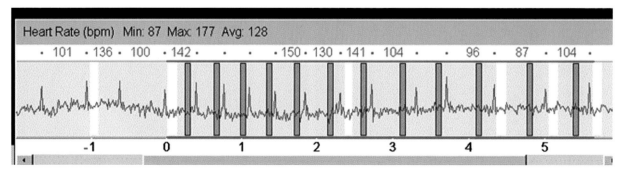

图 3-82　原始房颤心电图

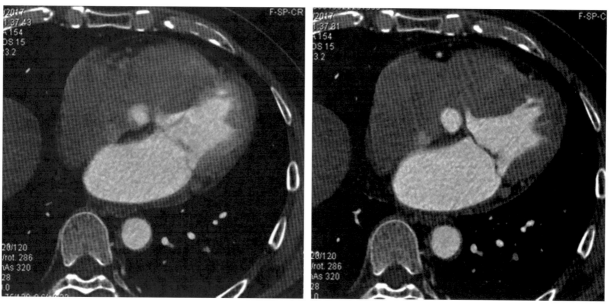

图 3-83　重建前后右冠状动脉横断位显示对比图

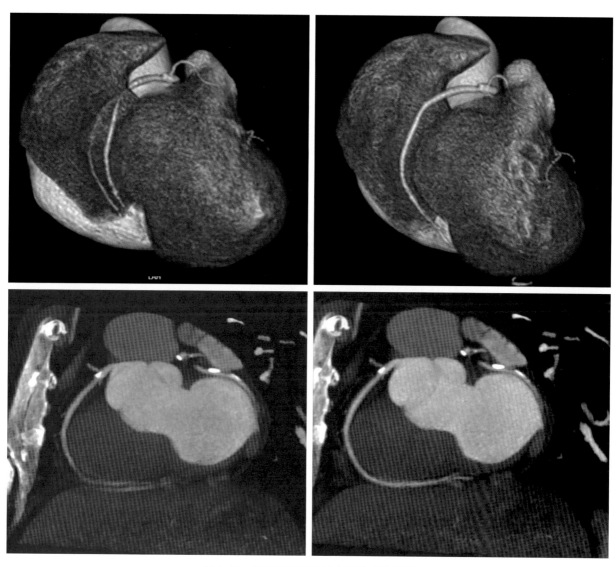

图 3-84　经时相法重建后右冠状动脉显示

原始数据重建

病例5：女性，57岁，扫描时频发房性期前收缩（图3-85），扫描技师使用R波偏移法将发生房性期前收缩的R波移动，使相邻心动周期时长差异缩短，再进行图像重建（图3-86箭头所示），未进行心电编辑前的前降支不能清晰显示（图3-87），重建后的图像满足诊断需求（图3-88、图3-89）。

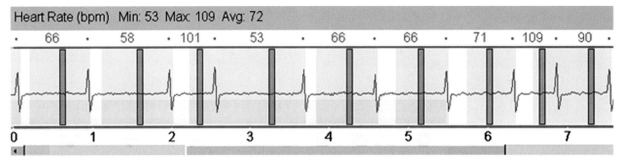

图3-85 原始心电图

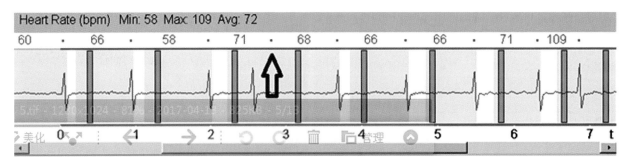

图3-86 使用R波偏移法

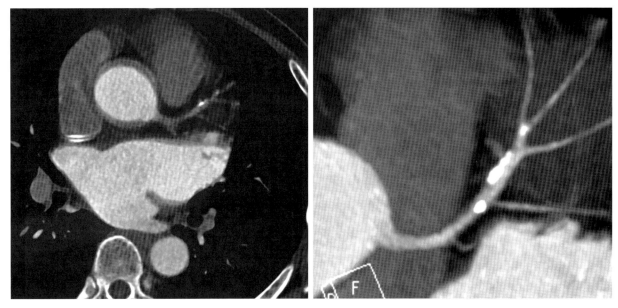

图3-87 心电编辑前后左主干及前降支近段对比

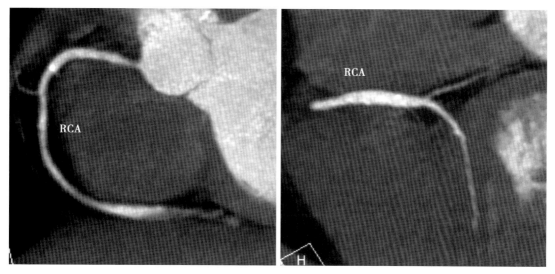

图 3-88　右冠状动脉显示

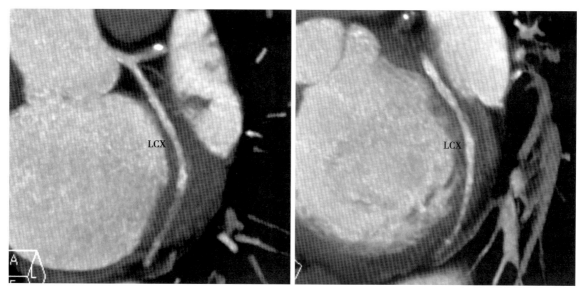

图 3-89　回旋支显示

病例 6：男性，59 岁，扫描时心电图识别错误，将识别错误的 R 波（图 3-90 箭头所示）删除后（图 3-91），重建最佳舒张期和收缩期，得到良好的图像质量（图 3-92）。

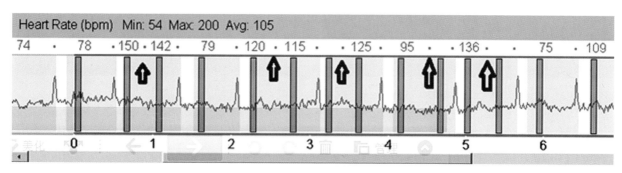

图 3-90　原始心电图，箭头所示为错误识别的 R 波

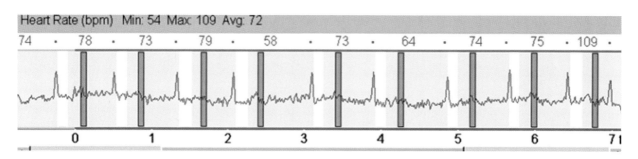

图 3-91　删除错误识别的 R 波

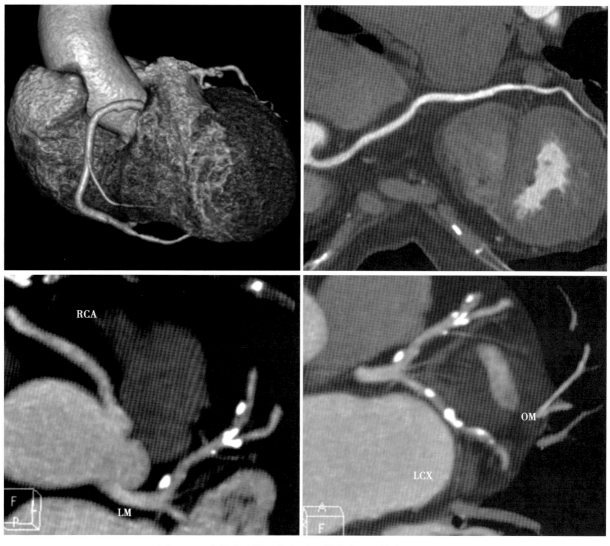

图 3-92　右冠状动脉、左主干、前降支、回旋支近段显示

冠状静脉

心脏冠状静脉系统是许多心脏疾病诊断治疗的通道和重要标志，在治疗心律失常的射频消融手术和多心腔起搏器的植入及心脏逆向灌注治疗中，都起着重要作用。

【扫描技术】

定位扫描：正位定位像，扫描范围从胸廓入口至心底。

对比剂应用：不同机器扫描时间不同，对比剂总量和流速不同，64 排 CT、256 排 iCT、双源 CT 对比剂应用方案各有差异，见下表，仅供参考。

	64 排 CT	256 排 iCT	双源 CT
对比剂总量 (ml)	68 ~ 80	45 ~ 55	50 ~ 65
对比剂流速 (ml/s)	3.8 ~ 4.5	4.0 ~ 4.4	4.0 ~ 4.5
生理盐水总量 (ml)	30 ~ 35	35 ~ 40	30 ~ 40
生理盐水流速 (ml/s)	3.3 ~ 3.5	3.5 ~ 3.8	3.5 ~ 4.0

扫描方法：范围从气管隆突分叉处至横膈下 2cm，头 - 足方向，对比剂示踪法，感兴趣区 ROI 设定在降主动脉，阈值（CT 值单位 HU）设置：64 排 CT 为 120HU、256 排 iCT 为 170HU、双源 CT 为 150HU（图 3-93）；当达到设定阈值时自动触发后，再延迟 12 ~ 15 秒扫描，回顾性心电门控采集时相设定为 35% ~ 90% 的 R-R 间期全剂量曝光，余下 R-R 间期为 4% 的放射剂量。扫描参数见下表，仅供参考。

	64 排 CT	256 排 iCT	双源 CT
管电压 (kV)	100 ~ 140	100 ~ 140	100 ~ 140
管电流 (mAs)	自动	自动	自动
螺距	0.2	根据扫描心率自动调节	根据扫描心率自动调节
探测器宽度	64 × 0.625/64 × 0.75	128 × 0.625	64 × 0.6
层厚 (mm)	0.67 ~ 0.75	0.67	0.75
层间距 (mm)	0.34 ~ 0.4	0.34	0.4
矩阵	512 × 512	512 × 512	512 × 512
滤过算法	心脏标准算法	心脏标准算法	心脏标准算法
旋转时间 (s)	0.4	0.27	0.28
扫描方向	头→足	头→足	头→足
扫描范围	从气管隆突分叉处至横膈下 2cm	从气管隆突分叉处至横膈下 2cm	从气管隆突分叉处至横膈下 2cm
前瞻性心电门控	心率 < 68 次 / 分，憋气好	心率 < 80 次 / 分，憋气好	心率 ≤ 90 次 / 分，憋气好
回顾性心电门控	√	√	√

时相重建：心率 > 75 次 / 分，首选最佳舒张期时相重建，最佳重建时相范围以 75% 为中心的 70% ~ 80%R-R 间期；心率 75 次 / 分≤心率 < 90 次 / 分，首选收缩期末期时相重建，最佳重建时相在 30% ~ 50%R-R 间期；心率 > 90 次 / 分时，心率 > 90 次 / 分，选择重建舒张期、收缩期两个时相。

图像后处理： 临床应用的重建方法包括容积再现（VR）、最大密度投影（MIP）、曲面重组（CPR）、仿真内镜（VE）及多平面重组（MPR）等。

【病例展示】

临床资料： 女性，45 岁，身高 161cm，体重 55kg，心率 98 次/分，窦性心动过速，行射频消融术前，拟行冠状静脉检查。

扫描方案： 设备 SOMATON Definishion Flash，对比剂为欧乃派克 350，二期注射，第一期对比剂总量 60ml，流速 4.5ml/s，第二期生理盐水 35ml，流速 3.8ml/s；扫描范围从气管隆突分叉处至横膈下 2cm，头 – 足方向，对比剂示踪法（图 3-94），感兴趣区 ROI 设定在主动脉根部，阈值 130HU，管电压 120kV，管电流为自动毫安调节，回顾性心电门控扫描模式，采集时相在 35% ~ 90%R-R 间期

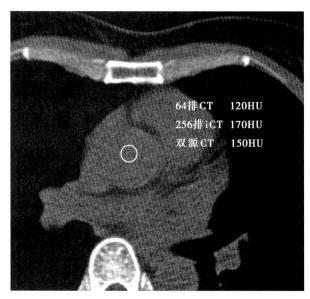

图 3-93　在主动脉根部设置阈值示踪感兴趣区

内，机器转速 0.28，螺距 0.23，使用机器自带语音功能，触发延迟时间 13 秒，层厚 0.75mm，层间距 0.4mm，心脏标准算法 B26f，后处理重建冠状静脉窦及其各主要属支（图 3-95、图 3-96）。

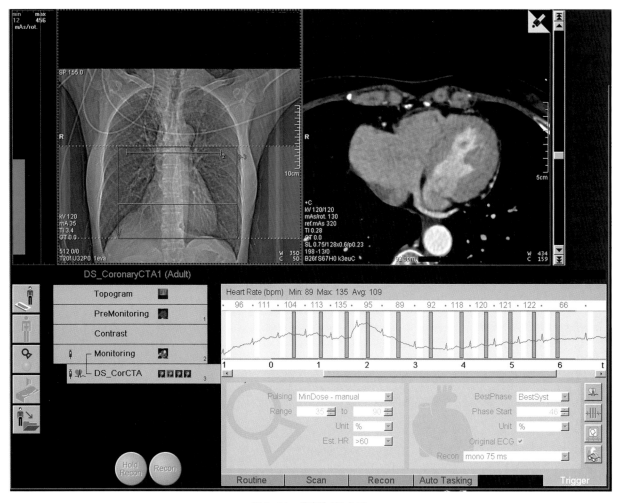

图 3-94　病例扫描方法

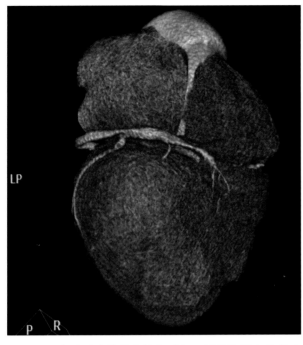

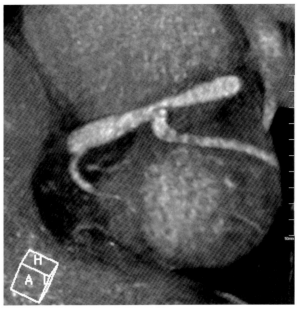

图 3-95　自动重建最佳收缩期时相，冠状静脉窦及分支 VR 显示

图 3-96　在同样的时相冠状静脉各分支 CPR 显示

经验分享

（1）冠状静脉延迟时间为冠状动脉峰值后 10 ～ 20 秒。

（2）行冠状静脉扫描时，根据临床需要制订对比剂方案。治疗心房颤动的射频消融术前，寻找射频消融靶点，防止邻近冠状动脉损伤，需要同时显示冠状静脉及伴行冠状动脉，对比剂流速应在 4.0 ～ 4.4ml/s。起搏器等治疗术前，需要了解冠状静脉的分支走行及有无变异，观察电极最佳植入点处有无合适的冠状静脉，对比剂流速应选择 3.5ml/s，避免患者因快速大量注射引起心力衰竭。

冠状动脉 CTA 成像伪影分析

1. 运动伪影　主要为呼吸运动伪影和心脏运动伪影。

（1）呼吸运动伪影：由于心脏位置随呼吸运动而变化，如果没有屏气或者屏气不佳，在某一相位图像重组时易发生阶梯状伪影导致冠状动脉中断、错位，此伪影造成图像质量差，甚至不能诊断，呼吸运动伪影产生与患者屏气直接相关。减少消除呼吸运动伪影，关键是检查前对患者的沟通和屏气训练，患者在平扫定位像和增强扫描时，尽量使吸气量和深度保持一致。通常屏气时间在 10 ～ 15 秒，训练时，最好采用捏鼻闭口屏气，并且注意关注腹部，减少胸部、腹部抖动发生，可有效消除呼吸运动产生的伪影。

（2）心跳运动伪影：产生的生理因素是心率过快及心律不齐，图像上会出现扭曲和阶梯状伪影。心率过快时产生运动伪影的原因是心脏相对静止的时间相应缩短，由于时间分辨率的限制，成像时间增加，相同重建时间窗内包含的心脏时相增多，CT 时间分辨率小于 R–R 间期，心脏不能被停止，使冠状动脉成像困难，因此运动伪影会增大。检查前消除患者的紧张情绪，必要时口服 β 受体阻滞剂

25～50mg（如在64排CT进行扫描），能有效地降低心率，减少心跳运动伪影对图像质量的干扰。如室性期前收缩、房颤时R-R间期不齐，在单一相位重建时造成不同时相状态下的数据被组合，形成冠状动脉图像的错位、模糊或阶梯状伪影。

呼吸运动伪影一旦产生，冠状动脉将无法进行影像诊断；心脏运动伪影可以通过扫描前观察心率，并正确选择扫描模式，扫描完成后进行冠状动脉节段性和（或）心电编辑、多时相重建等方式，可以很大程度改善冠状动脉的图像质量，达到影像诊断的标准（图3-97、图3-98）。

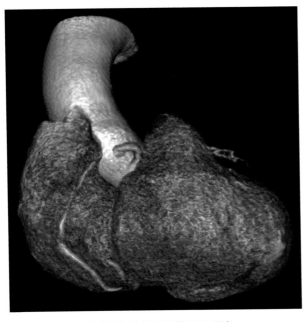 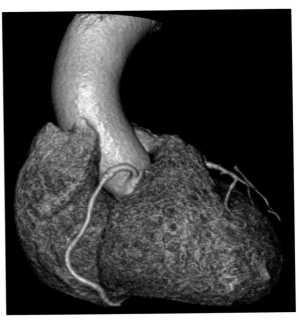

图3-97　右冠状动脉在最佳舒张期显示不清　　　　图3-98　重建绝对时相300毫秒右冠状动脉显示清晰

呼吸运动伪影和心脏运动伪影较为相似，多为阶梯状伪影或错层，鉴别有两种方法：一种是将横断位图像调至肺窗，呼吸伪影表现为气管及支气管的模糊影，心跳运动伪影则气管及支气管显示清晰，无模糊影（图3-99、图3-100）。另一种方法是在侧位MIP图像中，胸廓内动脉连续，而冠状动脉阶梯状伪影或错层，为心跳运动伪影；胸廓内动脉中断，则是呼吸伪影。

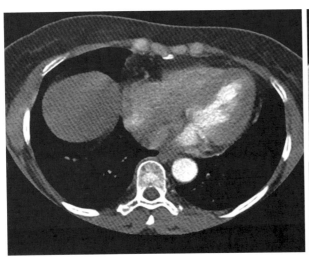 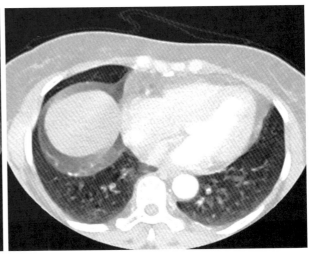

图3-99　呼吸伪影肺窗支气管模糊、膈面呈双边影

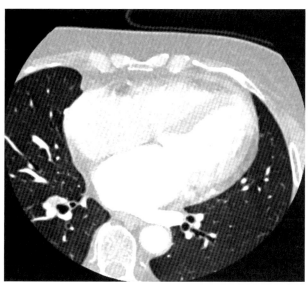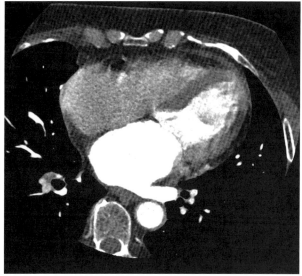

图 3-100　心律不齐伪影肺窗支气管显示清晰

2. 线束硬化伪影　主要指高密度物质所导致的伪影。

（1）钙化斑块：常见于在风湿性心脏瓣膜病的病理改变中瓣膜上的钙化斑块延及管腔可造成边缘效应导致周围结构显示不清；冠状动脉管壁钙化斑块导致血管显示不清、图像质量下降，影响冠心病的诊断，可通过适当的调节窗宽窗位来减少钙化伪影，改善图像质量。

（2）上腔静脉和右心房对比剂：可通过增加生理盐水的用量及合理的流速，将上腔静脉及右心房内对比剂进行推进，有条件时，可采用双流技术，使左、右心系统内都有对比剂并且无伪影，以清晰显示室间隔和右心室心肌厚度（图 3-101）。

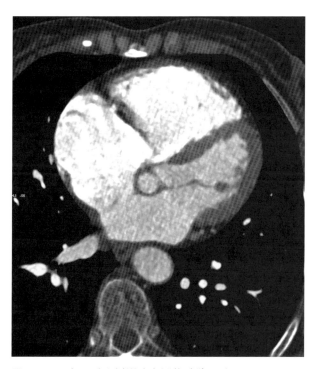

图 3-101　右心对比剂影响右冠状动脉显示

（3）金属伪影：起搏器导线，人工瓣膜可通过使用 120 ~ 140kV 采集方案，根据患者体型调整管电流的设定，后处理时再对窗宽窗位进行调整。严重金属伪影导致图像质量无法诊断时，改变重建时相可以减少起搏器电极对冠脉节段的影响（图 3-102、图 3-103）。

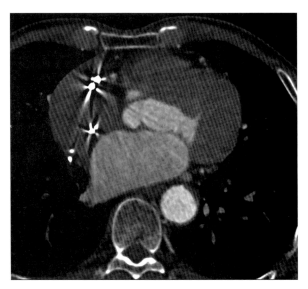

图 3-102　起搏器金属伪影影响，收缩期右冠状动脉显示模糊

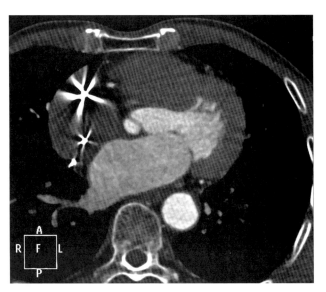

图 3-103　重建舒张期，右冠状动脉显示清晰

评估冠状动脉 CTA 图像质量标准

　　冠脉 CTA 质量控制标准是一个系统，包括患者自身、操作者的技术培训、扫描前准备、扫描参数、图像后处理技术、读片诊断全过程。将其过程规范化，可保证检查成功率和图像质量。

　　质量评价参照根据美国心脏病协会冠状动脉分段法，将冠状动脉各主支分为右冠状动脉近段（右冠状动脉开口到第 1 右室支动脉）、中段（第 1 右室支到锐缘支动脉）、远段（起自锐缘支到后降支发出处），左主干，左前降支近段（左主干末到第 1 对角支或间隔支发出处）、中段（第 1 对角支发出处到前降支动脉转角处）、远段（前降支转角以下的部分即膈面部分），左回旋支近段（从开口到第 1 钝缘支）、远段（第 1 钝角缘支发出处到回旋支动脉终末）共 15 段进行分析。

　　冠状动脉图像质量评价分为 4 级，Ⅰ级：优，4 分，所有血管显示连续、光滑、清晰，边缘锐利无伪影；Ⅱ级：良，3分，图像质量满意，VR图像上无阶梯状伪影、无错层，仅一段血管边缘轻度模糊；Ⅲ级：基本满足诊断，2分，图像质量基本满意，两段血管出现模糊，连续性不佳，VR图像上无阶梯状伪影、无错层；Ⅳ级：差，1分，检查失败，多段血管模糊，VR图像出现阶梯状伪影和错层，无法诊断。

冠状动脉CTA的质量控制要点：

（1）检查前准备：检查前准备工作直接影响图像质量。患者前来检查时，首先应了解患者情况，结合临床检查，制订扫描方案；检查前与患者充分沟通，使患者对此过程有所了解，尽量消除患者紧张情绪，做好呼吸训练。扫描技师同时应观察患者屏气与不屏气时候的心率变化。

（2）扫描参数设定：依据患者心率及心律选择最佳扫描模式（回顾性心电门控、前瞻性心电门控扫描模式、大螺距Flash）。按照患者个体差异设置对比剂和生理盐水的总量及流速，对比剂过少不利于血管充盈，导致冠状动脉显示不清晰；对比剂过多，引起右心持续浓度过高的伪影，不利于右冠状动脉的显影；螺距随心率变化做相应的调整；曝光条件按照患者BMI设定，选用适当参数；触发阈值由于不同患者体循环时间不相同，对比剂到达峰值时间长短不同，需要密切关注峰值变化，在最佳时段触发扫描。FOV不低于160mm，在180mm左右为最佳。

（3）后处理重建：按照心率选择重建时相。心律不齐时，采用多种心电编辑重建方式。重建完成后，以不同方位观察各血管，如不能清晰显示，分析原因，进行冠状动脉节段重建，直至满足诊断要求。

主动脉 CT 扫描技术

主动脉夹层是指各种原因导致主动脉内膜撕裂，血液进入主动脉中膜内，导致中膜撕脱、剥离形成双腔主动脉。CT凭借其快速的扫描速度及强大的后处理功能，能明确诊断、发现内膜撕裂口的位置，评价夹层的范围及分支血管的血流灌注，证实有无主动脉周围血肿，判断假腔的通畅性、真腔受压的程度及终末器官缺血的情况。主动脉瘤是主动脉部分的病理性扩张，其最常见的原因为高血压或损伤后的假性动脉瘤。CTA能清晰显示瘤体的位置、大小、起止、累及范围，测量瘤体及瘤颈的直径、长度，并对假性动脉瘤的破口加以显示，从而为动脉瘤术前手术方案的制订提供了大量的信息；还可客观评价血管内支架及血管置换术后，对支架及置换血管的位置、范围、通畅性及有无内漏发生作出判断。64排及后64排CT快速的扫描速度，使急性胸痛三联症患者快速、无创检查成为现实，一次增强扫描可获得清晰的肺动脉、冠状动脉、主动脉的图像，大大减少患者的辐射剂量及对比剂剂量，极大地降低了对比剂肾病的发生概率。

主动脉CTA检查采用对比剂示踪法，CTA扫描包括四个步骤：

（1）正位定位像：见图4-1。

（2）选择兴趣区层面，设定兴趣区ROI阈值。

（3）兴趣区层面跟踪扫描。

（4）主动脉CTA扫描。

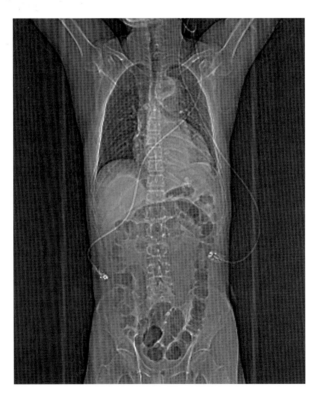

图4-1　定位像扫描范围

主动脉夹层

【扫描技术】

定位像：正位定位像，扫描范围包括第5颈椎至耻骨联合下缘。

对比剂应用：不同机器扫描时间不同，对比剂总量和流速不同，64排CT、256排iCT、双源CT对比剂应用方案各有差异。见下表，仅供参考。

	64 排 CT	256 排 iCT	双源 CT
对比剂总量 (ml)	80 ~ 120	50 ~ 70	80 ~ 100
对比剂流速 (ml/s)	3.5 ~ 4.0	3.5 ~ 4.5	4.0 ~ 4.5
生理盐水总量 (ml)	30 ~ 40	30 ~ 40	30 ~ 40
生理盐水流速 (ml/s)	3.0 ~ 3.5	3.5 ~ 4.0	3.5 ~ 4.0

扫描方法：扫描范围从第 5 颈椎至耻骨联合下缘，对比剂示踪法，将感兴趣区 ROI 设定在升主动脉，阈值（CT 值单位 HU）设置：64 排 CT 为 120HU、256 排 iCT 为 150HU、双源 CT 为 120HU（图 4–2），延迟时间 4 秒，当达到设定阈值时，自动触发扫描。扫描时自由呼吸，64 排 CT 二期扫描，一期回顾性心电门控扫描模式，二期血管成像扫描模式；256 排 iCT 一期扫描，回顾性心电门控扫描模式，全主动脉心电门控成像时间为 7 ~ 9 秒；双源 CT 二期扫描，一期回顾性心电门控扫描模式，二期 Flash 血管成像扫描模式，清晰显示主动脉根部和主动脉夹层破口的位置及大小。扫描参数见下表，仅供参考。

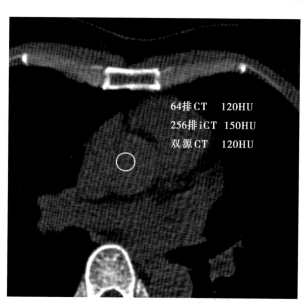

64排CT　　120HU
256排iCT　150HU
双源CT　　120HU

图 4-2　在主动脉根部设置感兴趣区触发阈值

	64 排 CT	256 排 iCT	双源 CT
管电压（kV）	100 ~ 120	100 ~ 120	100 ~ 120
管电流（mAs）	自动	自动	自动
扫描模式	一期回顾性心电门控 二期螺旋扫描	回顾性心电门控	一期回顾性心电门控 二期 Flash
探测器宽度	64×0.625/64×0.75	128×0.625	64×0.6
采集层厚（mm）	0.67 ~ 0.75	0.67	0.75
层间距（mm）	0.4	0.4	0.4
滤过算法	标准 / 血管	标准	血管
旋转时间 (s)	0.5	0.27	0.28
扫描方向	一期足→头 二期头→足	头→足	一期足→头 二期头→足
扫描范围	一期从心底至主动脉弓 二期从第 5 颈椎至耻骨联合 下缘	第 5 颈椎至耻骨联合下缘	一期从心底至主动脉弓 二期从第 5 颈椎至耻骨联合下缘

时相重建：心率 < 70 次 / 分，主动脉根部首选最佳舒张期时相重建，最佳重建时相以 75% 为中心的 70% ~ 80%R–R 间期；心率 > 70 次 / 分，主动脉根部首选收缩期时相重建，最佳重建时相以 40% 为中心的 38% ~ 55%R–R 期间内。

图像后处理：常用的重建方法有最大密度投影（MIP）、曲面重建（CPR）、容积再现（VR）等三维重建技术对血管及夹层破口进行重建。

【病例展示】

临床资料： 男性，48 岁，身高 172cm，体重 67kg，心率 70 次 / 分，血压 156/86mmHg，高血压病史；因"胸腹部胀痛一周"入院，超声心动图：主动脉夹层（Stanford A 型），遂行大血管 CTA 检查。

扫描方案： 设备 SOMATON Definishion Flash，患者意识清楚，但胸腹部疼痛难忍，嘱患者自由呼吸，避免异常情况的发生；对比剂为欧乃派克 350，二期注射，第一期对比剂总量 85ml，流速 3.8ml/s，第二期生理盐水 30ml，流速 3.0ml/s，采用对比剂示踪法（图 4-3），感兴趣区 ROI 设定在升主动脉，阈值 120HU。两期扫描，第一期扫描范围从主动脉弓至心底，足 - 头方向，回顾性心电门控扫描模式，管电压 120kV，管电流自动毫安调节，延迟时间 4 秒，扫描时间 8 秒，层厚 0.75mm，层间距 0.4mm；第二期扫描范围从第 5 颈椎至耻骨联合下缘，头 - 足方向，Flash 扫描模式，管电压 100kV，管电流自动毫安调节，延迟时间 6 秒，扫描时间 2.19 秒，层厚 0.75mm，层间距 0.4mm；血管标准算法，后处理重建显示 Stanford A 型夹层破裂口和撕裂的内膜片（图 4-4、图 4-5）。

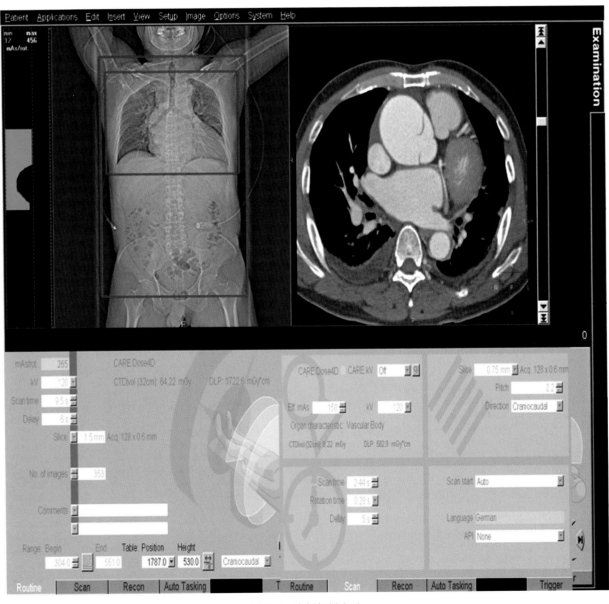

图 4-3　病例扫描方法

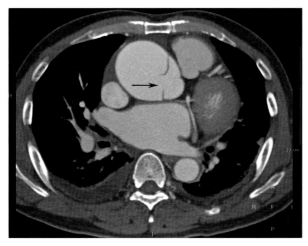 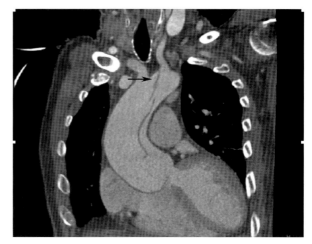

图 4-4 MIP 图 A 型夹层破口在主动脉根部，无搏动伪影。 图 4-5 MIP 图清晰显示撕裂内膜未累及头臂血管
箭头所示升主动脉破口显示清晰

经验分享

　　主动脉夹层 CTA 扫描，在升主动脉设定感兴趣区 ROI 时，常常无法区分真、假腔，因此兴趣区 ROI 跟踪扫描应做到实时监控对比剂在动脉腔内显影，当主动脉真腔内对比剂达到峰值而未触发时，需立即手动触发扫描。

主动脉真性动脉瘤

【扫描技术】

　　定位像：正位定位像，扫描范围包括第 5 颈椎至耻骨联合下缘。

　　对比剂应用：不同机器扫描时间不同，对比剂总量和流速不同，64 排 CT、256 排 iCT、双源 CT 对比剂应用方案各有差异。见下表，仅供参考。

	64 排 CT	256 排 iCT	双源 CT
对比剂总量 (ml)	80 ~ 120	50 ~ 70	80 ~ 100
对比剂流速 (ml/s)	3.5 ~ 4.0	3.5 ~ 4.5	4.0 ~ 4.5
生理盐水总量 (ml)	30 ~ 40	30 ~ 40	30 ~ 40
生理盐水流速 (ml/s)	3.0-3.5	3.5-4.0	3.5-4.0

　　扫描方法：扫描范围从第 5 颈椎至耻骨联合下缘，对比剂示踪法，将感兴趣区 ROI 设定在升主动脉，阈值（CT 值单位 HU）设置：64 排 CT 为 120HU、256 排 iCT 为 150HU、双源 CT 为 120HU（图 4-6），延迟时间 4 秒，当达到设定阈值时，自动触发扫描，扫描时自由呼吸。64 排 CT 二期扫描，一期回顾性心电门控扫描模式，二期血管成像扫描模式；256 排 iCT 一期扫描，回顾性心电门控扫描模式，全主动脉心电门控成像时间为 7 ~ 9 秒；双源 CT 二期扫描，一期回顾性心电门控扫描模式，二期 Flash 血管成像扫描模式，清晰显示主动脉瘤体的起止、形态、大小、病变范围及分支血管受累的情况。扫描参数见下表，仅供参考。

	64 排 CT	256 排 iCT	双源 CT
管电压（kV）	100 ~ 120	100 ~ 120	100 ~ 120
管电流（mAs）	自动	自动	自动
扫描模式	一期回顾性心电门控 二期螺旋扫描	回顾性心电门控	一期回顾性心电门控 二期 Flash
探测器宽度	64×0.625/64×0.75	128×0.625	64×0.6
采集层厚（mm）	0.67 ~ 0.75	0.67	0.75
层间距（mm）	0.4	0.4	0.4
滤过算法	标准 / 血管	标准	血管
旋转时间 (s)	0.5	0.27	0.28
扫描方向	一期足→头 二期头→足	头→足	一期足→头 二期头→足
扫描范围	一期从心底至主动脉弓 二期从第 5 颈椎至耻骨联合 下缘	第 5 颈椎至耻骨联合下缘	一期从心底至主动脉弓 二期从第 5 颈椎至耻骨联合 下缘

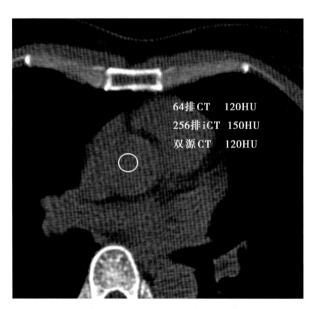

图 4-6　在主动脉根部设置感兴趣区触发阈值

时相重建：心率 < 70 次 / 分，主动脉根部首选最佳舒张期时相重建，最佳重建时相以 75% 为中心的 70% ~ 80%R-R 间期；心率 > 70 次 / 分，主动脉根部首选收缩期时相重建，最佳重建时相以 40% 为中心的 38% ~ 55%R-R 期间内。

图像后处理：常用的重建方法有最大密度投影（MIP）、曲面重建（CPR）、容积再现（VR）等三维重建技术对瘤体及邻近血管进行重建。

【病例展示】

临床资料：男性，56 岁，身高 173cm，体重 62kg，心率 78 次 / 分，血压 126/84mmHg，高血压病史；

门诊诊断"主动脉真性动脉瘤？"，遂行大血管 CTA 检查。

　　扫描方案：设备 SOMATON Definishion Flash，患者意识清楚，无其他不良反应，嘱患者自由呼吸，对比剂为欧乃派克 350，二期注射，第一期对比剂总量 90ml，流速 4.0ml/s，第二期生理盐水 30ml，流速 3.5ml/s，采用对比剂示踪法（图 4-7），感兴趣区 ROI 设定在升主动脉根部，阈值 120HU。两期扫描，第一期扫描范围从主动脉弓至心底，足 – 头方向，回顾性心电门控扫描模式，管电压 100kV，管电流自动毫安调节，延迟时间 4 秒，扫描时间 7 秒，层厚 0.75mm，层间距 0.4mm；第二期从第 5 颈椎至耻骨联合下缘，头 – 足方向，Flash 扫描模式，管电压 100kV，管电流自动毫安调节，延迟时间 6 秒，扫描时间 2.36 秒，层厚 0.75mm，层间距 0.4mm；血管标准算法，后处理重建显示降主动脉真性动脉瘤大小及部位（图 4-8、图 4-9）。

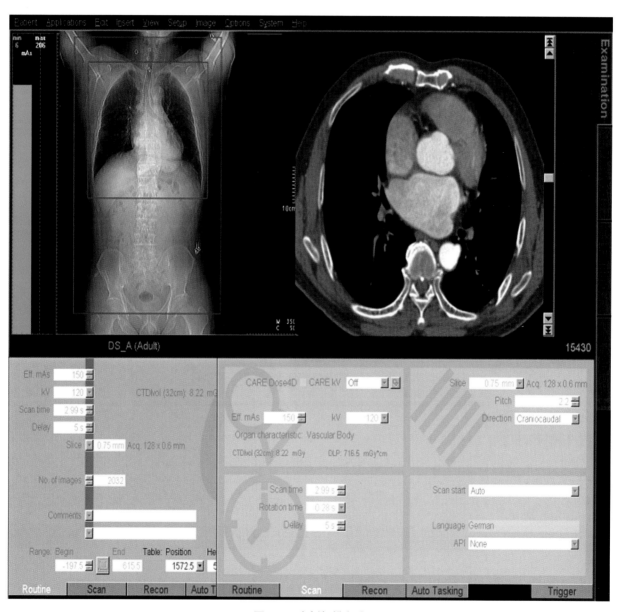

图 4-7　病例扫描方法

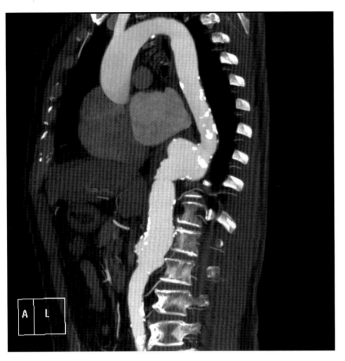

图 4-8　MIP 图显示降主动脉不同程度瘤样扩张及管壁钙化

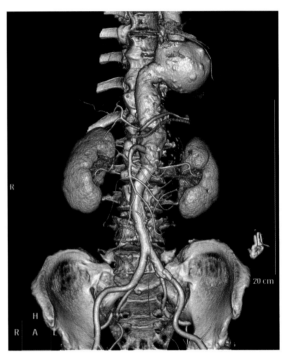

图 4-9　VR 图显示瘤体及扩张降主动脉的位置和范围

经验分享

　　真性动脉瘤瘤体过大的病例，需适当增加对比剂用量，腹部扫描延迟时间亦需后延 4 ～ 6 秒，以保证对比剂在瘤体内不形成涡流，灌注充分，清晰显示瘤体内是否存在血栓及准确测量瘤体大小。

主动脉假性动脉瘤

【扫描技术】

定位像：正位定位像，扫描范围包括第 5 颈椎至股骨头下缘。

对比剂应用：不同机器扫描时间不同，对比剂总量和流速不同，64 排 CT、256 排 iCT、双源 CT 对比剂应用方案各有差异。见下表，仅供参考。

	64 排 CT	256 排 iCT	双源 CT
对比剂总量 (ml)	80 ～ 120	50 ～ 70	80 ～ 100
对比剂流速 (ml/s)	3.5 ～ 4.0	3.5 ～ 4.5	4.0 ～ 4.5
生理盐水总量 (ml)	30 ～ 40	30 ～ 40	30 ～ 40
生理盐水流速 (ml/s)	3.0 ～ 3.5	3.5 ～ 4.0	3.5 ～ 4.0

　　扫描方法：扫描范围从胸廓入口至耻骨联合下缘，对比剂示踪法，将感兴趣区 ROI 设定在升主动脉，阈值（CT 值单位 HU）设置：64 排 CT 为 120HU、256 排 iCT 为 150HU、双源 CT 为 120HU（图 4-10），

延迟时间 4 秒，当达到设定阈值时，自动触发扫描，扫描时自由呼吸。64 排 CT 二期扫描，一期为回顾性心电门控扫描模式，二期血管成像扫描模式；256 排 iCT 一期扫描，回顾性心电门控扫描模式，全主动脉心电门控成像时间为 7 ~ 9 秒；双源 CT 二期扫描，一期回顾性心电门控，二期 Flash 血管成像扫描模式，清晰显示主动脉假性动脉瘤发生部位、破口大小、管壁的不规则增厚、钙化或瘤体内附壁血栓。扫描参数见下表，仅供参考。

	64 排 CT	256 排 iCT	双源 CT
管电压（kV）	100 ~ 120	100 ~ 120	100 ~ 120
管电流（mAs）	自动	自动	自动
扫描模式	一期回顾性心电门控 二期螺旋扫描	回顾性心电门控	一期回顾性心电门控 二期 Flash
探测器宽度	64×0.625/64×0.75	128×0.625	64×0.6
采集层厚（mm）	0.67 ~ 0.75	0.67	0.75
层间距（mm）	0.4	0.4	0.4
滤过算法	标准 / 血管	标准	血管
旋转时间 (s)	0.5	0.27	0.28
扫描方向	一期足→头 二期头→足	头→足	一期足→头 二期头→足
扫描范围	一期从心底至主动脉弓 二期从第 5 颈椎至耻骨联合下缘	第 5 颈椎至耻骨联合下缘	一期从心底至主动脉弓 二期从第 5 颈椎至耻骨联合下缘

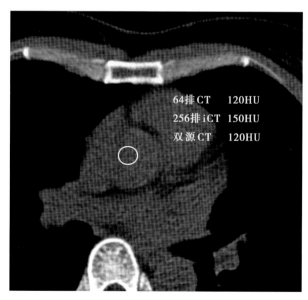

64 排 CT　　　120HU
256 排 iCT　　150HU
双源 CT　　　120HU

图 4-10　在主动脉根部设置感兴趣区触发阈值

时相重建： 心率 < 70 次 / 分，主动脉根部首选最佳舒张期时相重建，最佳重建时相以 75% 为中心的 70% ~ 80%R-R 间期；心率 > 70 次 / 分，主动脉根部首选收缩期时相重建，最佳重建时相以 40% 为中心的 38% ~ 55%R-R 期间内。

图像后处理：常用的重建方法有最大密度投影（MIP）、曲面重建（CPR）、容积再现（VR）等三维重建技术对瘤体及邻近血管进行重建。

【病例展示】

临床资料：女性，53岁，身高164cm，体重64kg，心率90次/分，血压139/94mmHg，高血压病史；临床考虑为"主动脉夹层？动脉瘤？"，遂行大血管CTA检查。

扫描方案：设备SOMATON Definishion Flash，患者意识清楚，嘱患者自由呼吸，对比剂为欧乃派克350，二期注射，第一期对比剂总量90ml，流速4.0ml/s，第二期生理盐水35ml，流速3.5ml/s，采用对比剂示踪法（图4-11），感兴趣区ROI设定在升主动脉根部，阈值120HU。两期扫描，第一期扫描范围从主动脉弓至心底，足－头方向，回顾性心电门控扫描模式，管电压120kV，管电流自动毫安调节，延迟时间4秒，扫描时间7秒，层厚0.75mm，层间距0.4mm；第二期扫描范围从胸廓入口至耻骨联合下缘，头－足方向，Flash扫描模式，管电压100kV，管电流自动毫安调节，延迟时间5秒，扫描时间2.21秒，层厚0.75mm，层间距0.4mm；血管标准算法，后处理重建显示主动脉弓降移行部管腔明显扩张，管径约60.2mm，邻近左右肺动脉近段轻度受压，扩张血管长约62mm（图4-12～图4-15）。

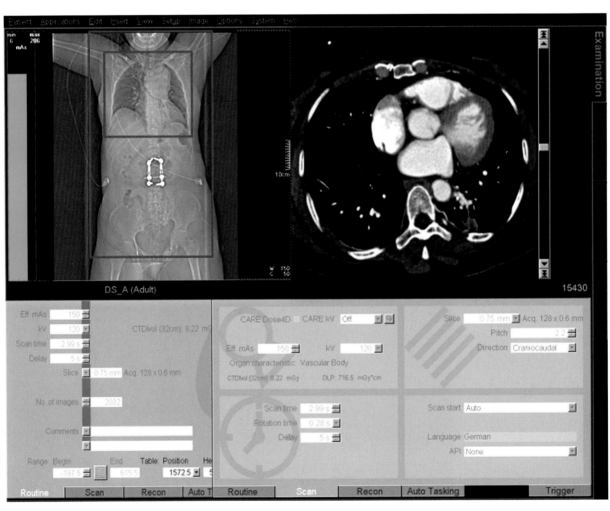

图4-11　病例扫描方法

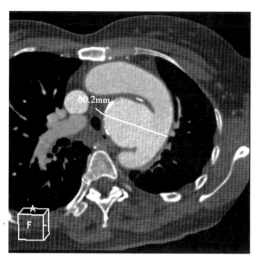

图 4-12　MIP 图显示主动脉弓降移行部管腔小弯侧显著瘤样凸出

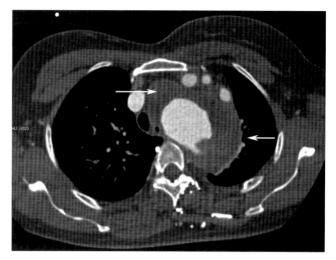

图 4-13　MIP 图显示主动脉弓附壁血栓

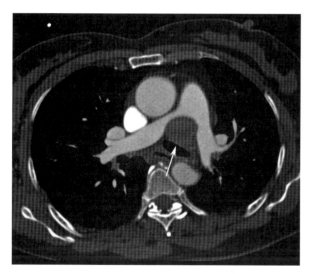

图 4-14　MIP 图显示邻近左右肺动脉近段轻度受压

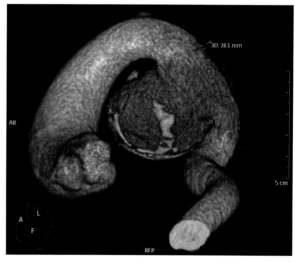

图 4-15　VR 图显示假性动脉瘤

主动脉假性动脉瘤

大 动 脉 炎

【扫描技术】

定位像： 正位定位像，扫描范围包括第 4 颈椎至股骨中段。

对比剂应用： 不同机器扫描时间不同，对比剂总量和流速不同，64 排 CT、256 排 iCT、双源 CT 对比剂应用方案各有差异。见下表，仅供参考。

	64 排 CT	256 排 iCT	双源 CT
对比剂总量 (ml)	80 ~ 120	55 ~ 75	85 ~ 110
对比剂流速 (ml/s)	3.5 ~ 4.0	3.5 ~ 4.5	4.0 ~ 4.5
生理盐水总量 (ml)	30 ~ 40	30 ~ 40	30 ~ 40
生理盐水流速 (ml/s)	3.0 ~ 3.5	3.5 ~ 4.0	3.5 ~ 4.0

扫描方法： 扫描范围从第 4 颈椎至股骨中段，对比剂示踪法，将感兴趣区 ROI 设定在升主动脉，阈值（CT 值单位 HU）设置：64 排 CT 为 120HU、256 排 iCT 为 150HU、双源 CT 为 120HU（图 4-16），延迟时间 4 秒，当达到设定阈值时，自动触发扫描，扫描时自由呼吸。64 排 CT 二期扫描，一期回顾性心电门控扫描模式，二期血管成像扫描模式；256 排 iCT 一期扫描，回顾性心电门控扫描模式，扫描全程范围心电门控成像时间为 8 ~ 10 秒；双源 CT 二期扫描，一期回顾性心电门控扫描模式，二期 Flash 血管成像扫描模式，清晰显示主动脉及各分支血管扩张、狭窄、褶曲、闭塞等形态变化。扫描参数见下表，仅供参考。

	64 排 CT	256 排 iCT	双源 CT
管电压（kV）	100 ~ 120	100 ~ 120	100 ~ 120
管电流（mAs）	自动	自动	自动
扫描模式	一期回顾性心电门控 二期螺旋扫描	回顾性心电门控	一期回顾性心电门控 二期 Flash
探测器宽度	64×0.625/64×0.75	128×0.625	64×0.6
采集层厚（mm）	0.67 ~ 0.75	0.67	0.75
层间距（mm）	0.4	0.4	0.4
滤过算法	标准 / 血管	标准	血管
旋转时间 (s)	0.5	0.27	0.28
扫描方向	一期足→头 二期头→足	头→足	一期足→头 二期头→足
扫描范围	一期从心底至主动脉弓 二期从第 4 颈椎至股骨中段	第 4 颈椎至股骨中段	一期从心底至主动脉弓 二期从第 4 颈椎至股骨中段

时相重建： 心率 < 70 次 / 分，主动脉根部首选最佳舒张期时相重建，最佳重建时相以 75% 为中心的 70% ~ 80%R-R 间期；心率 > 70 次 / 分，主动脉根部首选收缩期时相重建，最佳重建时相以 40% 为中心的 38%-55%R-R 间期内。

图像后处理： 常用的重建方法有最大密度投影（MIP）、曲面重建（CPR）、容积再现（VR）等三维重建技术对主动脉及其主要分支血管进行重建。

【病例展示】

临床资料：女性，29 岁，身高 162cm，体重53kg，心率 80 次 / 分，血压 120/60mmHg，否认高血压、肝炎、结核等病史，家族史无特殊；因"胸痛心肌炎？冠心病主动脉瓣轻 – 中度关闭不全"入院。颈部超声提示"双侧颈动脉内膜增厚，大面积斑块形成并局限性狭窄"，遂行大血管 CTA。

扫描方案：设备 SOMATON Definishion Flash，患者意识清楚，无其他不良反应，嘱患者自由呼吸；对比剂为欧乃派克 350，二期注射，第一期对比剂总量 75ml，流速 3.8ml/s，第二期生理盐水 30ml，流速 3.0ml/s；采用对比剂示踪法（图 4-17），感兴趣区 ROI 设定在升主动脉根部，阈值 120HU。两期扫描，第一期扫描范围从主动脉弓至心底，足 –

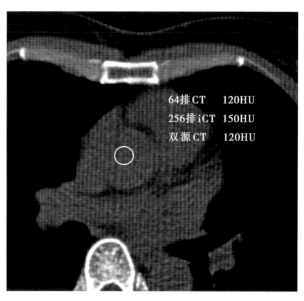

64排CT　　　120HU
256排iCT　150HU
双源CT　　　120HU

图 4-16　在主动脉根部设置感兴趣区触发阈值

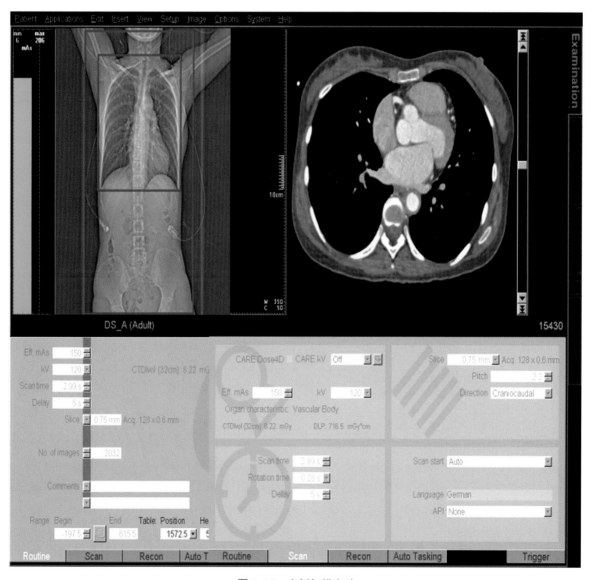

图 4-17　病例扫描方法

头方向，回顾性心电门控扫描模式，管电压100kV，管电流自动毫安调节，延迟时间4秒，扫描时间7秒，层厚0.75mm，层间距0.4mm；第二期扫描范围从第4颈椎至股骨中段，头 – 足方向，Flash扫描模式，管电压100kV，管电流自动毫安调节，延迟时间6秒，扫描时间2.04秒，层厚0.75mm，层间距0.4mm；血管标准算法，后处理重建显示左颈总动脉，左锁骨下动脉局限性狭窄（图4-18 ~ 图4-20）。

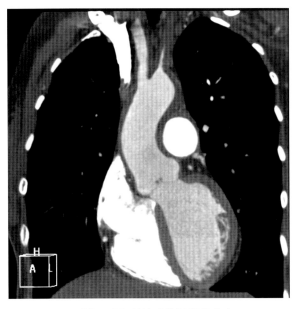

图4-18　MIP图显示左颈总动脉局限性狭窄

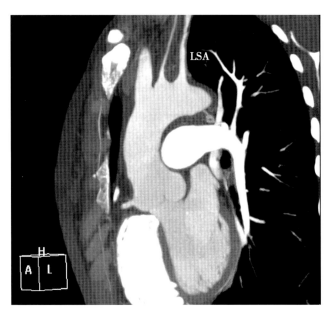

图4-19　MIP图显示左颈总动脉及左锁骨下动脉局限性狭窄

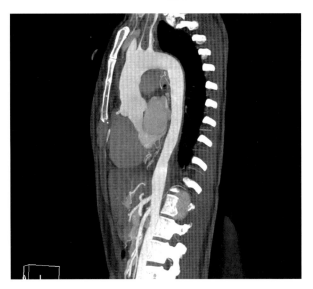

图4-20　MIP图显示降主动脉同时受累

经验分享

　　大动脉炎患者扫描范围延伸至头部和足部，清晰显示头臂动脉及下肢血管受累程度及范围，以免遗漏的受累血管。大动脉炎伴上肢无脉患者可将患侧前臂紧贴躯干，了解肱动脉侧支供血情况。如怀疑病灶位于细小动脉，则提高对比剂剂量及注射流速，同时采用更薄的参数进行重建，提高细小血管的显示率。

马方综合征

【扫描技术】

定位像：正位定位像，扫描范围包括第 5 颈椎至耻骨联合下缘。

对比剂应用：不同机器扫描时间不同，对比剂总量和流速不同，64 排 CT、256 排 iCT、双源 CT 对比剂应用方案各有差异。见下表，仅供参考。

	64 排 CT	256 排 iCT	双源 CT
对比剂总量 (ml)	80 ~ 120	50 ~ 70	80 ~ 100
对比剂流速 (ml/s)	3.5 ~ 4.0	3.5 ~ 4.5	4.0 ~ 4.5
生理盐水总量 (ml)	30 ~ 40	30 ~ 40	30 ~ 40
生理盐水流速 (ml/s)	3.0 ~ 3.5	3.5 ~ 4.0	3.5 ~ 4.0

扫描方法：扫描范围从第 5 颈椎至耻骨联合下缘，对比剂示踪法，将感兴趣区 ROI 设定在升主动脉，阈值（CT 值单位 HU）设置：64 排 CT 为 120HU、256 排 iCT 为 150HU、双源 CT 为 120HU（图 4-21），延迟时间 4 秒，当达到设定阈值时，自动触发扫描，扫描时自由呼吸。64 排 CT 二期扫描，一期回顾性心电门控扫描模式，二期血管成像扫描模式；256 排 iCT 一期扫描，回顾性心电门控模式，全主动脉心电门控成像时间为 7 ~ 9 秒；双源 CT 二期扫描，一期回顾性心电门控扫描模式，二期 Flash 血管成像扫描模式，清晰显示升主动脉"蒜头样"病理改变，升主动脉扩张位置、范围程度、测量，主动脉夹层真假腔及分支血管受累程度。扫描参数见下表，仅供参考。

	64 排 CT	256 排 iCT	双源 CT
管电压（kV）	100 ~ 120	100 ~ 120	100 ~ 120
管电流（mAs）	自动	自动	自动
扫描模式	一期回顾性心电门控 二期螺旋扫描	回顾性心电门控	一期回顾性心电门控 二期 Flash
探测器宽度	64 × 0.625/64 × 0.75	128 × 0.625	64 × 0.6
采集层厚（mm）	0.67 ~ 0.75	0.67	0.75
层间距（mm）	0.4	0.4	0.4
滤过算法	标准 / 血管	标准	血管
旋转时间 (s)	0.5	0.27	0.28
扫描方向	一期足→头 二期头→足	头→足	一期足→头 二期头→足
扫描范围	一期从心底至主动脉弓 二期从第 5 颈椎至耻骨联合下缘	第 5 颈椎至耻骨联合下缘	一期从心底至主动脉弓 二期从第 5 颈椎至耻骨联合下缘

时相重建：心率 < 70 次 / 分，主动脉根部首选最佳舒张期时相重建，最佳重建时相以 75% 为中心的 70% ~ 80%R-R 间期；心率 > 70 次 / 分，主动脉根部首选收缩期时相重建，最佳重建时相以 40% 为中心的 38%-55%R-R 期间内。

图像后处理： 常用的重建方法有最大密度投影（MIP）、曲面重建（CPR）、容积再现（VR）等三维重建技术对主动脉根部及夹层破口进行重建。

【病例展示】

临床资料： 男性，24 岁，身高 182cm，体重 58kg，心率 70 次 / 分，血压 156/86mmHg，马方综合征家族史；因"平素剧烈运动后出现心慌、喘气"来院诊治，超声心动图示：主动脉窦部瘤样扩张，主动脉重度关闭不全，遂行大血管 CTA 检查。

扫描方案： 设备 SOMATON Definishion Flash，患者意识清楚，嘱患者自由呼吸后屏气，避免因呼吸产生运动伪影；对比剂为欧乃派克 350，二期注射，第一期对比剂总量 95ml，流速 4.0ml/s，第二期生理盐水 30ml，流速 3.5ml/s，采用对比剂示踪法（图 4-22），感兴趣区 ROI 设定在升主动脉根部，阈值 120HU。两期扫描，第一期扫描范围从主动脉弓至心底，足 - 头方向，回顾性心电门控技术扫描模

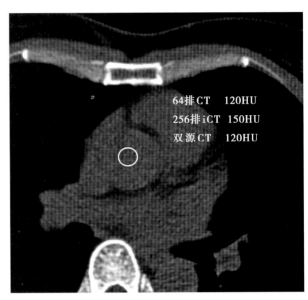

图 4-21　在主动脉根部设置感兴趣区触发阈值

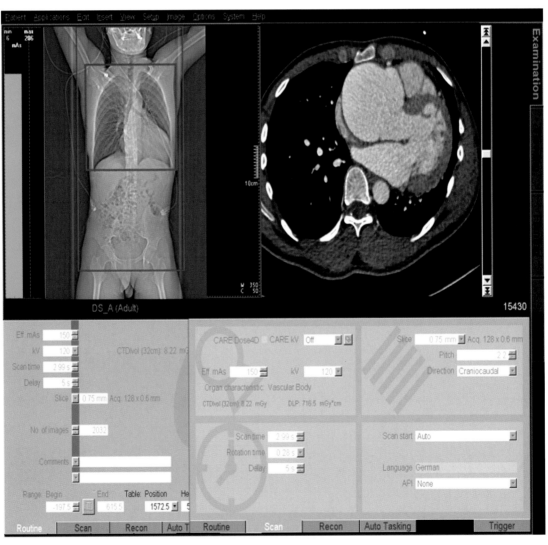

图 4-22　病例扫描方法

式，管电压100kV，管电流自动毫安调节，延迟时间4秒，扫描时间9秒，层厚0.75mm，层间距0.4mm；第二期扫描范围从第5颈椎至耻骨联合下缘，头－足方向，Flash扫描模式，管电压100kV，管电流自动毫安调节，延迟时间6秒，扫描时间2.31秒，层厚0.75mm，层间距0.4mm；血管标准算法，后处理重建显示升主动脉窦部瘤样扩张，呈"蒜头样"改变，直径约90mm，无主动脉夹层（图4-23～图4-25）。

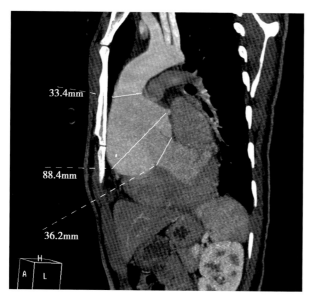

图4-23　MIP图显示升主动脉窦部瘤样扩张，呈"蒜头样"改变

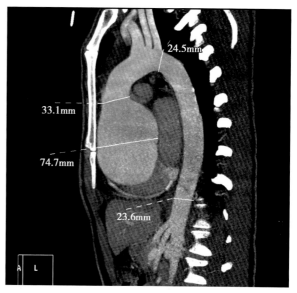

图4-24　MIP图显示主动脉根部扩张，但未形成夹层动脉瘤

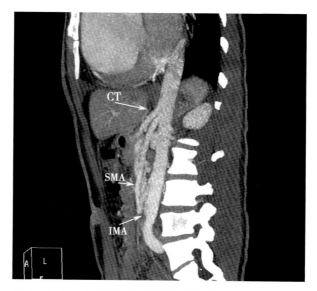

图4-25　MIP图显示腹主动脉及其主要分支正常

经验分享

　　主动脉根部瘤样扩张是马方综合征特征性改变，且主动脉瓣常常受累，使用心电门控扫描技术，避免主动脉根部因心脏搏动而产生的伪影，清晰显示主动脉瓣及准确测量主动脉根部扩张管腔的大小。

主动脉病变术后

【扫描技术】

定位像：正位定位像，扫描范围包括第 5 颈椎至耻骨联合下缘。

对比剂应用：不同机器扫描时间不同，对比剂总量和流速不同，64 排 CT、256 排 iCT、双源 CT 对比剂应用方案各有差异。见下表，仅供参考。

	64 排 CT	256 排 iCT	双源 CT
对比剂总量 (ml)	80 ~ 120	50 ~ 70	80 ~ 90
对比剂流速 (ml/s)	3.5 ~ 4.0	4.0 ~ 4.5	4.0 ~ 4.5
生理盐水总量 (ml)	30 ~ 40	30 ~ 40	30 ~ 40
生理盐水流速 (ml/s)	3.0 ~ 3.5	3.5 ~ 4.0	3.5 ~ 4.0

扫描方法：扫描范围从第 5 颈椎至耻骨联合下缘，对比剂示踪法，将感兴趣区 ROI 设定在升主动脉，阈值（CT 值单位 HU）设置：64 排 CT 为 120HU、256 排 iCT 为 150HU、双源 CT 为 120HU（图 4-26），延迟时间 6 秒，当达到设定阈值时，自动触发扫描，扫描时自由呼吸。64 排 CT 二期扫描，一期回顾性心电门控扫描模式，二期血管成像扫描模式；256 排 iCT 一期扫描，回顾性心电门控扫描模式，全主动脉心电门控成像时间为 7 ~ 9 秒；双源 CT 二期扫描，一期回顾性心电门控，二期 Flash 血管成像扫描模式，清晰显示腔内支架放置位置，旁路血管的情况，假腔的机化及腹腔主要动脉的情况。扫描参数见下表，仅供参考。

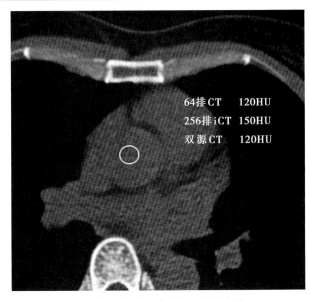

64排 CT　　　120HU
256排 iCT　 150HU
双源 CT　　　120HU

图 4-26　在主动脉根部设置感兴趣区触发阈值

	64 排 CT	256 排 iCT	双源 CT
管电压（kV）	100 ~ 120	100 ~ 120	100 ~ 120
管电流（mAs）	自动	自动	自动
扫描模式	一期回顾性心电门控 二期螺旋扫描	回顾性心电门控	一期回顾性心电门控 二期 Flash
探测器宽度	64×0.625/64×0.75	128×0.625	64×0.6
采集层厚（mm）	0.67 ~ 0.75	0.67	0.75
层间距（mm）	0.4	0.4	0.4
滤过算法	标准 / 血管	标准	血管
旋转时间 (s)	0.5	0.27	0.28

	64 排 CT	256 排 iCT	双源 CT
扫描方向	一期足→头 二期头→足	头→足	一期足→头 二期头→足
扫描范围	一期从心底至主动脉弓 二期从第 5 颈椎至耻骨联合 下缘	第 5 颈椎至耻骨联合下缘	一期从心底至主动脉弓 二期从第 5 颈椎至耻骨联合 下缘

时相重建：心率 < 70 次 / 分，主动脉根部首选最佳舒张期时相重建，最佳重建时相以 75% 为中心的 70% ~ 80%R–R 间期；心率 > 70 次 / 分，主动脉根部首选收缩期时相重建，最佳重建时相以 40% 为中心的 38% ~ 55%R–R 期间内。

图像后处理：常用的重建方法有最大密度投影（MIP）、曲面重建（CPR）、容积再现（VR）等三维重建技术对支架及支架邻近血管进行重建。

【病例展示】

临床资料：男性，64 岁，身高 174cm，体重 61kg，心率 79 次 / 分，血压 137/76mmHg，大血管术后（主动脉窦部成形 + 升主动脉置换 + 全弓置换 + 象鼻支架术）；术后恢复良好，近一年日常生活体力活动不受限；饮食、睡眠尚可，遂行大血管 CTA 复查。

扫描方案：患者门诊复查；设备 SOMATON Definishion Flash，对比剂为欧乃派克 350，二期注射，第一期对比剂总量 80ml，流速 4.0ml/s，第二期生理盐水 35ml，流速 3.5ml/s，采用对比剂示踪法（图 4–27），

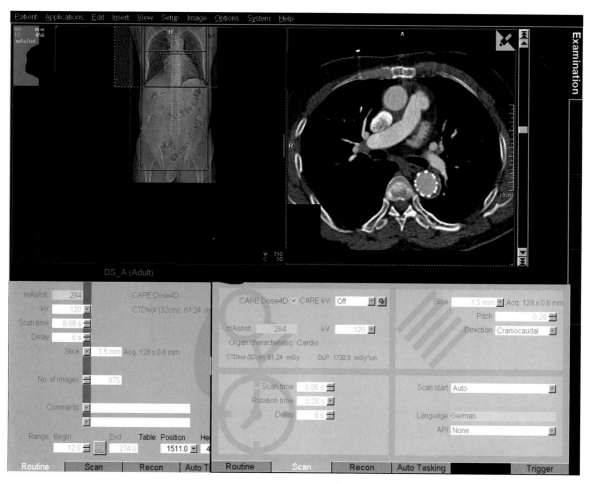

图 4-27　病例扫描方法

感兴趣区 ROI 设定在升主动脉根部，阈值 120HU。两期扫描，第一期扫描范围从主动脉弓至心底，足 - 头方向，使用回顾性心电门控技术扫描模式，管电压 120kV，管电流自动毫安调节，延迟时间 6 秒，扫描时间 9 秒，层厚 0.75mm，层间距 0.4mm；第二期扫描范围从第 5 颈椎至耻骨联合下缘，头 - 足方向，Flash 扫描模式，管电压 100kV，管电流自动毫安调节，延迟时间 6 秒，扫描时间 2.19 秒，层厚 0.75mm，层间距 0.4mm；血管标准算法，后处理重建显示主动脉支架术后，支架放置位置，与邻近血管关系，有无内漏情况发生（图 4-28 ~ 图 4-30）。

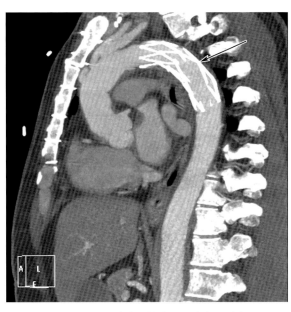

图 4-28　MIP 图升主动脉置换术后，支架形态好

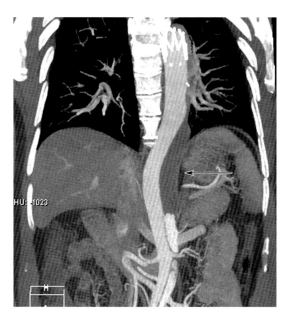

图 4-29　MIP 图显示降主动脉内血栓形成

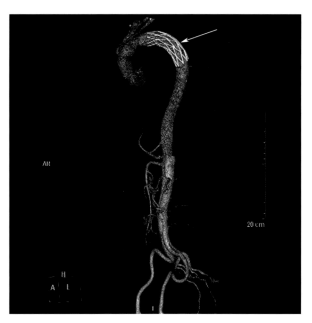

图 4-30　VR 图清晰显示支架位置、范围及主动脉各分支血管

　　主动脉血管腔内放置支架术后，在扫描完成时，如发现存在支架内漏可能，将相应增加一期扫描，延时时间为 10 ~ 20 秒，明确内漏的部位、大小、累及范围，有助于外科治疗方案的选择。

胸痛三联症

【扫描技术】

定位像： 正位定位像，扫描范围包括第 5 颈椎至耻骨联合下缘。

对比剂应用： 不同机器扫描时间不同，对比剂总量和流速不同，64 排 CT、256 排 iCT、双源 CT 对比剂应用方案各有差异。见下表，仅供参考。

	64 排 CT	256 排 iCT	双源 CT
对比剂总量 (ml)	100 ~ 140	65 ~ 85	90 ~ 110
对比剂流速 (ml/s)	3.5 ~ 4.0	4.0 ~ 4.5	4.0 ~ 4.5
生理盐水总量 (ml)	30 ~ 40	30 ~ 40	30 ~ 40
生理盐水流速 (ml/s)	3.0 ~ 3.5	3.5 ~ 4.0	3.5 ~ 4.0

扫描方法： 扫描范围从第 5 颈椎至耻骨联合下缘，对比剂示踪法，64 排 CT 及 256 排 iCT 将感兴趣区 ROI 设定在升主动脉，双源 CT 将感兴趣区 ROI 设定在肺动脉主干，阈值（CT 值单位 HU）64 排及 256 排 iCT 分别为 80HU、100HU，双源 CT 为 70HU（图 4-31），后 64 排 CT 及 256 排 iCT 延迟时间 5 秒，达到触发阈值，自动触发扫描；双源 CT 延迟时间 4 秒，当达到设定阈值时，自动触发扫描，扫描时自由呼吸。64 排 CT 二期扫描，一期回顾性心电门控扫描模式，二期血管成像扫描模式，第一期扫描兼顾肺动脉、冠状动脉及升主动脉成像；256 排 iCT 一期扫描，回顾性心电门控扫描模式，全程主动脉心电门控成像时间为 7 ~ 9 秒，一期扫描兼顾肺动脉、冠状动脉及全程主动脉；双源 CT 三期扫描，一期 Flash 血管成像扫描模式，肺动脉成像，二期回顾性心电门控扫描模式，冠状动脉及升主动脉成像，三期 Flash 血管成像扫描模式，全程主动脉成像，通过对靶血管重建清晰显示肺动脉主干及分支、冠状动脉、主动脉及其分支的情况。扫描参数见下表，仅供参考。

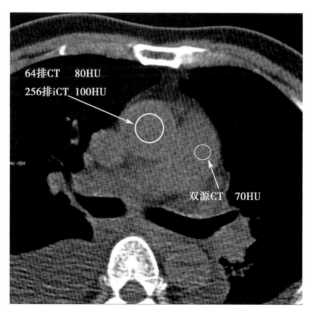

图 4-31 在主动脉根部或肺动脉主干设置感兴趣区触发阈值

	64 排 CT	256 排 iCT	双源 CT
管电压（kV）	100 ~ 120	100 ~ 120	100 ~ 120
管电流（mAs）	自动	自动	自动
扫描模式	一期回顾性心电门控 二期螺旋扫描	回顾性心电门控	一期 Flash 二期回顾性心电门控 三期 Flash
探测器宽度	64×0.625/64×0.75	128×0.625	64×0.6
采集层厚（mm）	0.67 ~ 0.75	0.67	0.75
层间距（mm）	0.4	0.4	0.4
滤过算法	标准 / 血管	标准	血管
旋转时间 (s)	0.5	0.27	0.28
扫描方向	一期足→头 二期头→足	头→足	一期足→头 二期头→足 三期头→足
扫描范围	一期从心底至主动脉弓 二期从第 5 颈椎至耻骨联合下缘	第 5 颈椎至耻骨联合下缘	一期从心底至主动脉弓 二期从主动脉弓至心底 三期从第 5 颈椎至耻骨联合下缘

时相重建：心率 < 70 次 / 分，冠状动脉及主动脉根部首选最佳舒张期时相重建，最佳重建时相以 75% 为中心的 70% ~ 80%R-R 间期；心率 > 70 次 / 分，冠状动脉及主动脉根部首选收缩期时相重建，最佳重建时相在 38% ~ 55%R-R 期间内。

图像后处理：常用的重建方法有最大密度投影（MIP）、曲面重建（CPR）、容积再现（VR）等三维重建技术对各靶血管进行重建。

【病例展示】

临床资料：男性，63 岁，身高 174cm，体重 62kg，心率 72 次 / 分，血压 107/87mmHg，否认心血管病史；因"间断咳嗽、呼吸不畅 2 个月余，胸背部疼痛 5 天"入院。

扫描方案：设备 SOMATON Definishion Flash，患者意识清楚，但胸背部疼痛难忍，嘱患者自由呼吸，避免异常情况的发生；对比剂为欧乃派克 350，二期注射，第一期对比剂总量 100ml，流速 4.0ml/s，第二期生理盐水 30ml，流速 3.5ml/s，采用对比剂示踪法（图 4-32），感兴趣区 ROI 设定在主肺动脉，阈值 70HU。三期扫描，第一期扫描范围从胸廓入口至膈面水平，足 - 头方向，Flash 扫描模式，管电压 100kV，管电流自动毫安调节，延迟时间 4 秒，扫描时间 2 秒；第二期扫描范围从主动脉弓至心底，头 - 足方向，使用回顾性心电门控技术扫描模式，管电压 120kV，管电流自动毫安调节，延迟时间 4 秒，扫描时间 8 秒，层厚 0.75mm，层间距 0.4mm；第三期扫描范围从第 5 颈椎至耻骨联合下缘，头 - 足方向，使用 Flash 扫描模式，管电压 100kV，管电流自动毫安调节，延迟时间 6 秒，扫描时间 2.19 秒，层厚 0.75mm，层间距 0.4mm；血管标准算法，后处理重建显示双侧肺动脉、冠状动脉、主动脉全程及各分支血管（图 4-33 ~ 图 4-38）。

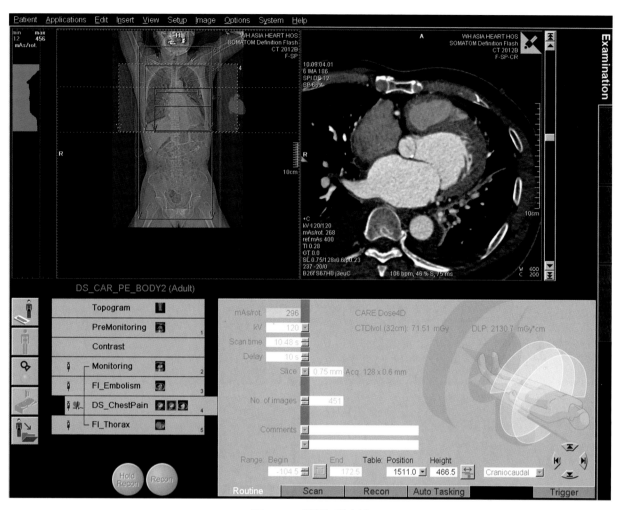

图 4-32　病例扫描方法

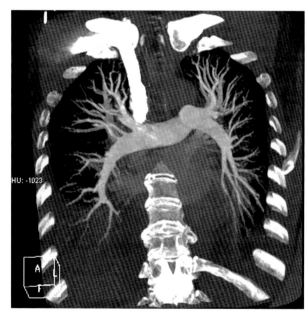

图 4-33　MIP 图显示双侧肺动脉各节段

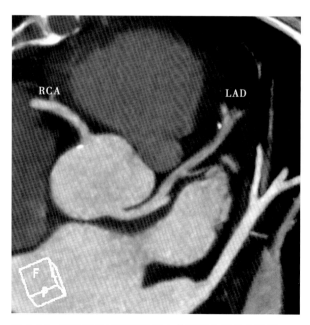

图 4-34　MIP 图显示冠状动脉左主干及右冠状动脉开口

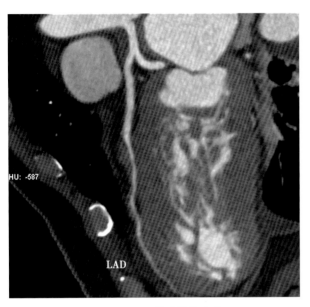

图 4-35　MPR 图清晰显示冠状动脉前降支

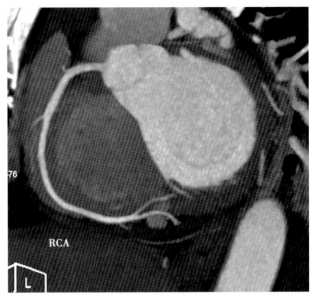

图 4-36　MIP 图清晰显示右冠状动脉

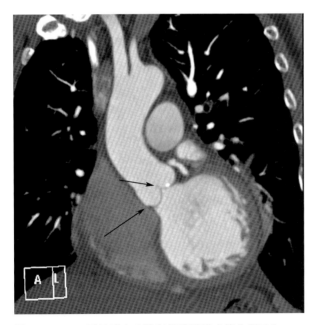

图 4-37　MIP 图显示主动脉窦部及瓣膜（箭头所示）

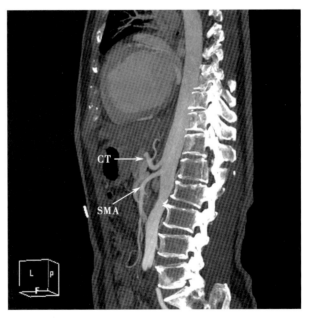

图 4-38　MIP 图显示腹主动脉主要分支腹腔干及肠系膜上动脉

　　胸痛三联症 CTA 检查需要同时兼顾肺动脉、冠状动脉和主动脉成像，扫描时间相对过长，相比单纯全主动脉 CTA 扫描，适当降低对比剂流速及增加对比剂总量，保证远端血管充盈良好，但要避免上腔静脉内高浓度对比剂产生的伪影，可采取对比剂和生理盐水分次团注的方法；对于不能屏气配合且心率 ≤ 65 次 / 分的患者，在自由呼吸状态下，一次 Flash 模式完成扫描；心率 ≥ 70 次 / 分的患者，64 排 CT 对于冠状动脉的显示有所欠缺。

胸痛三联症

肺血管 CT 扫描技术

肺血管 CT 成像可直观显示肺动脉及主要分支的血管影像，了解其形态及与周围器官组织的解剖关系。不同的病变可表现为肺动脉及分支管腔扩张、狭窄、褶曲、闭塞、中断等形态变化，通过容积扫描后的数据进行图像后处理，使病灶和病变得以最佳显示，提高病变的检出率。随着 CT 的时间和空间分辨率的提高，扫描达到更短的扫描时间，更有效的对比剂注射方案的应用，肺动脉 CTA 对肺栓塞能早期检出，较好地显示亚段肺动脉、肺实质及气道的信息，明确病灶的位置、大小及供血动脉的数目、直径，为临床选择治疗方案提供帮助。心房纤颤是最常见的心律失常，其发病机制尚不明确，近年来，经导管射频消融术广泛应用于心房纤颤的治疗，手术成功率依赖于术前对远段肺静脉和左房后部三维解剖的全面了解。肺静脉 CTV 能清晰显示左心房容积，肺静脉分支的数目、位置、成角情况，同时还可排除左心耳血栓的存在，为射频消融术的术前定位和术后复查提供了丰富的信息，肺静脉 CTV 已成为经导管射频消融术术前与术后不可缺少的一部分。

肺 动 脉

肺动脉 CTA 检查采用对比剂示踪法，CTA 扫描包括四个步骤：①正位定位像：见图 5-1；②选择兴趣区层面，设定兴趣区 ROI 阈值；③兴趣区层面跟踪扫描；④肺动脉 CTA 扫描。

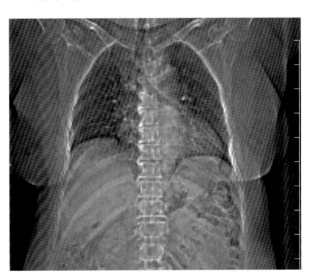

图 5-1 定位像扫描范围

1. 肺动脉栓塞

【扫描技术】

定位像：正位定位像，扫描范围包括胸廓入口至肋膈角水平。

对比剂应用：不同机器扫描时间不同，对比剂总量和流速不同，64 排 CT、256 排 iCT、双源 CT 对比剂应用方案各有差异。见下表，仅供参考。

	64 排 CT	256 排 iCT	双源 CT
对比剂总量 (ml)	55 ~ 60	40 ~ 55	45 ~ 55
对比剂流速 (ml/s)	3.5 ~ 4.0	3.5 ~ 4.0	3.5 ~ 4.0
生理盐水总量 (ml)	30 ~ 35	30 ~ 35	30 ~ 35
生理盐水流速 (ml/s)	3.0 ~ 3.5	3.0 ~ 3.5	3.0 ~ 3.5

扫描方法： 扫描范围从胸廓入口至肋膈角水平，对比剂示踪法，将感兴趣区 ROI 设定在主肺动脉，阈值（CT 值单位 HU）设置：64 排 CT 为 100HU、256 排 iCT 为 70HU、双源 CT 为 100HU（图 5-2），延迟时间 2 秒，当达到设定阈值时，自动触发扫描，扫描时自由呼吸。二期扫描，64 排 CT 及 256 排 iCT 螺旋扫描，双源 CTFlash 模式扫描。扫描参数见下表，仅供参考。

	64 排 CT	256 排 iCT	双源 CT
管电压（kV）	100 ~ 120	100 ~ 120	100 ~ 120
管电流（mAs）	自动	自动	自动
扫描模式	二期螺旋扫描	二期螺旋扫描	二期 Flash
探测器宽度	64 × 0.625/64 × 0.75	128 × 0.625	64 × 0.6
采集层厚（mm）	1.4	1.0	0.75
层间距（mm）	0.7	0.5	0.4
滤过算法	标准	标准	血管
旋转时间 (s)	0.4	0.4	0.28
扫描方向	一期头→足	一期头→足	一期头→足
	二期足→头	二期足→头	二期足→头
扫描范围	从胸廓入口至肋膈角水平	从胸廓入口至肋膈角水平	从胸廓入口至肋膈角水平

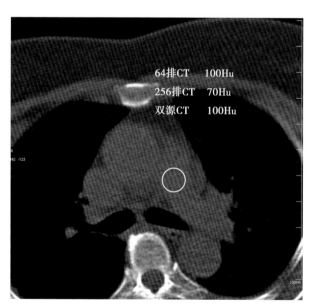

图 5-2　在主肺动脉干设置感兴趣区触发阈值

图像后处理： 常用的重建方法有最大密度投影（MIP）、曲面重建（CPR）、容积再现（VR）等三维重建技术对血管及血栓进行重建。

【病例展示】

临床资料： 女性，55 岁，身高 155cm，体重 66kg，心率 88 次 / 分，血压 145/90mmHg，高血脂病史；

因"突感胸部不适，疼痛位于胸骨下段后方，呈压迫样痛"入院。

扫描方案：设备 SOMATON Definishion Flash，患者意识清楚，诉胸骨下端后方呈压迫样痛，嘱患者自由呼吸，避免异常情况的发生；对比剂为欧乃派克 350，二期注射，第一期对比剂总量 50ml，流速 3.7ml/s，第二期生理盐水 30ml，流速 3.0ml/s，采用对比剂示踪法（图 5-3），感兴趣区 ROI 设定在主肺动脉干，阈值 100HU。两期 Flash 扫描，第一期扫描范围从胸廓入口至肋膈角水平，头 – 足，管电压 120kV，管电流自动毫安调节，延迟时间 4 秒，扫描时间 2 秒，层厚 0.75mm，层间距 0.4mm；第二期扫描范围从肋膈角水平至胸廓入口，足 – 头方向，管电压 120kV，管电流自动毫安调节，延迟时间 2 秒，扫描时间 2 秒，层厚 0.75mm，层间距 0.4mm；血管标准算法，后处理重建显示左右肺动脉及各级血管内血栓形成（图 5-4 ~ 图 5-6）。

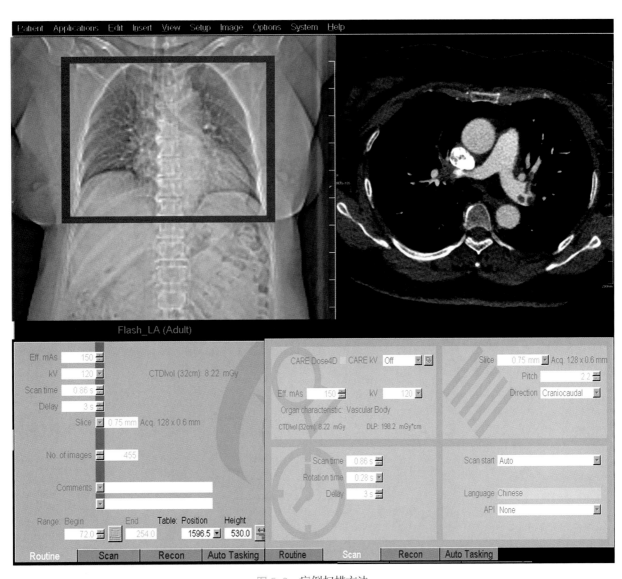

图 5-3　病例扫描方法

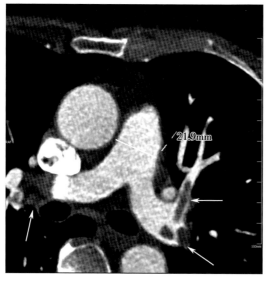

图 5-4　MIP 图箭头所示右肺动脉干、左肺动脉干及分支内血栓

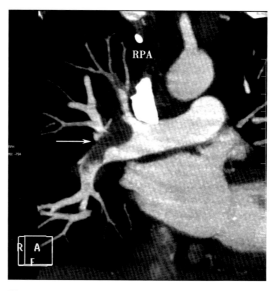

图 5-5　MIP 图显示右肺动脉内血栓

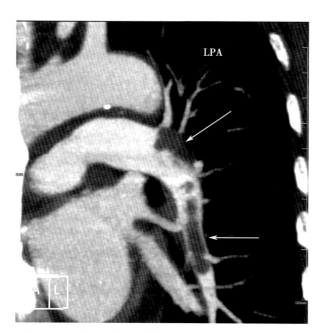

图 5-6　MIP 图显示左肺动脉内血栓

经验分享

　　64 排 CT 扫描整个胸腔需要 7 ～ 9 秒，嘱患者屏气后扫描对外侧段动脉显示更清晰；后 64 排 CT 扫描速度快，扫描整个胸腔只需 2 ～ 3 秒，因此后 64 排 CT 可以在患者无法屏气的状态下完成扫描。

2. 肺动脉高压

【扫描技术】

定位像： 正位定位像，扫描范围包括胸廓入口至肋膈角水平。

对比剂应用： 不同机器扫描时间不同，对比剂总量和流速不同，64 排 CT、256 排 iCT、双源 CT 对比剂应用方案各有差异。见下表，仅供参考。

	64 排 CT	256 排 iCT	双源 CT
对比剂总量 (ml)	55 ~ 60	40 ~ 55	45 ~ 55
对比剂流速 (ml/s)	3.5 ~ 4.0	3.5 ~ 4.0	3.5 ~ 4.0
生理盐水总量 (ml)	30 ~ 35	30 ~ 35	30 ~ 35
生理盐水流速 (ml/s)	3.0 ~ 3.5	3.0 ~ 3.5	3.0 ~ 3.5

扫描方法： 扫描范围从胸廓入口至肋膈角水平，对比剂示踪法，将感兴趣区 ROI 设定在主肺动脉，阈值（CT 值单位 HU）设置：64 排 CT 为 100HU、256 排 iCT70HU、双源 CT 为 100HU（图 5-7），延迟时间 2 ~ 3 秒，当达到设定阈值时，自动触发扫描，扫描时自然吸气下屏气扫描。二期扫描方式，回顾性心电门控扫描模式，以清晰显示右室流出道、肺动脉瓣结构及扩张肺动脉管径大小。扫描参数见下表，仅供参考。

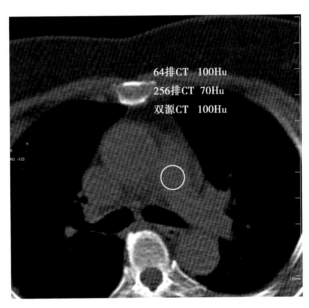

图 5-7　在主肺动脉干设置感兴趣区触发阈值

	64 排 CT	256 排 iCT	双源 CT
管电压（kV）	100 ~ 120	100 ~ 120	100 ~ 120
管电流（mAs）	自动	自动	自动
扫描模式	二期心电门控螺旋扫描	二期心电门控螺旋扫描	二期心电门控螺旋扫描
探测器宽度	64 × 0.625/64 × 0.75	128 × 0.625	64 × 0.6
采集层厚（mm）	1.4	1.0	0.75
层间距（mm）	0.7	0.5	0.4

	64 排 CT	256 排 iCT	双源 CT
滤过算法	标准	标准	血管
旋转时间 (s)	0.4	0.4	0.28
扫描方向	一期头→足 二期足→头	一期头→足 二期足→头	一期头→足 二期足→头
扫描范围	从胸廓入口至肋膈角水平	从胸廓入口至肋膈角水平	从胸廓入口至肋膈角水平

时相重建： 心率 < 70 次 / 分，主肺动脉瓣口首选最佳舒张期时相重建，最佳重建时相以 75% 为中心的 70% ~ 80%R-R 间期；心率 > 70 次 / 分，肺动脉瓣口首选收缩期时相重建，最佳重建时相以 40% 为中心的 38% ~ 55%R-R 期间内。

图像后处理： 常用的重建方法有最大密度投影（MIP）、曲面重建（CPR）、容积再现（VR）等三维重建技术对心内结构及心外血管进行重建。

【病例展示】

临床资料： 女性，31 岁，身高 163cm，体重 47kg，心率 82 次 / 分，血压 125/81mmHg，房间隔缺损，肺动脉高压病史，遂行肺动脉 CTA 检查。

扫描方案： 设备 Brilliance iCT，患者意识清楚，嘱患者自由呼吸后屏气扫描；对比剂为欧乃派克 350，二期注射，第一期对比剂总量 50ml，流速 3.7ml/s，第二期生理盐水 30ml，流速 3.0ml/s，采用对比剂示踪法（图 5-8、图 5-9），感兴趣区 ROI 设定在主肺动脉干，阈值 70HU。两期回顾性心电门控扫描模式，第一期扫描范围从胸廓入口至肋膈角水平，头 – 足，管电压 120kV，管电流自动毫安调节，触发延迟时间为 3 秒，扫描时间 4 秒，层厚 0.75mm，层间距 0.5mm；第二期扫描范围从肋膈角水平至胸廓入口，足 – 头方向，管电压 120kV，管电流自动毫安调节，延迟时间 5 秒，扫描时间 4 秒，层厚 0.75mm，层间距 0.5mm；血管标准算法，后处理重建显示左右主肺动脉扩张及血管内血栓形成（图 5-10 ~ 图 5-13）。

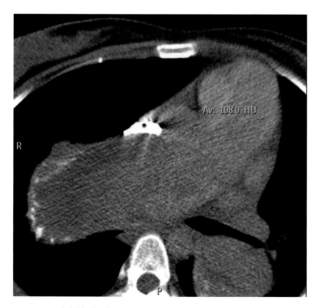

图 5-8　病例扫描方法

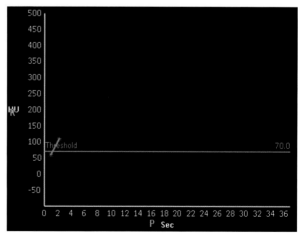

图 5-9　病例扫描方法

肺动脉

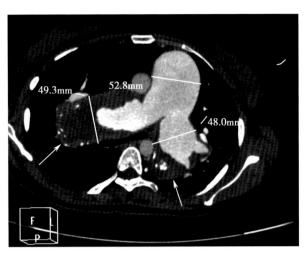

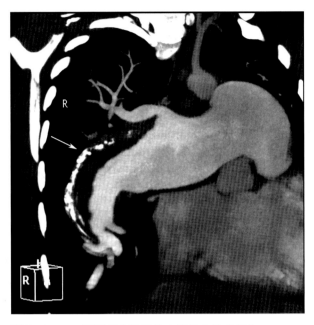

图 5-10　MIP 图像清晰显示肺动脉主干瘤样扩张箭头所示右肺动脉干、左肺动脉干内原位血栓

图 5-11　MIP 图显示右肺动脉内原位血栓并钙化

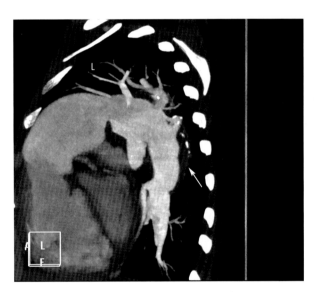

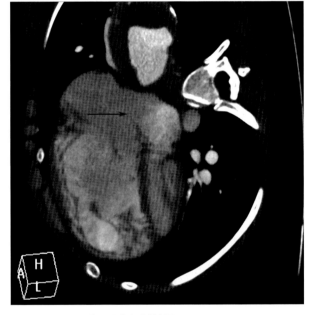

图 5-12　MIP 图显示左肺动脉内原位血栓并钙化

图 5-13　MIP 图显示房间隔缺损

经验分享

　　由于肺动脉高压或右心功能不全导致循环时间长，故采用双期心电门控螺旋扫描模式；特发性肺高压需通过排除有无心内或心外大动脉水平分流畸形、肺动脉炎、肺栓塞和引起肺动脉高压的一切继发病因，因此需使用心电门控扫描技术，使心内或心外大动脉显示得更加清晰。

3. 肺动静脉瘘

【扫描技术】

定位像： 正位定位像，扫描范围包括胸廓入口至肋膈角水平。

对比剂应用： 不同机器扫描时间不同，对比剂总量和流速不同，64 排 CT、256 排 iCT、双源 CT 对比剂应用方案各有差异。见下表，仅供参考。

	64 排 CT	256 排 iCT	双源 CT
对比剂总量 (ml)	55 ~ 60	40 ~ 55	45 ~ 55
对比剂流速 (ml/s)	3.5 ~ 4.0	3.5 ~ 4.0	3.5 ~ 4.0
生理盐水总量 (ml)	30 ~ 35	30 ~ 35	30 ~ 35
生理盐水流速 (ml/s)	3.0 ~ 3.5	3.0 ~ 3.5	3.0 ~ 3.5

扫描方法： 扫描范围从胸廓入口至肋膈角水平，对比剂示踪法，将感兴趣区 ROI 设定在主肺动脉，阈值（CT 值单位 HU）设置：64 排 CT 为 100HU、256 排 iCT 为 70HU、双源 CT 为 100HU（图 5-14），延迟时间 2 秒，当达到设定阈值时，自动触发扫描，扫描时自然吸气下屏气扫描。二期扫描，64 排 CT 及 256 排 iCT 螺旋扫描，双源 CT Flash 扫描模式。扫描参数见下表，仅供参考。

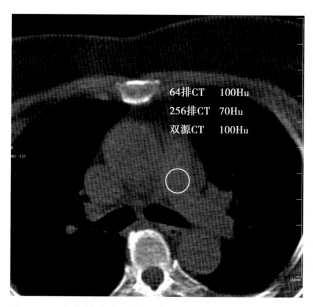

图 5-14　在主肺动脉干设置感兴趣区触发阈值

	64 排 CT	256 排 iCT	双源 CT
管电压（kV）	100 ~ 120	100 ~ 120	100 ~ 120
管电流（mAs）	自动	自动	自动
扫描模式	二期螺旋扫描	二期螺旋扫描	二期 Flash
探测器宽度	64×0.625/64×0.75	128×0.625	64×0.6
采集层厚（mm）	1.4	1.0	0.75
层间距（mm）	0.7	0.5	0.4

	64 排 CT	256 排 iCT	双源 CT
滤过算法	标准	标准	血管
旋转时间 (s)	0.4	0.4	0.28
扫描方向	一期 头→足	一期 头→足	一期 头→足
	二期 足→头	二期 足→头	二期 足→头
扫描范围	从胸廓入口至肋膈角水平	从胸廓入口至肋膈角水平	从胸廓入口至肋膈角水平

图像后处理：常用的重建方法有最大密度投影（MIP）、曲面重建（CPR）、容积再现（VR）等三维重建技术对供血动脉、引流静脉、迂曲扩张或呈瘤囊状的异常交通血管及其走行、病灶的大小及位置进行重建。

【病例展示】

临床资料：男性，50 岁，身高 178cm，体重 68kg，心率 72 次 / 分，血压 125/80mmHg；因"胸闷及剑突下阵发性胀痛"就诊，诊断："肺动脉栓塞？"，遂行肺动脉 CTA 检查。

扫描方案：设备 Brilliance iCT，患者意识清楚，嘱患者自由呼吸后屏气扫描；对比剂为欧乃派克 350，二期注射，第一期对比剂总量 50ml，流速 3.7ml/s，第二期生理盐水 30ml，流速 3.0ml/s，采用对比剂示踪法（图 5-15、图 5-16），感兴趣区 ROI 设定在主肺动脉干，阈值 70HU。两期螺旋扫描，第一期扫描范围从胸廓入口至肋膈角水平，头 – 足方向，管电压 120kV，管电流自动毫安调节，延迟时间 4 秒，扫描时间 3 秒，层厚 0.75mm，层间距 0.5mm；第二期扫描范围从肋膈角水平至胸廓入口，足 – 头方向，管电压 120kV，管电流自动毫安调节，延迟时间 5 秒，扫描时间 3 秒，层厚 0.75mm，层间距 0.5mm；血管标准算法，后处理重建显示右上肺动脉及右上肺静脉于升主动脉前方相通（图 5-17）。

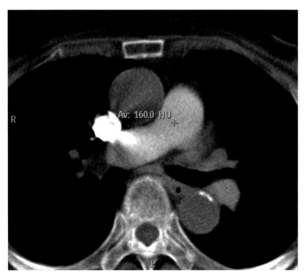

图 5-15　病例扫描方法

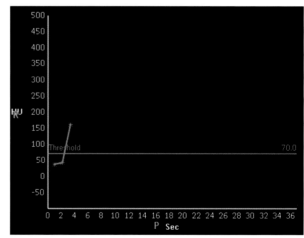

图 5-16　病例扫描方法

肺动脉

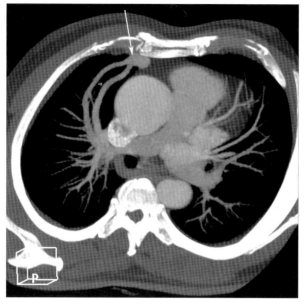

图 5-17　MIP图显示右上肺动脉与右上肺静脉在升主动脉前方相通

经验分享

　　肺动静脉瘘好发于两肺的下叶，瘘口多接近胸膜，在肺实质者少见，采用小准直和螺距进行扫描提高三维图像的质量，避免微小病灶的遗漏；动脉期扫描时，动脉密度与周围组织差距大，选择较薄层厚重建图像，提高空间分辨率，显示更纤细的末梢血管，选用重建层厚1mm，重建间隔0.5mm的重建参数对原始图像进行重建。

肺 静 脉

　　肺静脉CTV检查采用对比剂示踪法，CTV扫描包括四个步骤：①正位定位像：见图5-18；②选择兴趣区层面，设定兴趣区ROI阈值；③兴趣区层面跟踪扫描；④肺静脉CTV扫描。

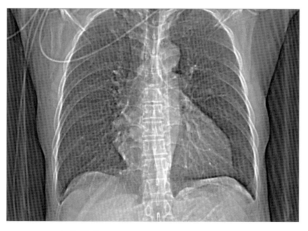

图 5-18　定位像范围

1. 房颤射频消融术前

【扫描技术】

定位像： 正位定位像，扫描范围包括胸廓入口至肋膈角水平。

对比剂应用： 不同机器扫描时间不同，对比剂总量和流速不同，64 排 CT、256 排 iCT、双源 CT 对比剂应用方案各有差异。见下表，仅供参考。

	64 排 CT	256 排 iCT	双源 CT
对比剂总量 (ml)	60 ~ 70	50 ~ 65	50 ~ 65
对比剂流速 (ml/s)	4.0 ~ 4.5	4.0 ~ 4.5	4.0 ~ 4.5
生理盐水总量 (ml)	30 ~ 35	30 ~ 35	30 ~ 35
生理盐水流速 (ml/s)	3.0 ~ 3.5	3.0 ~ 3.5	3.0 ~ 3.5

扫描方法： 扫描范围从气管分叉至心底膈面水平，包括整个心脏及肺静脉，对比剂示踪法，64 排 CT 将感兴趣区 ROI 设定在左心房，阈值（CT 值单位 HU）设置为 100HU，256 排 iCT 及双源 CT 将感兴趣区 ROI 设定在主动脉根部，阈值（CT 值单位 HU）分别设置：256 排 iCT 为 130HU、双源 CT 为 130HU（图 5-19），延迟时间 4 秒，当达到设定阈值时，自动触发扫描，扫描时自然吸气下屏气扫描，二期回顾性心电门控扫描模式。扫描参数见下表，仅供参考。

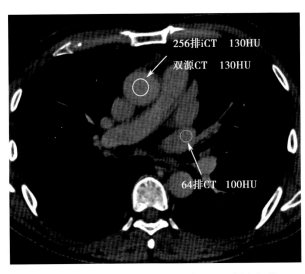

图 5-19　在升主动脉或左心房设置感兴趣区触发阈值

	64 排 CT	256 排 iCT	双源 CT
管电压（kV）	100 ~ 120	100 ~ 120	100 ~ 120
管电流（mAs）	自动	自动	自动
扫描模式	二期心电门控 螺旋扫描	二期心电门控 螺旋扫描	二期心电门控 螺旋扫描
探测器宽度	64×0.625/64×0.75	128×0.625	64×0.6
采集层厚（mm）	1.4	1.0	0.75
层间距（mm）	0.7	0.5	0.5
滤过算法	标准	标准	血管
旋转时间 (s)	0.4	0.27	0.28

肺静脉

	64 排 CT	256 排 iCT	双源 CT
扫描方向	二期头→足	二期头→足	二期头→足
扫描范围	一期从气管分叉至心底膈面水平，应包括整个心脏及肺静脉 二期包括左心耳	从气管分叉至心底膈面水平，应包括整个心脏及肺静脉 二期包括左心耳	从气管分叉至心底膈面水平，应包括整个心脏及肺静脉 二期包括左心耳

时相重建：心率 < 70 次 / 分，肺静脉及左心耳重建时相为 75%；心率 > 70 次 / 分，肺静脉及左心耳重建时相为 40%。

图像后处理：常用的重建方法有最大密度投影（MIP）、曲面重建（CPR）、容积再现（VR）等三维重建技术对左心房容积、四只肺静脉及各自与左心房连接关系进行重建。

【病例展示】

临床资料：女性，65 岁，身高 158cm，体重 68kg，心率 68 次 / 分，血压 130/70mmHg，心悸 2 年；以"冠状动脉粥样硬化性心脏病，心悸"收入院，心电图示"①心房颤动伴快速心室反应；② ST-T 改变"。

扫描方案：设备 SOMATON Definishion Flash，患者意识清楚，嘱患者自由呼吸后屏住呼吸，避免因呼吸引起运动伪影；对比剂为欧乃派克 350，二期注射，第一期对比剂总量 55ml，流速 4.0ml/s，第二期生理盐水 30ml，流速 3.0ml/s，采用对比剂示踪法（图 5-20），感兴趣区 ROI 设定在升主动脉，阈

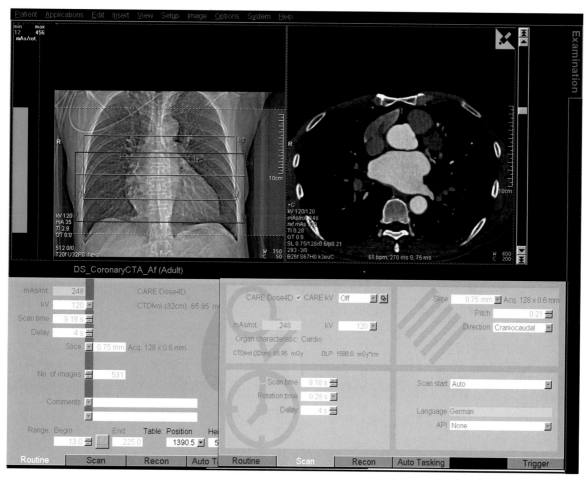

图 5-20 病例扫描方法

值 130HU。第一期扫描范围从胸廓入口至肋膈角水平，头－足方向，回顾性心电门控扫描模式，管电压120kV，管电流自动毫安调节，延迟时间 4 秒，扫描时间 6 秒，层厚 0.75mm，层间距 0.5mm；第二期扫描范围包括左心耳即可，头－足方向，管电压 120kV，管电流自动毫安调节，延迟时间 20 秒，扫描时间 3 秒，层厚 0.75mm，层间距 0.5mm；血管标准算法，后处理重建显示左心房形态及四只肺静脉开口（图5-21 ～图 5-25）。

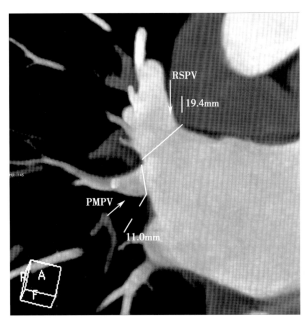

图 5-21　MIP 图右上、中肺静脉显示清晰

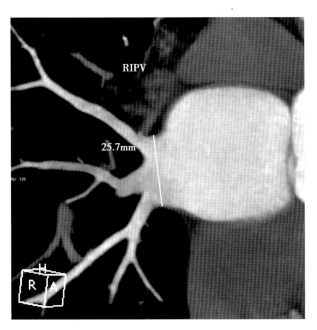

图 5-22　MIP 图右下肺静脉清晰显示

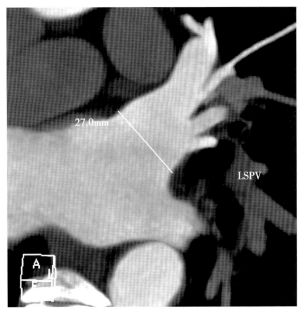

图 5-23　MIP 图左上肺静脉清晰显示

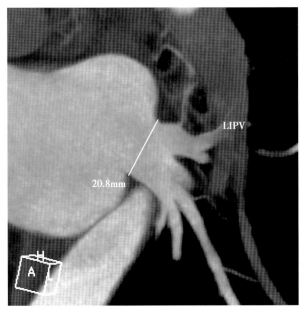

图 5-24　MIP 图左下肺静脉清晰显示

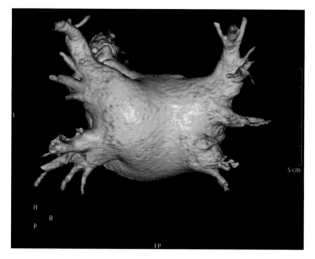

图 5-25　VR 图清晰显示四支肺静脉形态及与左房连接关系

经验分享

　　房颤射频消融术前 CT 检查，重在观察左心房形态、容积、是否有血栓及四只肺静脉与左心房的连接关系，在扫描中连接心电门控，目的在于减少因心脏搏动引起心脏及四只肺静脉与左心房结合部的搏动伪影，避免数据测量不准。

肺
静
脉

头颈血管 CT 扫描技术

头颈动脉 CTA 通过容积扫描后的数据进行图像后处理，可清晰显示颅内血管性病变，定性、定位明确，确诊率高。正常颅内动脉与静脉强化的先后时间窗仅 5 ~ 8 秒，如出现脑动静脉畸形或动静脉瘘等异常时，时间窗则更短。由于脑血流的快速循环，容易受静脉密度的干扰。因此，适当的延迟扫描时间对头部血管扫描相当关键。实际应用中，通过对比剂注射和扫描方案的合理匹配，达到最佳的扫描效果和图像质量。

头颈动脉 CTA 检查采用对比剂示踪法，CTA 扫描包括四个步骤：①正位定位像：见图 6-1；②选择兴趣区层面，设定兴趣区 ROI 阈值；③兴趣区层面跟踪扫描；④头颈动脉 CTA 扫描。

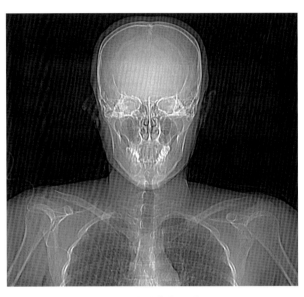

图 6-1　定位像扫描范围

【扫描技术】

定位像：正位定位像，扫描范围包括主动脉弓水平向上至颅顶。

对比剂应用：不同机器扫描时间不同，对比剂总量和流速不同，64 排 CT、256 排 iCT、双源 CT 对比剂应用方案各有差异。见下表，仅供参考。

	64 排 CT	256 排 iCT	双源 CT
对比剂总量 (ml)	60 ~ 80	55 ~ 65	50 ~ 60
对比剂流速 (ml/s)	3.5 ~ 4.5	4.0 ~ 5.0	4.0 ~ 5.0
生理盐水总量 (ml)	30 ~ 40	30 ~ 40	30 ~ 40
生理盐水流速 (ml/s)	3.0 ~ 3.5	3.5 ~ 4.0	3.5 ~ 4.0

扫描方法：扫描范围从主动脉弓向上至颅顶，对比剂示踪法，将感兴趣区 ROI 设定在主动脉弓内，阈值（CT 值单位 HU）设置：64 排 120HU，256iCT 为 160HU，双源 CT 为 160HU（图 6-2），延迟时间 4 ~ 5秒，当达到设定阈值时，自动触发扫描，扫描时自由呼吸且嘱患者不随意摇动头颅及做吞咽动作。64排 CT 二期螺旋扫描方式；256 排 iCT 二期螺旋扫描方式；双源 CT 二期 Flash 血管成像扫描模式，一期由足向头扫描，二期由头向足扫描，清晰显示双侧颈内动脉、双侧椎动脉、基底动脉、Willis 环、大

脑前动脉、大脑中动脉、大脑后动脉及颅内血管。扫描参数见下表，仅供参考。

	64 排 CT	256 排 iCT	双源 CT
管电压（kV）	100 ~ 120	100 ~ 120	100 ~ 120
管电流（mAs）	自动	自动	自动
扫描模式	二期螺旋扫描	二期螺旋扫描	二期 Flash
探测器宽度	64×0.625/64×0.75	128×0.625	64×0.6
采集层厚（mm）	0.67 ~ 0.75	0.67	0.75
层间距（mm）	0.4	0.4	0.4
滤过算法	标准 / 血管	标准	血管
旋转时间 (s)	0.5	0.27	0.28
扫描方向	一期足→头	一期足→头	一期足→头
	二期头→足	二期头→足	二期头→足
扫描范围	一期从主动脉弓水平至颅顶	一期从主动脉弓水平至颅顶	一期从主动脉弓水平至颅顶
	二期从颅顶至主动脉弓水平	二期从颅顶至主动脉弓水平	二期从颅顶至主动脉弓水平

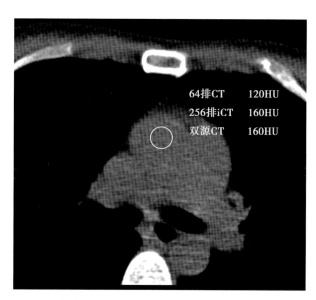

64排CT　　　120HU
256排iCT　　160HU
双源CT　　　160HU

图 6-2　在升主动脉设置感兴趣区触发阈值

图像后处理：常用的重建方法有最大密度投影（MIP）、曲面重建（CPR）、容积再现（VR）等三维重建技术对头颈部血管进行重建。

【病例展示】

临床资料：女性，46 岁，身高 162cm，体重 65kg，心率 79 次 / 分，血压 126/82mmHg，心动过缓 3年，颈椎病；因"胸闷，头痛"来院就诊，遂行头颈部 CTA 检查排除脑血管疾病。

扫描方案：设备 Brilliance iCT，患者意识清楚，嘱患者可自由呼吸，但不可随意摇动头颅及做吞咽动作，避免运动伪影产生；对比剂为欧乃派克 350，二期注射，第一期对比剂总量 55ml，流速 4.5ml/s，第二期生理盐水 30ml，流速 3.5ml/s，采用对比剂示踪法（图 6-3、图 6-4），感兴趣区 ROI 设定在主动脉弓，阈值 160HU。两期扫描，第一期扫描范围从主动脉弓至颅顶，足 - 头方向，螺旋扫描模式，管电压 120kV，管电流自动毫安调节，延迟时间 4 秒，扫描时间 4 秒，层厚 0.75mm，层间距 0.4mm；第二期扫描范围从颅顶至主动脉弓，头 - 足方向，螺旋扫描模式，管电压 120kV，管电流自动毫安调节，延迟时间 4 秒，扫描时间 4 秒，层厚 0.75mm，层间距 0.4mm；采用血管标准算法，后处理重建显示双侧颈内动脉、双侧椎动脉、基底动脉、Willis 环及颅内血管（图 6-5 ~ 图 6-9）。

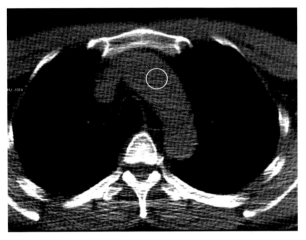

图 6-3　病例扫描方法

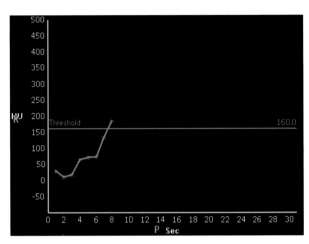

图 6-4　病例扫描方法

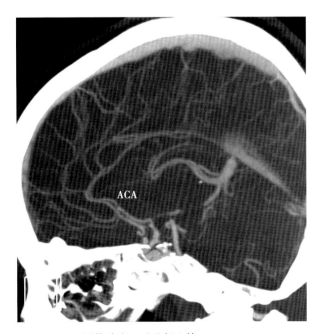

图 6-5　MIP 图像清晰显示脑部血管

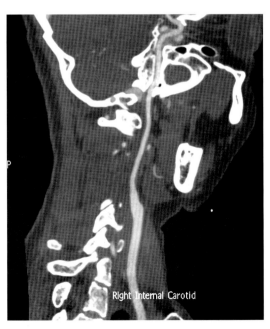

图 6-6　MPR 图清晰显示右侧颈总动脉

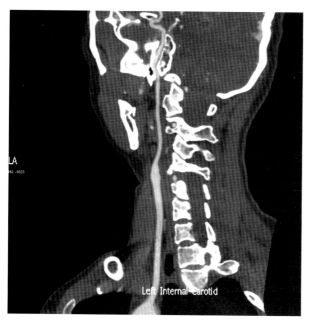

图 6-7　MPR 图清晰显示左侧颈总动脉

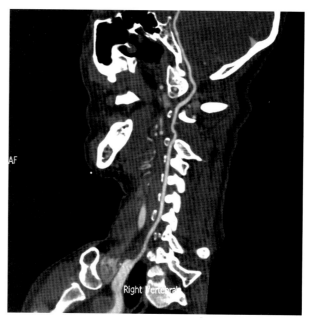

图 6-8　MPR 图清晰显示右侧椎动脉

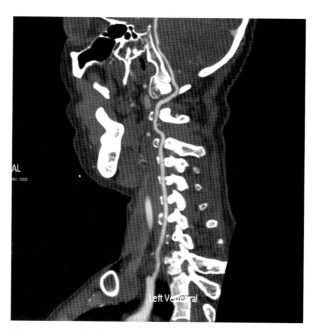

图 6-9　MPR 图清晰显示左侧椎动脉

经验分享

　　合理确定延迟时间是头颈部 CTA 扫描成功的重要因素。延迟时间过短，则动脉强化不足；延迟时间过长，则静脉污染严重，影响动脉显示。采用对比剂示踪法，由于颈内动脉管径较细，平扫不易辨别，因此将兴趣区 ROI 置于主动脉弓内成功率较高。

1. 颅内动脉瘤

【扫描技术】

定位像：正位定位像，扫描范围从主动脉弓向上至颅顶。

对比剂应用：不同机器扫描时间不同，对比剂总量和流速不同，64 排 CT、256 排 iCT、双源 CT 对比剂应用方案各有差异。见下表，仅供参考。

	64 排 CT	256 排 iCT	双源 CT
对比剂总量 (ml)	60 ~ 80	55 ~ 65	50 ~ 60
对比剂流速 (ml/s)	3.5 ~ 4.5	4.0 ~ 5.0	4.0 ~ 5.0
生理盐水总量 (ml)	30 ~ 40	30 ~ 40	30 ~ 40
生理盐水流速 (ml/s)	3.0 ~ 3.5	3.5 ~ 4.0	3.5 ~ 4.0

扫描方法：扫描范围从第 2 颈椎向上至颅顶，对比剂示踪法，将感兴趣区 ROI 设定在升主动脉，阈值（CT 值单位 HU）设置：64 排 120HU，256iCT 为 160HU，双源 CT 为 160HU（图 6-10），延迟时间 4 ~ 5 秒，当达到设定阈值时，自动触发扫描，扫描时自由呼吸且嘱患者不随意摇动头颅及做吞咽动作。64 排 CT 二期螺旋扫描方式；256 排 iCT 二期螺旋扫描方式；双源 CT 两期 FLASH 血管成像，一期由足向头扫描，二期由头向足扫描，清晰显示动脉瘤的部位、大小、形状、数量、与邻近血管的连接关系及瘤内有无血栓。扫描参数见下表，仅供参考。

	64 排 CT	256 排 iCT	双源 CT
管电压（kV）	100 ~ 120	100 ~ 120	100 ~ 120
管电流（mAs）	自动	自动	自动
扫描模式	二期螺旋扫描	二期螺旋扫描	二期 Flash
探测器宽度	64×0.625/64×0.75	128×0.625	64×0.6
采集层厚（mm）	0.67 ~ 0.75	0.67	0.75
层间距（mm）	0.4	0.4	0.4
滤过算法	标准 / 血管	标准	血管
旋转时间 (s)	0.5	0.27	0.28
扫描方向	一期足→头	一期足→头	一期足→头
	二期头→足	二期头→足	二期头→足
扫描范围	一期从第 2 颈椎水平向上至颅顶	一期从第 2 颈椎水平向上至颅顶	一期从第 2 颈椎水平向上至颅顶
	二期从颅顶向下至第 2 颈椎水平	二期从颅顶向下至第 2 颈椎水平	二期从颅顶向下至第 2 颈椎水平

图像后处理：常用的重建方法有最大密度投影（MIP）、曲面重建（CPR）、容积再现（VR）等三维重建技术对瘤体及邻近血管进行重建。

【病例展示】

临床资料：男性，51岁，身高178cm，体重73kg，心率74次/分，血压120/80mmHg，有高血压病史，最高180/120mmHg，服用降压药，血压控制可；因"冠心病待查、高血压病"收入院，头颅平扫后提示"鞍区多发稍高密度结节，动脉瘤可能？"，遂行脑血管CTA检查。

扫描方案：设备64排CT，患者意识清楚，嘱患者可自由呼吸，但不可随意摇动头颅及做吞咽动作，避免运动伪影产生；对比剂为欧乃派克350，二期注射，第一期对比剂总量60ml，流速

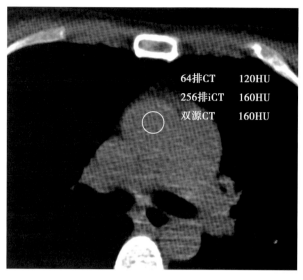

图6-10　在升主动脉设置感兴趣区触发阈值

4.5ml/s，第二期生理盐水30ml，流速3.5ml/s，采用对比剂示踪法（图6-11、图6-12），感兴趣区ROI设定在主动脉弓，阈值120HU。两期扫描，第一期扫描范围从第2颈椎至颅顶，足-头方向，螺旋扫描模式，管电压120kV，管电流自动毫安调节，延迟时间4秒，扫描时间4秒，层厚0.75mm，层间距0.4mm；第二期扫描范围从颅顶至第2颈椎，头-足方向；螺旋扫描模式，管电压120kV，管电流自动毫安调节，延迟时间4秒，扫描时间4秒，层厚0.75mm，层间距0.4mm；血管标准算法，后处理重建显示左侧大脑中动脉近中段管腔局限性动脉瘤样扩张，基底动脉近段管腔局限性扩张（图6-13、图6-14）。

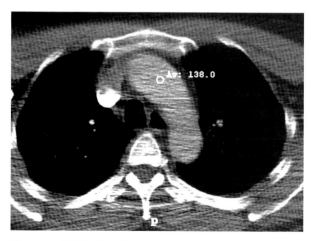

图6-11　病例扫描方法

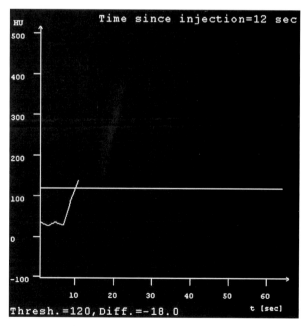

图6-12　病例扫描方法

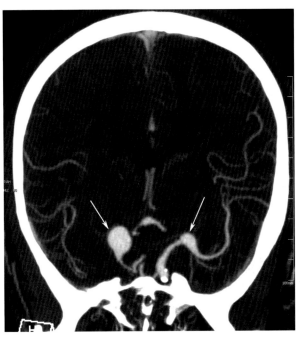 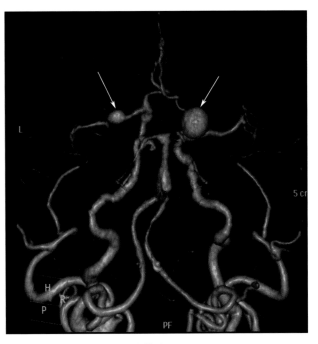

图 6-13　MIP 图像清晰显示左侧大脑中动脉近中段管腔局限性动脉瘤样扩张，基底动脉近段管腔局限性扩张

图 6-14　VR 图清晰显示瘤体位置

经验分享

　　脑部 CTA 检查需要示踪的兴趣区可设定为颈总动脉，但由于颈总动脉周围组织结构复杂，不易将感兴趣区准确定位示踪，如果错误地放置兴趣区，容易造成扫描失败，因此采用对比剂示踪与目测颈动脉浓度相结合的方法，示踪在对比剂开始注射后同时目测颈总动脉浓度，当兴趣区示踪脱离颈总动脉区没有完成自动触发，颈总动脉内对比剂略有浓聚时即刻进行手动触发扫描，取得高质量的图像质量。

2. 脑血管畸形

【扫描技术】

　　定位像：正位定位像，扫描范围从主动脉弓水平向上至颅顶。

　　对比剂应用：不同机器扫描时间不同，对比剂总量和流速不同，64 排 CT、256 排 iCT、双源 CT 对比剂应用方案各有差异。见下表，仅供参考。

	64 排 CT	256 排 iCT	双源 CT
对比剂总量 (ml)	60 ~ 80	55 ~ 65	50 ~ 60
对比剂流速 (ml/s)	3.5 ~ 4.5	4.0 ~ 5.0	4.0 ~ 5.0
生理盐水总量 (ml)	30 ~ 40	30 ~ 40	30 ~ 40
生理盐水流速 (ml/s)	3.0 ~ 3.5	3.5 ~ 4.0	3.5 ~ 4.0

　　扫描方法：扫描范围从第 2 颈椎向上至颅顶，对比剂示踪法，将感兴趣区 ROI 设定在升主动脉，阈值（CT 值单位 HU）设置：64 排 120HU，256iCT 为 160HU，双源 CT 为 160HU（图 6-15），延迟时间 4 ~ 5 秒，当达到设定阈值时，自动触发扫描，扫描时自由呼吸且嘱患者不随意摇动头颅及做吞咽动作。64 排 CT 二期螺旋扫描方式；256 排 iCT 二期螺旋扫描方式；双源 CT 两期 Flash 血管成像，一期由

足向头扫描，二期由头向足扫描，清晰显示供血动脉、引流静脉、血管巢、病灶大小、位置及与周围组织的关系。扫描参数见下表，仅供参考。

	64 排 CT	256 排 iCT	双源 CT
管电压（kV）	100 ~ 120	100 ~ 120	100 ~ 120
管电流（mAs）	自动	自动	自动
扫描模式	二期螺旋扫描	二期螺旋扫描	二期 Flash
探测器宽度	64 × 0.625/64 × 0.75	128 × 0.625	64 × 0.6
采集层厚（mm）	0.67 ~ 0.75	0.67	0.75
层间距（mm）	0.4	0.4	0.4
滤过算法	标准 / 血管	标准	血管
旋转时间 (s)	0.5	0.27	0.28
扫描方向	一期足→头	一期足→头	一期足→头
	二期头→足	二期头→足	二期头→足
扫描范围	一期从第 2 颈椎水平向上至颅顶	一期从第 2 颈椎水平向上至颅顶	一期从第 2 颈椎水平向上至颅顶
	二期从颅顶向下至第 2 颈椎水平	二期从颅顶向下至第 2 颈椎水平	二期从颅顶向下至第 2 颈椎水平

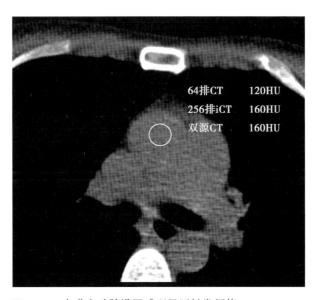

图 6-15　在升主动脉设置感兴趣区触发阈值

图像后处理：常用的重建方法有最大密度投影（MIP）、曲面重建（CPR）、容积再现（VR）等三维重建技术对脑血管供血动脉、引流静脉、血管巢、病灶大小、位置与周围结构的关系进行重建。

【病例展示】

临床资料：男性，59 岁，身高 168cm，体重 67kg，心率 74 次 / 分，血压 120/80mmHg；因"冠心病待查、高血压病"收入院，患者自诉有头晕、复视、步态不稳等症状，遂行头颈血管 CTA 检查。

扫描方案：设备 Brilliance iCT，患者意识清楚，嘱患者可自由呼吸，但不可随意摇动头颅及做吞咽动作，避免运动伪影产生；对比剂为欧乃派克 350，二期注射，第一期对比剂总量 60ml，流速 4.5ml/s，第二期生理盐水 30ml，流速 3.5ml/s，采用对比剂示踪法（图 6-16、图 6-17），感兴趣区 ROI 设定在主动脉弓，阈值 160HU。两期扫描，第一期扫描范围从主动脉弓至颅顶，足 – 头方向，螺旋扫描模式，管电压 120kV，管电流自动毫安调节，延迟时间 4 秒，扫描时间 4 秒，层厚 0.75mm，层间距 0.4mm；第二期扫描范围从颅顶至主动脉弓，头 – 足方向；螺旋扫描模式，管电压 120kV，管电流自动毫安调节，延迟时间 4 秒，扫描时间 4 秒，层厚 0.75mm，层间距 0.4mm；血管标准算法，后处理重建显示双侧大脑前动脉后缘见迂曲血管团，与粗大静脉相连（图 6-18、图 6-19）。

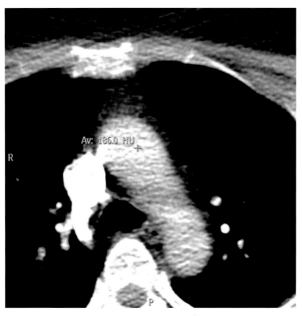

图 6-16　病例扫描方法

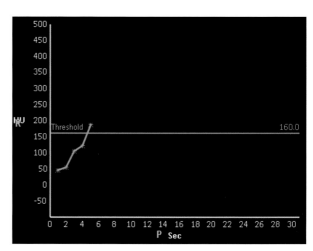

图 6-17　病例扫描方法

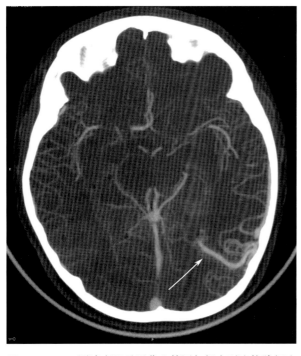

图 6-18　MIP 图清晰显示迂曲血管团与粗大引流静脉相连

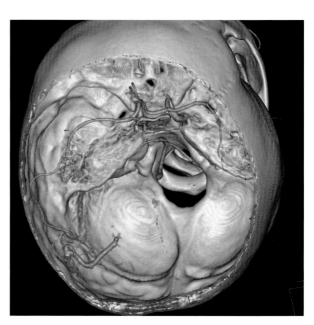

图 6-19　VR 图清晰显示供血动脉与引流静脉的位置

脑血管畸形 CTA 扫描采用二期扫描方案，运用对比剂示踪技术，第一期为动脉期，第二期为静脉期，第一期扫描通过对比剂浓度差来分辨供血动脉及引流静脉，第二期扫描对引流静脉的大小进行测量及位置的确定。

3. 颈动脉栓塞及狭窄

【扫描技术】

定位像： 正位定位像，扫描范围从主动脉弓水平向上至颅顶。

对比剂应用： 不同机器扫描时间不同，对比剂总量和流速不同，64 排 CT、256 排 iCT、双源 CT 对比剂应用方案各有差异。见下表，仅供参考。

	64 排 CT	256 排 iCT	双源 CT
对比剂总量 (ml)	60 ~ 80	55 ~ 65	50 ~ 60
对比剂流速 (ml/s)	3.5 ~ 4.5	4.0 ~ 5.0	4.0 ~ 5.0
生理盐水总量 (ml)	30 ~ 40	30 ~ 40	30 ~ 40
生理盐水流速 (ml/s)	3.0 ~ 3.5	3.5 ~ 4.0	3.5 ~ 4.0

扫描方法： 扫描范围从主动脉弓向上至颅底（包括 Willis 环），将感兴趣区 ROI 设定在主动脉弓内，对比剂示踪法，阈值（CT 值单位 HU）设置：64 排 CT 为 120HU，256iCT 为 160HU，双源 CT 为 160HU（图 6-20），延迟时间 4 ~ 5 秒，当达到设定阈值时，自动触发扫描，扫描时自由呼吸且嘱患者不随意摇动头颅及做吞咽动作。64 排 CT 二期螺旋扫描方式；256 排 iCT 二期螺旋扫描方式；双源 CT 两期 Flash 血管成像，一期由足向头扫描，二期由头向足扫描，清晰显示颈动脉和椎动脉栓塞及狭窄的部位、范围、程度。扫描参数见下表，仅供参考。

	64 排 CT	256 排 iCT	双源 CT
管电压（kV）	100 ~ 120	100 ~ 120	100 ~ 120
管电流（mAs）	自动	自动	自动
扫描模式	二期螺旋扫描	二期螺旋扫描	二期 Flash
探测器宽度	64×0.625/64×0.75	128×0.625	64×0.6
采集层厚（mm）	0.67 ~ 0.75	0.67	0.75
层间距（mm）	0.4	0.4	0.4
滤过算法	标准 / 血管	标准	血管
旋转时间 (s)	0.5	0.27	0.28
扫描方向	一期足→头 二期头→足	一期足→头 二期头→足	一期足→头 二期头→足

	64 排 CT	256 排 iCT	双源 CT
扫描范围	一期从主动脉弓向上至颅底（包括 Willis 环）	一期从主动脉弓向上至颅底（包括 Willis 环）	一期从主动脉弓向上至颅底（包括 Willis 环）
	二期从颅底（包括 Willis 环）至主动脉弓	二期从颅底（包括 Willis 环）至主动脉弓	二期从颅底（包括 Willis 环）至主动脉弓

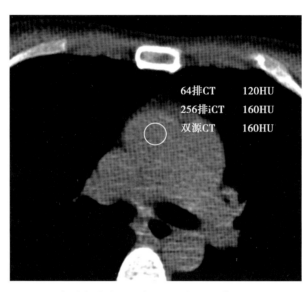

图 6-20　在升主动脉设置感兴趣区触发阈值

图像后处理：常用的重建方法有最大密度投影（MIP）、曲面重建（CPR）、容积再现（VR）等三维重建技术对颈动脉及椎动脉栓塞或狭窄处重建。

【病例展示】

临床资料：男性，55 岁，身高 175cm，体重 61kg，心率 76 次 / 分，血压 140/80mmHg，高血压病史，最高血压 150/95mmHg，服用降压药，但未监测血压；因"冠心病待查，晕厥待查，高血压病"入院，晕厥原因待查：一过性脑缺血？，遂行头颈动脉 CTA 检查。

扫描方案：设备 Brilliance iCT，患者意识清楚，嘱患者自由呼吸且不可随意摇动头颅及做吞咽动作，避免运动伪影产生；对比剂为欧乃派克 350，二期注射，第一期对比剂总量 55ml，流速 4.5ml/s，第二期生理盐水 30ml，流速 3.5ml/s，采用对比剂示踪法（图 6-21、图 6-22），感兴趣区 ROI 设定在主动脉弓降部，阈值 150HU。两期扫描，第一期扫描范围从主动脉弓至颅顶，足 - 头方向，螺旋扫描模式，管电压 120kV，管电流自动毫安调节，延迟时间 4 秒，扫描时间 4 秒，层厚 0.75mm，层间距 0.4mm；第二期扫描范围从颅顶至主动脉弓，头 - 足方向，螺旋扫描模式，管电压 120kV，管电流自动毫安调节，延迟时间 4 秒，扫描时间 4 秒，层厚 0.75mm，层间距 0.4mm；血管标准算法，后处理重建显示右侧颈内动脉起始部重度狭窄、左侧大脑后动脉中段中度狭窄（图 6-23、图 6-24）。

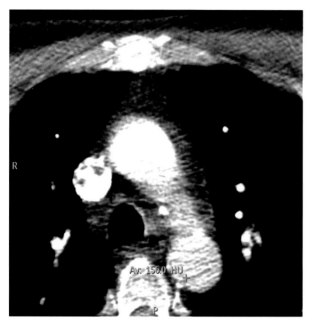

图 6-21　病例扫描方法

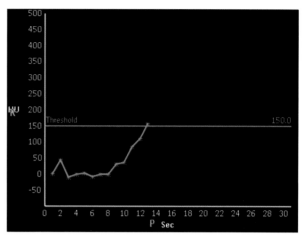

图 6-22　病例扫描方法

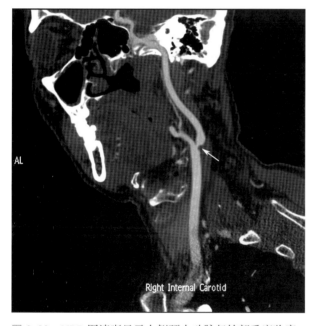

图 6-23　MPR 图清晰显示右侧颈内动脉起始部重度狭窄

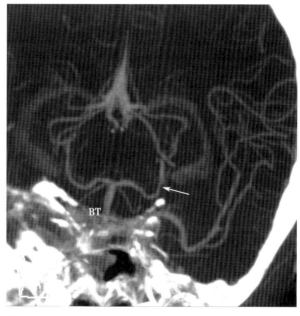

图 6-24　MIP 图左侧大脑后动脉中段中度狭窄

经验分享

　　由于左侧头臂静脉在主动脉上、前方呈横向走行，而右侧头臂静脉在主动脉弓右上、前方垂直汇入上腔静脉，右侧注射可使头臂静脉内滞留对比剂所形成的高密度伪影对主动脉弓观察的影响较左侧注射轻，因此对比剂注射应尽量选择右侧肘正中静脉注射。

4. 颈动脉假性动脉瘤

【扫描技术】

定位像： 正位定位像，扫描范围从主动脉弓水平向上至颅底。

对比剂应用： 不同机器扫描时间不同，对比剂总量和流速不同，64 排 CT、256 排 iCT、双源 CT 对比剂应用方案各有差异。见下表，仅供参考。

	64 排 CT	256 排 iCT	双源 CT
对比剂总量（ml）	60 ~ 80	55–65	50 ~ 60
对比剂流速（ml/s）	3.5 ~ 4.5	4.0 ~ 5.0	4.0 ~ 5.0
生理盐水总量（ml）	30 ~ 40	30 ~ 40	30 ~ 40
生理盐水流速（ml/s）	3.0 ~ 3.5	3.5 ~ 4.0	3.5 ~ 4.0

扫描方法： 扫描范围从主动脉弓向上至颅底（包括 Willis 环），对比剂示踪法，将感兴趣区 ROI 设定在主动脉弓内，阈值（CT 值单位 HU）设置：64 排 CT 为 120HU，256iCT 为 160HU，双源 CT 为 160HU（图 6-25），延迟时间 4 ~ 5 秒，当达到设定阈值时，自动触发扫描，扫描时自由呼吸且嘱患者不随意摇动头颅及做吞咽动作。64 排 CT 二期螺旋扫描方式；256 排 iCT 二期螺旋扫描方式；双源 CT 两期 Flash 血管成像，一期由足向头扫描，二期由头向足扫描，清晰显示动脉瘤的部位、大小、形状、数量、与邻近血管的连接关系及瘤内有无血栓。扫描参数见下表，仅供参考。

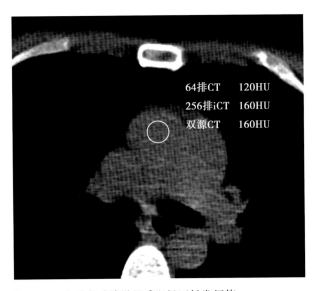

64排CT　　120HU
256排iCT　160HU
双源CT　　160HU

图 6-25　在升主动脉设置感兴趣区触发阈值

	64 排 CT	256 排 iCT	双源 CT
管电压（kV）	100 ~ 120	100 ~ 120	100 ~ 120
管电流（mAs）	自动	自动	自动
扫描模式	二期螺旋扫描	二期螺旋扫描	二期 Flash
探测器宽度	64 × 0.625/64 × 0.75	128 × 0.625	64 × 0.6
采集层厚（mm）	0.67 ~ 0.75	0.67	0.75
层间距（mm）	0.4	0.4	0.4

头颈动脉疾病

	64 排 CT	256 排 iCT	双源 CT
滤过算法	标准 / 血管	标准	血管
旋转时间（s）	0.5	0.27	0.28
扫描方向	一期足→头 二期头→足	一期足→头 二期头→足	一期足→头 二期头→足
扫描范围	一期从主动脉弓水平向上至颅底 二期从颅底向下至主动脉弓水平	一期从主动脉弓水平向上至颅底 二期从颅底向下至主动脉弓水平	一期从主动脉弓水平向上至颅底 二期从颅底向下至主动脉弓水平

图像后处理：常用的重建方法有最大密度投影（MIP）、曲面重建（CPR）、容积再现（VR）等三维重建技术对血管及瘤体进行重建。

【病例展示】

临床资料：男性，49 岁，身高 179cm，体重 78kg，心率 61 次 / 分，血压 138/72mmHg；因"冠心病待查，晕厥待查，高血压病"入院，患者颈部局限性隆起，触摸有搏动，自诉 1 年前颈部外伤，遂行头颈动脉 CTA 检查。

扫描方案：设备 Brilliance iCT，患者意识清楚，嘱患者自由呼吸且不可随意摇动头颅及做吞咽动作，避免运动伪影产生；对比剂为欧乃派克 350，二期注射，第一期对比剂总量 60ml，流速 4.5ml/s，第二期生理盐水 30ml，流速 3.5ml/s，采用对比剂示踪法（图 6-26、图 6-27），感兴趣区 ROI 设定在升主动脉，阈值 160HU。两期扫描，第一期扫描范围从主动脉弓至颅顶，足 - 头方向，螺旋扫描模式，管电压 120kV，管电流自动毫安调节，延迟时间 4 秒，扫描时间 4 秒，层厚 0.75mm，层间距 0.4mm；第二期扫描范围从颅顶至主动脉弓，头 - 足方向；螺旋扫描模式，管电压 120kV，管电流自动毫安调节，延迟时间 4 秒，扫描时间 4 秒，层厚 0.75mm，层间距 0.5mm；血管标准算法，后处理重建显示颈动脉假性动脉瘤体及瘤壁血栓形成（图 6-28、图 6-29）。

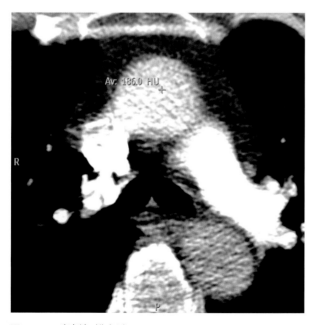

图 6-26　病例扫描方法

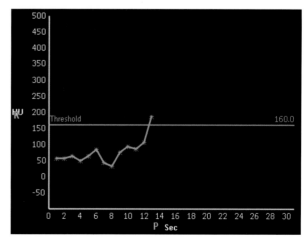

图 6-27　病例扫描方法

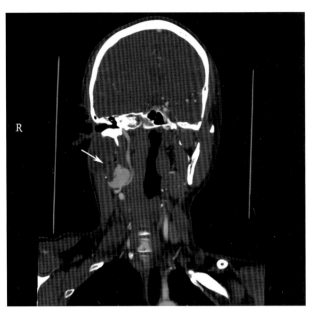
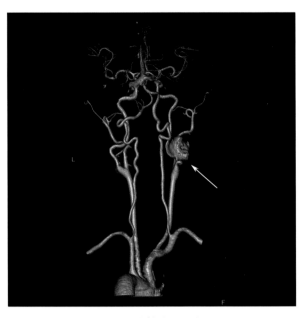

图 6-28　MIP 图清晰显示颈动脉假性动脉瘤及瘤壁血栓　　　　图 6-29　VR 图清晰显示瘤体位置及大小

经验分享

　　由于肩部的厚度远大于颈部，若按颈部设置扫描放射剂量，肩部伪影较大，血管的显示容易出现中断，影响诊断，使用剂量调节技术结合迭代重建算法可降低辐射剂量，减轻伪影。

5.动静脉瘘

【扫描技术】

　　定位像： 正位定位像，扫描范围从主动脉弓水平向上至颅顶。

　　对比剂应用： 不同机器扫描时间不同，对比剂总量和流速不同，64 排 CT、256 排 iCT、双源 CT 对比剂应用方案各有差异。见下表，仅供参考。

	64 排 CT	256 排 iCT	双源 CT
对比剂总量（ml）	60 ~ 80	55 ~ 65	50 ~ 60
对比剂流速（ml/s）	3.5 ~ 4.5	4.0 ~ 5.0	4.0 ~ 5.0
生理盐水总量（ml）	30 ~ 40	30 ~ 40	30 ~ 40
生理盐水流速（ml/s）	3.0 ~ 3.5	3.5 ~ 4.0	3.5 ~ 4.0

　　扫描方法： 扫描范围从第 2 颈椎向上至颅顶，对比剂示踪法，将感兴趣区 ROI 设定在主动脉弓内，阈值（CT 值单位 HU）设置：64 排 CT 为 120HU，256iCT 为 60HU，双源 CT 为 160HU（图 6-30），延迟时间 4 ~ 5 秒，当达到设定阈值时，自动触发扫描，扫描时自由呼吸且嘱患者不随意摇动头颅及做吞咽动作。64 排 CT 二期螺旋扫描方式；256 排 iCT 二期螺旋扫描方式；双源 CT 两期 Flash 血管成像，一期由足向头扫描，二期由头向足扫描，清晰显示动脉瘤的部位、大小、形状、数量、与邻近血管的连接关系及瘤壁有无血栓。扫描参数见下表，仅供参考。

	64 排 CT	256 排 iCT	双源 CT
管电压（kV）	100 ~ 120	100 ~ 120	100 ~ 120
管电流（mAs）	自动	自动	自动
扫描模式	二期螺旋扫描	二期螺旋扫描	二期 Flash
探测器宽度	64×0.625/64×0.75	128×0.625	64×0.6
采集层厚（mm）	0.67 ~ 0.75	0.67	0.75
层间距（mm）	0.4	0.4	0.4
滤过算法	标准 / 血管	标准	血管
旋转时间（s）	0.5	0.27	0.28
扫描方向	一期足→头 二期头→足	一期足→头 二期头→足	一期足→头 二期头→足
扫描范围	一期从第 2 颈椎水平向上至颅顶 二期从颅顶向下至第 2 颈椎水平	一期从第 2 颈椎水平向上至颅顶 二期从颅顶向下至第 2 颈椎水平	一期从第 2 颈椎水平向上至颅顶 二期从颅顶向下至第 2 颈椎水平

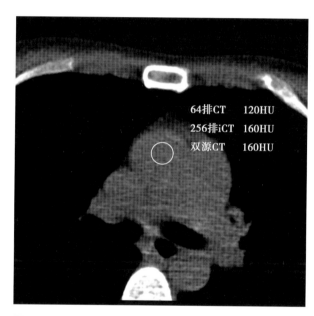

图 6-30　在升主动脉设置感兴趣区触发阈值

图像后处理：常用的重建方法有最大密度投影（MIP）、曲面重建（CPR）、容积再现（VR）等三维重建技术对血管进行重建。

经验分享

（1）扫描方向可选择从头至足，加上盐水冲管，可能在一定程度上减少头臂静脉内高浓度对比剂造成的线束硬化伪影。

（2）颈部静脉成像检查，延迟时间较动脉成像延迟 10 ~ 15 秒。

腹部血管 CT 扫描技术

腹部血管病变可表现为腹主动脉及分支管腔扩张、狭窄、褶曲、闭塞、中断等形态变化，或动脉的起源变异、畸形走行、异常连接关系及侧支血管。腹主动脉CTA通过容积扫描后的数据进行图像后处理，直观显示腹主动脉及主要分支的血管影像，了解其形态及与周围器官组织的解剖关系。

腹部动脉CTA检查采用对比剂示踪法，CTA扫描包括四个步骤：①正位定位像：见图7-1；②选择兴趣区层面，设定兴趣区ROI阈值；③兴趣区层面跟踪扫描；④腹主动脉CTA扫描。

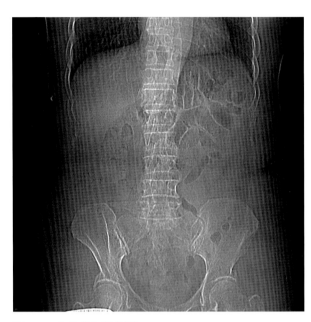

图7-1 定位像扫描范围

腹 部 动 脉

【扫描技术】

定位像： 正位定位像，扫描范围包括第11胸椎至耻骨联合下缘。

对比剂应用： 不同机器扫描时间不同，对比剂总量和流速不同，64排CT、256排iCT、双源CT对比剂应用方案各有差异。见下表，仅供参考。

	64 排 CT	256 排 iCT	双源 CT
对比剂总量（ml）	70 ~ 80	40 ~ 60	40 ~ 60
对比剂流速（ml/s）	3.5 ~ 4.0	3.5 ~ 4.0	3.5 ~ 4.0
生理盐水总量（ml）	30 ~ 40	30 ~ 40	30 ~ 40
生理盐水流速（ml/s）	3.0 ~ 3.5	3.0 ~ 3.5	3.0 ~ 3.5

扫描方法： 扫描范围从第11胸椎至耻骨联合下缘，对比剂示踪法，将感兴趣区ROI设定在降主动脉，阈值（CT值单位HU）设置：64排CT为120HU，256排iCT为150HU，双源CT为120HU（图7-2），延迟时间3 ~ 5秒，当达到设定阈值时，自动触发扫描，扫描时自然呼吸后屏住呼吸。64排CT一期螺旋扫描模式；256排iCT一期螺旋扫描模式；双源CT一期Flash血管成像扫描模式，头向足扫描，清晰显示腹部主动脉及其主要分支，包括腹腔干、肠系膜上动脉、双肾动脉、肠系膜下动脉、髂总动脉。扫描参数见下表，仅供参考。

	64 排 CT	256 排 iCT	双源 CT
管电压（kV）	100 ~ 120	100 ~ 120	100 ~ 120
管电流（mAs）	自动	自动	自动
扫描模式	一期非心电门控螺旋扫描	一期非心电门控大螺距螺旋扫描	一期 Flash
探测器宽度	64×0.625/64×0.75	128×0.625	64×0.6
采集层厚（mm）	1	1	1
层间距（mm）	1	1	1
滤过算法	标准 / 血管	标准	血管
旋转时间（s）	0.5	0.27	0.28
扫描方向	头→足	头→足	头→足
扫描范围	第 11 胸椎至耻骨联合下缘	第 11 胸椎至耻骨联合下缘	第 11 胸椎至耻骨联合下缘

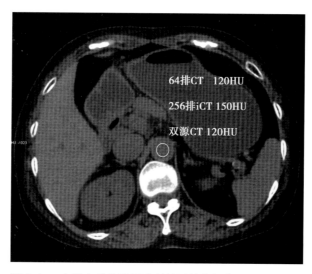

图 7-2　在腹主动脉设置感兴趣区触发阈值

图像后处理：常用的重建方法有最大密度投影（MIP）、曲面重建（CPR）、容积再现（VR）等三维重建技术对腹主动脉及其各主要分支进行重建。

【病例展示】

临床资料：男性，45 岁，身高 168cm，体重 58kg，心率 70 次 / 分，血压 150/98mmHg，患者有高血压病病史，合并低血钾，不排除肾动脉狭窄或醛固酮增多症等继发性高血压可能，目前患者服用 ACEI 类降压药，暂不宜化验肾素 – 血管紧张素 – 醛固酮系统，现完善肾动脉及肾上腺 CT 检查，必要时患者院外停用 ACEI 类药物后完善检查。

扫描方案：设备 Brilliance iCT，患者意识清楚，嘱患者自由呼吸后屏气扫描，避免因呼吸导致膈肌部运动伪影产生；对比剂为欧乃派克 350，二期注射，第一期对比剂总量 60ml，流速 3.5ml/s，第二期生理盐水 30ml，流速 3.0ml/s，采用对比剂示踪法（图 7-3、图 7-4），感兴趣区设定在腹主动脉，阈值 130HU。扫描范围从第 11 胸椎至髂前上棘，头 – 足方向；一期扫描，螺旋扫描模式，管电压 120kV，管电流自动毫安调节，延迟时间 4 秒，扫描时间 5 秒，层厚 0.75mm，层间距 0.5mm；血管标准算法，后处理重建显示双侧肾动脉及双侧肾脏的形态、大小及位置（图 7-5、图 7-6）。

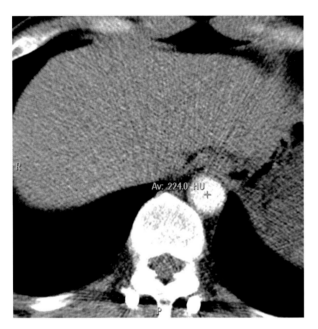

图 7-3　病例扫描方法

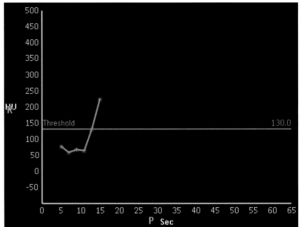

图 7-4　病例扫描方法

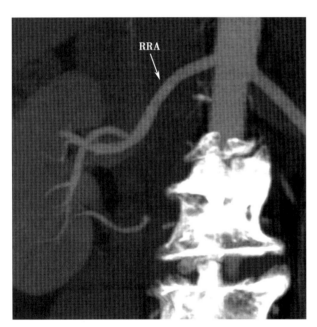

图 7-5　MIP 图显示右肾动脉及其分支

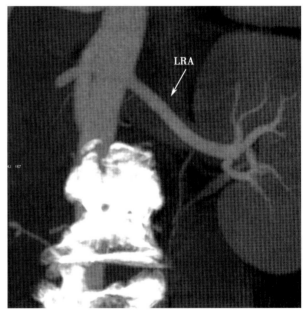

图 7-6　MIP 图像显示左肾动脉及其分支

经验分享

　　腹部血管 CTA 扫描的兴趣区设定在膈肌层面的腹主动脉内，肾动脉 CTA 和肠系膜动脉 CTA 扫描的兴趣区设定在肝门层面的腹主动脉内。

下 腔 静 脉

下腔静脉增强 CT 检查采用直接增强法或间接增强法，CTA 扫描包括四个步骤：①正位定位像：图 7-7；②选择兴趣区层面，设定兴趣区 ROI 阈值；③兴趣区层面跟踪扫描；④下腔静脉 CT 扫描。

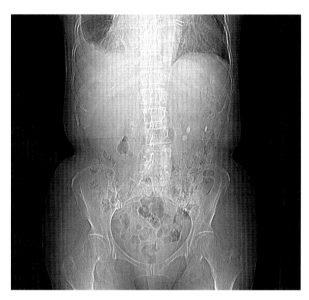

图 7-7　定位像范围

【扫描技术】

定位像：正位定位像，扫描范围包括气管分叉至耻骨联合上缘。

对比剂应用：不同扫描方法及不同机器扫描时间不同，对比剂总量和流速不同，64 排 CT、256 排 iCT、双源 CT 对比剂应用方案各有差异。见下表，仅供参考。

1）直接法：用欧乃派克 350mg/ml 与 9% 生理盐水按 1：3 容积比例混合稀释液为对比剂。

	64 排 CT	256 排 iCT	双源 CT
对比剂及生理盐水混合总量（ml）	120 ~ 150	110 ~ 140	110 ~ 140
对比剂及生理盐水流速（ml/s）	2.5 ~ 3.0	2.5 ~ 3.0	2.5 ~ 3.0

2）间接法

	64 排 CT	256 排 iCT	双源 CT
对比剂总量（ml）	120 ~ 150	110 ~ 140	110 ~ 140
对比剂流速（ml/s）	3.0 ~ 4.0	3.0 ~ 4.0	3.0 ~ 4.0
生理盐水总量（ml）	30 ~ 40	30–40	30 ~ 40
生理盐水流速（ml/s）	3.0 ~ 3.5	3.0 ~ 3.5	3.0 ~ 3.5

扫描方法：扫描范围从右心房（包括下腔静脉入口）至耻骨联合上缘；直接法将留置针埋置于一侧足背，采用对比剂示踪法，将感兴趣区 ROI 设定在下腔静脉肝段内，阈值（CT 值单位 HU）设置：64

排 CT 为 100HU，256iCT 为 120HU，双源 CT 为 120HU（图 7-8），延迟时间 4 秒，当达到设定阈值时，自动触发扫描，扫描时自由呼吸后屏气扫描。64 排 CT 二期螺旋扫描模式；256 排 iCT 二期螺旋扫描模式；双源 CT 二期 Flash 血管成像扫描模式，第一期由足侧向头侧扫描，第二期由头侧向足侧扫描；间接法将留置针埋置一侧上肢静脉，采用延迟增强法，在注射对比剂后 90～110 秒后由足侧向头侧扫描，扫描时自由呼吸后屏气扫描，扫描完成后再由头侧向足侧扫描第二期，64 排 CT 二期螺旋扫描模式；256 排 iCT 二期螺旋扫描模式；双源 CT 二期 Flash 血管成像扫描模式扫描模式，清晰显示下腔静脉汇入右心房入口处、下腔静脉、肝静脉、右肾上腺静脉、肾静脉、左右髂总静脉。扫描参数见下表，仅供参考。

	64 排 CT	256 排 iCT	双源 CT
管电压（kV）	100～120	100～120	100～120
管电流（mAs）	自动	自动	自动
扫描模式	二期螺旋扫描	二期螺旋扫描	二期 FLASH
探测器宽度	64×0.625/64×0.75	128×0.625	64×0.6
采集层厚（mm）	0.67～0.75	0.67	0.75
层间距（mm）	0.5	0.5	0.5
滤过算法	标准 / 血管	标准	血管
旋转时间（s）	0.5	0.27	0.28
扫描方向	一期足→头	一期足→头	一期足→头
二期头→足	二期头→足	二期头→足	
扫描范围	一期从耻骨联合上缘至右心房（包括下腔静脉入口）二期从右心房（包括下腔静脉入口）至耻骨联合上缘	一期从耻骨联合上缘至右心房（包括下腔静脉入口）二期从右心房（包括下腔静脉入口）至耻骨联合上缘	一期从耻骨联合上缘至右心房（包括下腔静脉入口）二期从右心房（包括下腔静脉入口）至耻骨联合上缘

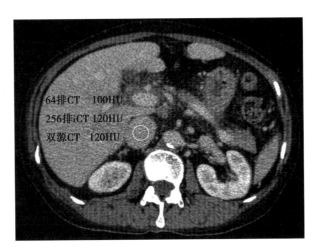

图 7-8 直接法在下腔静脉肝段设置感兴趣区触发阈值

图像后处理：常用的重建方法有最大密度投影（MIP）、曲面重建（CPR）、容积再现（VR）等三维重建技术对下腔静脉及其各主要分支进行重建。

【病例展示】

临床资料：女性，63 岁，身高 157cm，体重 54kg，心率 62 次 / 分，血压 116/71mmHg；颈动脉搏动正常，颈软，颈静脉怒张，肝颈静脉征阳性，遂行下腔静脉 CTV 检查。

　　扫描方案：设备 Brilliance iCT，患者意识清楚，嘱患者自由呼吸后屏气扫描，避免因呼吸引起下腔静脉入心房处运动伪影产生；对比剂为欧乃派克 350，二期注射，第一期对比剂总量 120ml，流速 3.5ml/s，第二期生理盐水 30ml，流速 3.0ml/s，患者双足背血管条件不佳，无法进行静脉留置针穿刺，因此采用间接法。两期扫描，第一期扫描范围从右心房（包括下腔静脉入口）至耻骨联合上缘（图 7-9），足 – 头方向，螺旋扫描模式，管电压 120kV，管电流自动毫安调节，延迟时间 100 秒，扫描时间 6 秒，层厚 0.75mm，层间距 0.5mm；第二期头 – 足方向螺旋扫描模式，管电压 100kV，管电流自动毫安调节，延迟时间 5 秒，扫描时间 6 秒，层厚 0.75mm，层间距 0.5mm；血管标准算法，后处理重建显示下腔静脉、肝静脉及肾静脉（图 7-10 ~ 图 7-12）。

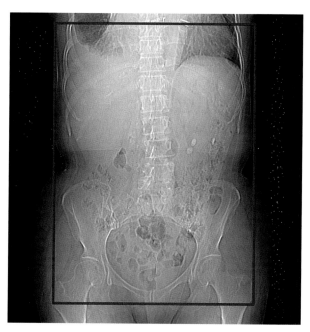

图 7-9　病例扫描范围

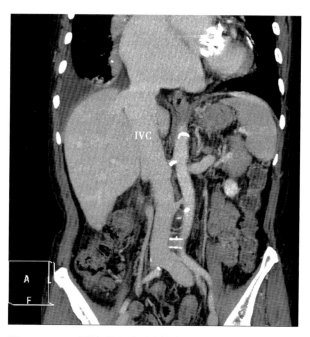

图 7-10　MIP 图清晰显示下腔静脉入右心房连接处及全程

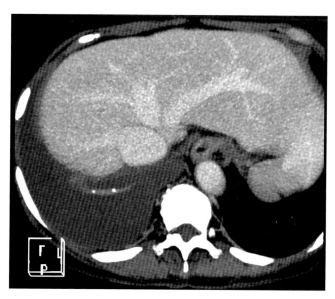

图 7-11　MIP 图清晰显示肝静脉血管

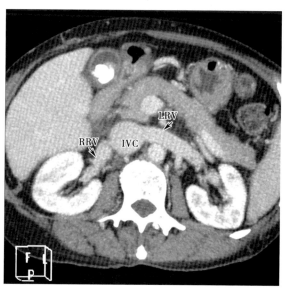

图 7-12　MIP 图清晰显示肾静脉血管

（1）下腔静脉狭窄或阻塞的病人常伴有大量腹水，腹压增高使患者屏气困难，扫描前嘱患者检查中听口令尽量屏气，在憋不住的情况下，缓慢吐气，直至扫描结束，以便降低胸腹部运动对图像产生的影响。

（2）直接法静脉成像受多种因素影响，在髂总静脉与下腔静脉汇合处有"侧边流"现象发生，因此可双侧足背同时注射对比剂混合液或适当延长扫描启动时间使静脉充盈更加理想，减少假阳性发生可能。

外周血管 CT 扫描技术

外周血管动脉病变包括：血管瘤、动静脉瘘、动脉硬化闭塞症，常见的主要是动脉硬化闭塞症。外周动脉 CTA 能够直观显示外周动脉及分支的血管形态、管腔内附壁血栓或斑块形成、管壁不规则增厚、钙化，并可了解侧支供血情况，明确判断病变部位和范围及分支血管受累情况。外周静脉血管病变复杂，包括先天发育异常，静脉瓣膜关闭不全、原发或继发静脉曲张、外压性压迫、深静脉血栓等。其中以深静脉血栓最多。外周静脉 CTV 可直观显示外周静脉及分支的静脉血管形态、管腔内附壁血栓或斑块形成的充盈缺损，明确判断病变部位和范围。

上 肢 动 脉

上肢动脉 CTA 检查采用对比剂示踪法，CTA 扫描包括四个步骤：①正位定位像：图 8-1；②选择兴趣区层面，设定兴趣区 ROI 阈值；③兴趣区层面跟踪扫描；④上肢动脉 CTA 扫描。

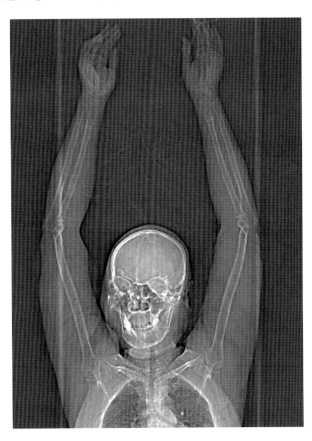

图 8-1　定位像范围

【扫描技术】

定位像：正位定位像，扫描范围包括主动脉弓至双手中指末端。

对比剂应用：不同机器扫描时间不同，对比剂总量和流速不同，64 排 CT、256 排 iCT、双源 CT 对比剂应用方案各有差异。见下表，仅供参考。

	64 排 CT	256 排 iCT	双源 CT
对比剂总量（ml）	90 ~ 110	90 ~ 110	90 ~ 110
对比剂流速（ml/s）	4.5 ~ 5.5	4.5 ~ 5.5	4.5 ~ 5.5
生理盐水总量（ml）	40 ~ 50	40 ~ 50	40 ~ 50
生理盐水流速（ml/s）	4.5 ~ 5.0	4.5 ~ 5.0	4.5 ~ 5.0

扫描方法：扫描范围从主动脉弓至双手中指末端，对比剂示踪法，将感兴趣区 ROI 设定在降主动脉，阈值（CT 值单位 HU）设置：64 排 CT 为 100HU，256 排 iCT 为 150HU，双源 CT 为 150HU（图 8-2），当达到设定阈值时，延迟时间 25 秒扫描。足向头扫描，清晰显示双侧锁骨下动脉、腋动脉、肱动脉、尺动脉、桡动脉、掌浅弓、掌深弓、指掌侧总动脉、指掌侧固有动脉。扫描参数见下表，仅供参考。

	64 排 CT	256 排 iCT	双源 CT
管电压（kV）	100 ~ 120	100 ~ 120	100 ~ 120
管电流（mAs）	自动	自动	自动
扫描模式	螺旋扫描	螺旋扫描	螺旋扫描
探测器宽度	64 × 0.625/64 × 0.75	128 × 0.625	64 × 0.6
采集层厚（mm）	0.67 ~ 0.75	0.67	0.75
层间距（mm）	0.5	0.5	0.5
滤过算法	标准 / 血管	标准	血管
旋转时间（s）	0.5	0.27	0.28
扫描方向	足→头	足→头	足→头
扫描范围	从主动脉弓至双手中指末端	从主动脉弓至双手中指末端	从主动脉弓至双手中指末端

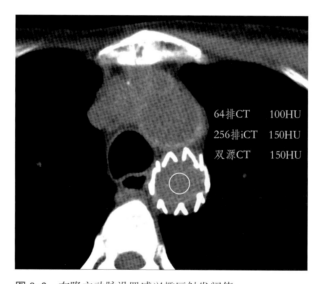

图 8-2　在降主动脉设置感兴趣区触发阈值

图像后处理：常用的重建方法有最大密度投影（MIP）、曲面重建（CPR）、容积再现（VR）等三维重建技术对上肢动脉血管各分支动脉血管进行重建。

【病例展示】

临床资料：男性，61 岁，身高 171cm，体重 63kg，心率 95 次 / 分，血压 145/70mmHg，患者行大血管支架术，左锁骨下动脉受累，同时不排除穿刺损伤可能，左上肢有缺血临床表现；血管超声报告提示：腋动脉至肱动脉栓塞，遂行上肢动脉 CTA 检查。

扫描方案：设备 Brilliance iCT，患者意识不清楚，使用约束带将患者身体及手臂固定在检查床上，避免患者身体及手臂移动导致异常情况的发生或检查失败；对比剂为欧乃派克 350，二期注射，第一期对比剂总量 100ml，流速 4.5ml/s，第二期生理盐水 30ml，流速 3.5ml/s，采用对比剂示踪法（图 8-3、图 8-4），感兴趣区 ROI 设定在降主动脉内，阈值 150HU。扫描范围从主动脉弓至双手中指末端，足 – 头方向（图 8-5），螺旋扫描模式，管电压 100kV，管电流自动毫安调节，延迟时间 5 秒，扫描时间 15 秒，层厚 0.75mm，层间距 0.5mm；血管标准算法，后处理重建显示左侧锁骨下动脉开口至近段可见充盈缺损，左锁骨下中远段显影尚可。左侧腋动脉中远段管腔内可见条状充盈缺损。左侧肱动脉中远段未见明确显影（图 8-6 ~ 图 8-10）。

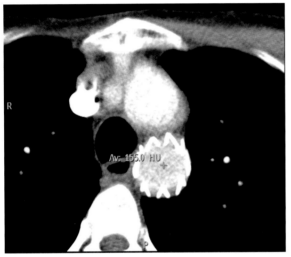

图 8-3　病例扫描方案

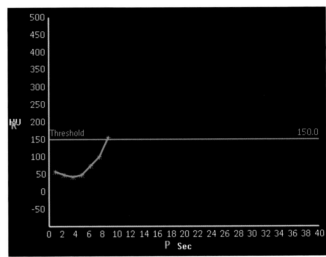

图 8-4　病例扫描方案

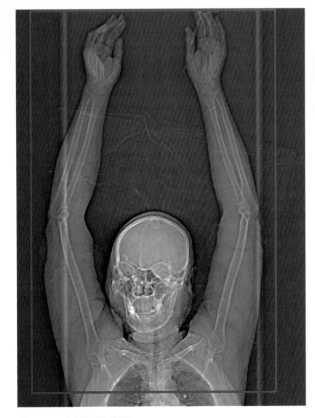

图 8-5　病例扫描范围

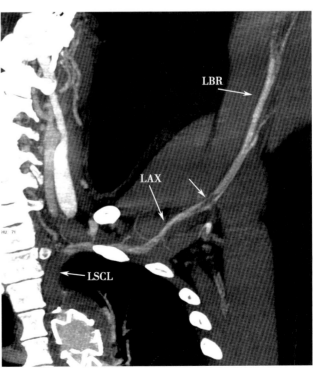

图 8-6　MIP 图显示左侧锁骨下动脉开口至近段可见充盈缺损、腋动脉中远段管腔内可见条状充盈缺损

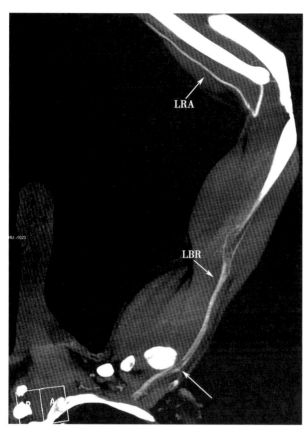

图 8-7　MIP 图左侧肱动脉中远段未见明确显影

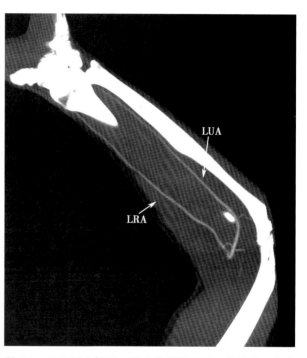

图 8-8　MIP 图左侧尺、桡动脉显影尚可，未见明确充盈缺损

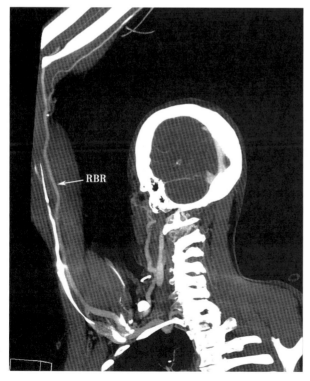

图 8-9　MIP 图右侧腋下动脉、肱动脉显影尚可，未见明确充盈缺损

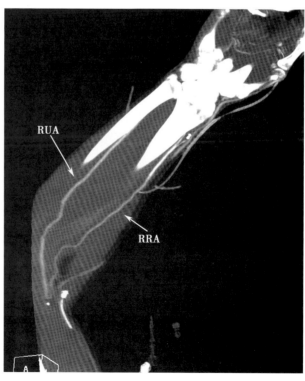

图 8-10　MIP 图右侧尺、桡动脉显影尚可，未见明确充盈缺损

（1）注射部位尽量选择健侧上肢静脉注射，避免高浓度对比剂伪影对同侧患肢动脉影像显示的干扰。

（2）上肢动脉病变时，或扫描预览图像发现远端血管显示不理想，可行二期延迟扫描，利于病变的显示。

下 肢 动 脉

下肢动脉 CTA 检查采用对比剂示踪法，CTA 扫描包括四个步骤：①正位定位像：图 8-11；②选择兴趣区层面，设定兴趣区 ROI 阈值；③兴趣区层面跟踪扫描；④下肢动脉 CTA 扫描。

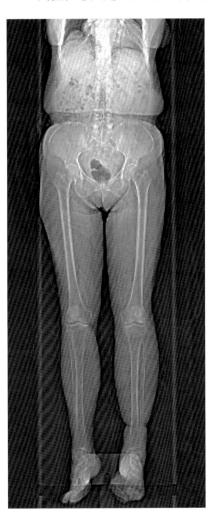

图 8-11　定位像范围

【扫描技术】

定位像： 正位定位像，扫描范围包括双侧肾上极至双侧脚尖。

对比剂应用： 不同机器扫描时间不同，对比剂总量和流速不同，64 排 CT、256 排 iCT、双源 CT 对比剂应用方案各有差异。见下表，仅供参考。

	64 排 CT	256 排 iCT	双源 CT
对比剂总量（ml）	120 ~ 150	100 ~ 130	100 ~ 130
对比剂流速（ml/s）	4.5 ~ 5.0	4.5 ~ 5.0	4.5 ~ 5.0
生理盐水总量（ml）	40 ~ 50	40 ~ 50	40 ~ 50
生理盐水流速（ml/s）	4.0 ~ 4.5	4.0 ~ 4.5	4.0 ~ 4.5

扫描方法： 扫描范围从肾动脉水平至双侧脚尖，对比剂示踪法，将感兴趣区 ROI 设定在腹主动脉，阈值（单位 HU）设置：64 排 CT 为 120HU，256iCT 为 150HU，双源 CT 为 150HU（图 8-12），延迟时间 8 秒，当达到设定阈值触发后，再延迟 7 ~ 10 秒开始扫描，扫描时间 18 ~ 25 秒，由头向足扫描；清晰显示下肢动脉的解剖形态、动脉管腔和管壁的情况。扫描参数见下表，仅供参考。

	64 排 CT	256 排 iCT	双源 CT
管电压（kV）	100 ~ 120	100 ~ 120	100 ~ 120
管电流（mAs）	自动	自动	自动
扫描模式	非心电门控螺旋扫描	非心电门控螺旋扫描	非心电门控螺旋扫描
探测器宽度	64×0.625/64×0.75	128×0.625	64×0.6
采集层厚（mm）	0.67 ~ 0.75	0.67	0.75
层间距（mm）	0.4	0.4	0.4
滤过算法	标准/血管	标准	血管
旋转时间（s）	0.5	0.27	0.28
扫描方向	头→足	头→足	头→足
扫描范围	从肾动脉水平至双侧脚尖	从肾动脉水平至双侧脚尖	从肾动脉水平至双侧脚尖

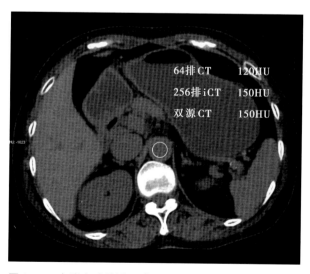

图 8-12 在腹主动脉设置感兴趣区触发阈值

下肢动脉 157

图像后处理：常用的重建方法有最大密度投影（MIP）、曲面重建（CPR）、容积再现（VR）等三维重建技术对腹主动脉下段、双侧髂动脉、股动脉、腘动脉、胫前动脉、胫后动脉、足背动脉进行重建。

【病例展示】

临床资料：女性，70岁，身高160cm，体重69kg，心率66次/分，血压132/76mmHg，PCI术后。

扫描方案：设备SOMATON Definishion Flash，患者意识清楚，嘱患者双侧脚尖并拢且不要随意摆动下肢；对比剂为欧乃派克350，二期注射，第一期对比剂总量110ml，流速5.0ml/s，第二期生理盐水50ml，流速4.5ml/s，采用对比剂示踪法（图8-13），将感兴趣区放置在肾动脉水平，阈值150HU。扫描范围从肾动脉水平至双侧足尖，头-足方向，螺旋扫描模式，管电压80kV，管电流采用自动毫安调节，延迟时间8秒，当达到触发阈值后开始扫描，扫描时间26秒，层厚0.75mm，层间距0.4mm；采用血管标准算法，后处理重建显示双侧股动脉及腘动脉、左右胫前及胫后动脉、双侧足背动脉（图8-14～图8-18）。

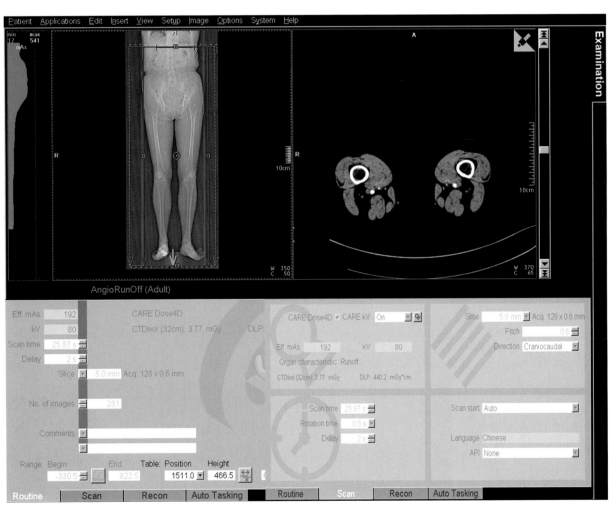

图8-13　病例扫描方法

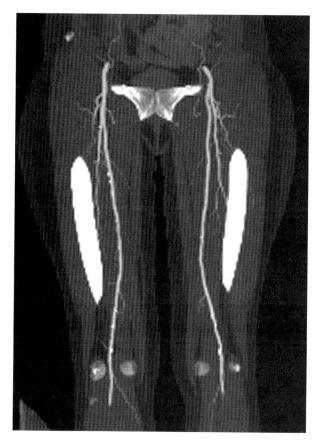

图 8-14 MIP 图清晰显示双侧股动脉及腘动脉

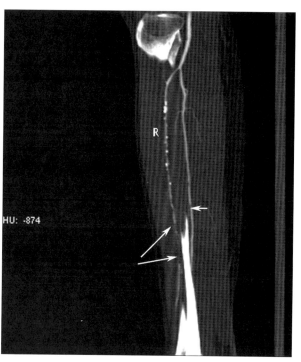

图 8-15 MIP 图显示右侧胫前及胫后动脉闭塞

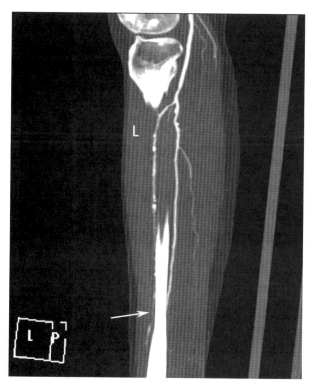

图 8-16 MIP 图显示左侧胫前动脉闭塞

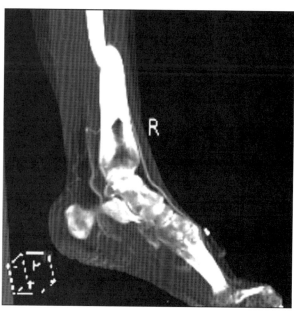

图 8-17 MIP 图显示右侧足背动脉

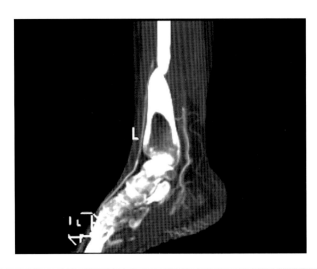

图 8-18　MIP 图显示左侧足背动脉

（1）下肢动脉行程长、血流慢、病变复杂、血流阻力大，为了得到下肢动脉特别是远端血管内更高的增强 CT 值，可适当提高对比剂注射速率。

（2）扫描方案预设置二期扫描，当动脉充盈不理想时，延时二期扫描，下肢动脉完全充盈，利用病变的显示。

上 肢 静 脉

上肢静脉 CTV 检查采用增强法，CT 扫描包括四个步骤：①正位定位像：图 8-19；②选择兴趣区层面，设定兴趣区 ROI 阈值或使用延迟法；③兴趣区层面跟踪扫描；④上肢静脉 CTV 扫描。

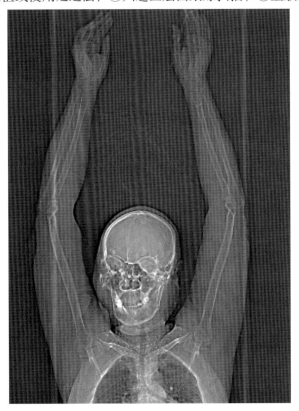

图 8-19　定位像范围

【扫描技术】

定位像： 正位定位像，扫描范围包括上腔静脉至双手中指末端。

对比剂应用： 不同机器扫描时间不同，对比剂总量和流速不同，64 排 CT、256 排 iCT、双源 CT 对比剂应用方案各有差异。见下表，仅供参考。

（1）直接法：用欧乃派克 320mg/ml 与 9% 生理盐水按 1 : 3 容积比例混合稀释液为对比剂。

	64 排 CT	256 排 iCT	双源 CT
对比剂及生理盐水混合总量（ml）	160 ~ 180	160 ~ 180	160 ~ 180
对比剂及生理盐水流速（ml/s）	1.0 ~ 1.5	1.5 ~ 2.0	1.5 ~ 2.0

（2）间接法

	64 排 CT	256 排 iCT	双源 CT
对比剂总量（ml）	120 ~ 150	110 ~ 140	110 ~ 140
对比剂流速（ml/s）	3.5 ~ 4.0	3.5 ~ 4.0	3.5 ~ 4.0
生理盐水总量（ml）	30 ~ 40	30 ~ 40	30 ~ 40
生理盐水流速（ml/s）	3.0 ~ 3.5	3.0 ~ 3.5	3.0 ~ 3.5

扫描方法： 扫描范围从上腔静脉至双侧手指近段；直接法使用对比剂示踪法，注射部位采用双侧手背静脉同时埋置留置针，使用 Y 型延长管双侧上肢同时注射稀释后对比剂，将感兴趣区 ROI 设定在上腔静脉内，延迟时间 25 秒，扫描时间 15 秒。由足向头扫描。

间接法使用延迟增强法，选取健侧上肢前臂静脉或肘静脉，在注射对比剂后 60 ~ 90 秒后从上腔静脉至双侧手指远端扫描，清晰显示髂外静脉、股总静脉、股深、股浅静脉、腘静脉、胫前、胫后静脉、腓静脉、大隐静脉、小隐静脉。扫描参数见下表，仅供参考。

	64 排 CT	256 排 iCT	双源 CT
管电压（kV）	100 ~ 120	100 ~ 120	100 ~ 120
管电流（mAs）	自动	自动	自动
扫描模式	螺旋扫描	螺旋扫描	螺旋扫描
探测器宽度	64×0.625/64×0.75	128×0.625	64×0.6
采集层厚（mm）	1.0	1.0	1.0
层间距（mm）	0.5	0.5	0.5
滤过算法	标准 / 血管	标准	血管
旋转时间（s）	0.5	0.27	0.28
扫描方向	足→头	足→头	足→头
扫描范围	上腔静脉至双侧手指远端	上腔静脉至双侧手指远端	上腔静脉至双侧手指远端

图像后处理：常用的重建方法有最大密度投影（MIP）、曲面重建（CPR）、容积再现（VR）等三维重建技术对上肢静脉血管及各分支静脉血管进行重建。

　　【病例展示】

　　临床资料：女性，53 岁，身高 159cm，体重 55kg，心率 78 次 / 分，血压 116/86mmHg；患者左侧手臂疼痛，稍肿胀，门诊医师怀疑上肢静脉血栓，遂行上肢静脉 CTV 检查。

　　扫描方案：设备 SOMATON Definishion Flash，患者意识清楚，嘱患者将双手置于头顶并伸直且不可随意移动，避免运动伪影的发生；因患者左侧手臂疼痛，遂行单侧手臂静脉 CT 检查，在患者左手手背埋置静脉留置针；稀释对比剂总量 60ml，流速 1.5ml/s，采用直接法扫描方式（图 8-20），扫描范围从上腔静脉至左手指远端，足 – 头方向，螺旋扫描模式，管电压 80kV，管电流采用自动毫安调节，延迟时间 25 秒，扫描时间 15 秒，层厚 1.0mm，层间距 0.5mm；血管标准算法，后处理重建显示锁骨下静脉、腋静脉、贵要静脉、肱静脉、肘正中静脉、头静脉、尺桡静脉（图 8-21 ~ 图 8-23）。

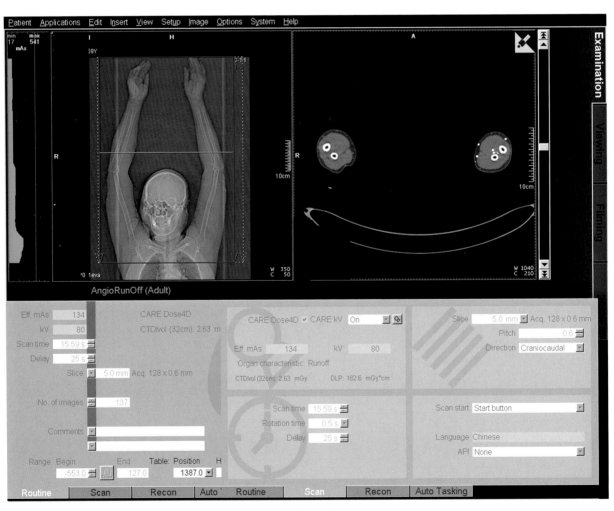

图 8-20　病例扫描方法

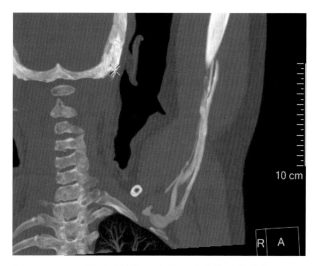

图 8-21 MIP 图显示锁骨下静脉、腋静脉及头静脉

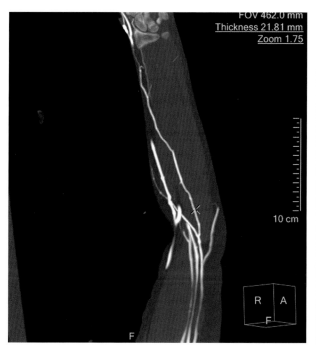

图 8-22 MIP 图显示肱静脉、肘正中静脉及尺桡静脉

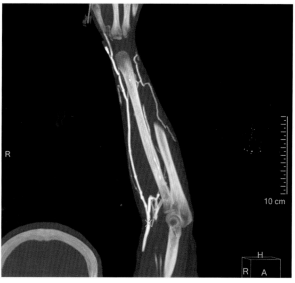

图 8-23 MIP 图显示前臂浅静脉

经验分享

（1）间接法扫描时需注意扫描方向，扫描方向应与静脉回流方向一致，避免对比剂充盈不佳。

（2）直接法扫描时如怀疑双侧上肢静脉血栓患者或手背静脉穿刺困难患者，可考虑由颈静脉埋置留置针。

下 肢 静 脉

下肢静脉 CTV 检查采用增强法，CT 扫描包括四个步骤：①正位定位像（图 8-24）；②选择兴趣区层面，设定兴趣区 ROI 阈值；③兴趣区层面跟踪扫描；④下肢静脉 CTV 扫描。

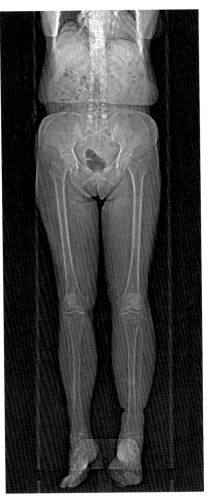

图 8-24　定位像范围

【扫描技术】

定位像：正位定位像，扫描范围包括腰四椎体上缘至双侧脚尖。

对比剂应用：不同机器扫描时间不同，对比剂总量和流速不同，64 排 CT、256 排 iCT、双源 CT 对比剂应用方案各有差异。见下表，仅供参考。

（1）直接法：用欧乃派克 320mg/ml 与 9% 生理盐水按 1：3 容积比例混合稀释液为对比剂。

	64 排 CT	256 排 iCT	双源 CT
对比剂及生理盐水混合总量（ml）	160～180	160～180	160～180
对比剂及生理盐水流速（ml/s）	1.0～1.5	1.5～2.0	1.5～2.0

（2）间接法

	64 排 CT	256 排 iCT	双源 CT
对比剂总量（ml）	120 ~ 150	110 ~ 140	110 ~ 140
对比剂流速（ml/s）	3.5 ~ 4.0	3.5 ~ 4.0	3.5 ~ 4.0
生理盐水总量（ml）	30 ~ 40	30 ~ 40	30 ~ 40
生理盐水流速（ml/s）	3.0 ~ 3.5	3.0 ~ 3.5	3.0 ~ 3.5

扫描方法：扫描范围从右心房（包括下腔静脉入口）至双侧足尖；直接法注射部位采用双侧足背静脉同时埋置留置针，使用 Y 型延长管双侧下肢同时注射稀释后对比剂，采用对比剂示踪法，将感兴趣区 ROI 设定在下腔静脉肝段内，扫描时于双踝关节下缘绑扎止血带，由足侧向头侧扫描，阈值（CT 值单位 HU）设置：64 排 CT 为 100HU，256iCT 为 120HU，双源 CT 为 120HU（图 8-25），延迟时间 6 秒，当达到设定阈值后再延迟 7 ~ 10 秒触发扫描，扫描时间 20 ~ 22 秒。

间接法使用延迟增强法，选取单侧上肢前臂静脉或肘静脉，在注射对比剂后 150 ~ 180 秒后由头侧向足侧扫描，范围从右心房（包括下腔静脉入口）至双侧足尖。清晰显示髂外静脉、股总静脉、股深、股浅静脉、腘静脉、胫前、胫后静脉、腓静脉、大隐静脉、小隐静脉。扫描参数见下表，仅供参考。

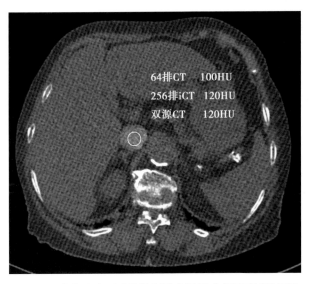

图 8-25　直接法在下腔静脉肝段内设置感兴趣区触发阈值

	64 排 CT	256 排 iCT	双源 CT
管电压（kV）	100 ~ 120	100 ~ 120	100 ~ 120
管电流（mAs）	自动	自动	自动
扫描模式	螺旋扫描	螺旋扫描	螺旋扫描
探测器宽度	64 × 0.625/64 × 0.75	128 × 0.625	64 × 0.6
采集层厚（mm）	1.0	1.0	1.0
层间距（mm）	0.5	0.5	0.5
滤过算法	标准 / 血管	标准	血管
旋转时间（s）	0.5	0.27	0.28
扫描方向	头→足	头→足	头→足
扫描范围	从右心房（包括下腔静脉入口）至双侧足尖	从右心房（包括下腔静脉入口）至双侧足尖	从右心房（包括下腔静脉入口）至双侧足尖

图像后处理：常用的重建方法有最大密度投影（MIP）、曲面重建（CPR）、容积再现（VR）等三维重建技术对下肢静脉血管及各分支静脉血管进行重建。

【病例展示】

临床资料：女性，77 岁，身高 152cm，体重 65kg，心率 62 次 / 分，血压 179/79mmHg，高血压病史，最高血压 190mmHg；因"胸闷、气促、乏力、黑矇、左下肢疼痛、肿胀"入院，超声示：心脏瓣膜病，二尖瓣中 – 重度反流，三尖瓣重度反流，深静脉血栓，住院医师遂行下肢静脉 CT 检查。

扫描方案：设备 SOMATON Definishion Flash，患者意识清楚，嘱其保持下肢固定，不可随意移动，避免运动伪影的发生；超声示患者左下肢深静脉血栓且右下肢足背静脉穿刺困难，故行左下肢单侧静脉 CT 检查；稀释混合对比剂总量 100ml，流速 1.5ml/s，采用对比剂示踪法（图 8-26），感兴趣区设定在下腔静脉肝段内，阈值 120HU。两期扫描，第一期扫描范围从右心房（包括下腔静脉入口）至左侧足尖，头 – 足方向，螺旋扫描模式，管电压 80kV，管电流自动毫安调节，延迟时间 6 秒，当达到设定阈值后触发扫描，扫描时间 25 秒，层厚 1.0mm，层间距 0.5mm；血管标准算法，后处理重建显示左侧股深静脉中远段、腘静脉、大隐静脉内低密度充盈缺损（图 8-27 ~ 图 8-29）。

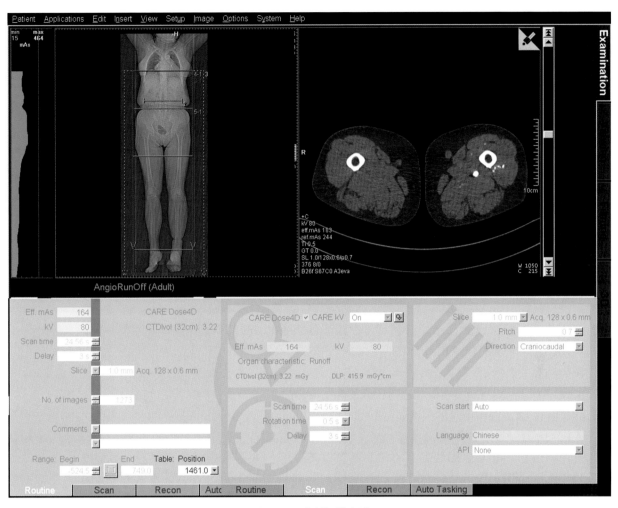

图 8-26　病例扫描方法

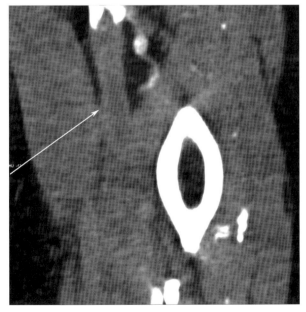

图 8-27　MIP 图左侧股深静脉充盈缺损无对比剂通过

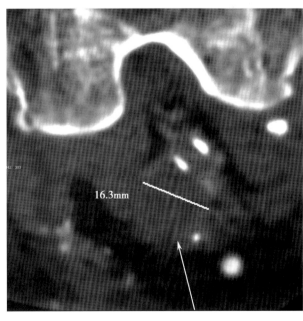

图 8-28　轴位 MIP 图左侧腘静脉充盈缺损无对比剂通过

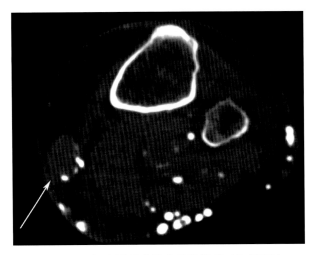

图 8-29 MIP 图左侧大隐静脉充盈缺损无对比剂通过

　　下肢静脉 CTV 直接法采用双侧足背静脉埋置留置针，使用 Y 型连接管对双侧下肢同时注射稀释后对比剂，一次扫描双侧成像；采用低千伏扫描，稀释后碘浓度降低的对比剂在减少总剂量的同时降低辐射剂量，但对于下肢严重肿胀，足背静脉穿刺注射对比剂困难的患者不适合应用直接法。

　　影响血管 CTA 图像质量的因素包括：

　　（1）伪影：运动伪影和高密度伪影。运动伪影有随意性和非随意性，随意性的运动伪影包括呼吸和吞咽运动，非随意的伪影有心跳、肠蠕动等，它们在图像中的表现是阶梯状伪影，导致图像失真。避免运动伪影的方法：①呼吸和吞咽运动，在检查前告知患者尽量不做吞咽动作，并根据检查严格训练患者的呼吸和屏气；因病理因素致患者烦躁引起的身体不能自控的移动，进行合理的固定，包括运用固定块、绑带、其他辅助器材和陪护人的制动，特别是头颈动脉血管 CTA 检查时，头部的固定显得尤为重要。对极度不合作的病人应使用镇静剂。②在一些运动器官的 CTA 检查中，缩短扫描时间，是减少运动伪影最有效的方法。避免金属伪影的方法：①对患者携带的金属物可在扫描前去除；②利用某些型号 CT 机上的金属伪影抑制软件改善图像质量；③对于主动脉成像或腹部血管成像患者在检查前一周禁止行消化道钡剂造影，并在检查前尽可能食用少渣饮食特别不能服用含有金属的药品。

　　（2）对比剂总量和注射速率：对比剂的总量除要依据患者年龄、体重进行估算外，在动脉成像中，还应根据对比剂的注射速度、延迟时间、扫描速度、扫描时间来设定。动脉血管成像中，尽可能采用较快的注射速度，充分体现团注法的优势，一般成人注射速率以 3.5 ~ 5.0ml/s 为宜。静脉血管成像的扫描延迟时间根据注射总量和速率决定，当注射速度较高时延迟时间应相对较短，而注射速度较低时，延迟时间应相对较长。外周静脉血管可采取稀释后对比剂和较低的注射速度（1.5 ~ 2ml/s），过快注射速度使血管内对比剂浓度过高而产生伪影。病人年龄小、心率快循环时间短，延迟时间应适当缩短；病人心率慢血液循环时间长，延迟时间应适当延长；如有心功能不全、肺动脉高压、血管近段阻塞性病变时，延迟时间也需相对延长。因此，设定个性化的扫描方案尤为重要。

　　（3）kV 和 mAs 的选择：增加 kV 值和提高 mAs 值能降低图像噪声，提高密度和空间分辨力，改善图像质量，但辐射剂量随之增加。因此，在满足诊断要求的前提下，尽可能地降低 kV 和 mAs，减少放射辐射剂量。目前，后 64 排 CT 机都配有自动毫安调节技术，kV 在患者 BMI 小于 25 时可用 80~100kV，BMI 大于 25 时用 120kV，对于婴幼儿或儿童患者更可使用 70~80kV。

　　（4）重建间隔的影响：螺旋扫描同序列扫描相比，长轴方向空间分辨力略有下降，通过重叠重建可部分弥补这一缺陷，尤其对脑血管病变的显示，40% ~ 50% 的重叠重建可以在不增加 X 线辐射剂量的前提下，改善空间分辨力和小血管的显示。但一定程度的重叠，图像空间分辨力达到接近极限时，图像噪声将增加。

  总之，影响血管 CTA 质量的因素众多，且相互影响，要根据诊断目的和靶血管的显示综合考虑，选择合理的扫描技术参数，得到满意的图像质量。

先天性心脏病 CT 扫描技术

先天性心脏病发病率占活产婴儿的 0.7% ~ 0.8%，是较为常见的先天性畸形，约占先天性畸形的 29%，每年有 10 万 ~ 15 万先天性心脏病新生儿娩出，其中复杂先天性心脏病患儿的生存率差，对家庭和社会的危害性大，及早干预治疗，能在一定程度上减少不良事件的发生。

先天性心脏病是在胚胎发育时期心脏和血管出现形成障碍和发育异常而导致的解剖结构异常，引起相应的血流动力学变化。随着医学技术的发展，先天性心脏病的外科手术治愈率不断提高，术前准确诊断对手术方案的制定尤为重要。先天性心脏病 CTA 成像由于其检查时间短，一次检查得到的原始图像可多次重复诊断，图像质量好，能清晰显示结构畸形和血管组织的空间位置关系，诊断明确，辐射剂量低，误、漏诊率低，特别是急重症新生儿的术前诊断，在新的迭代算法帮助下，在满足临床诊断，得到满意的图像质量的同时，将剂量降到更低，有益于社会。先天性心脏病 CT 血管成像技术（CT angiography，CTA）正逐步应用于临床。

心脏、血管是空腔软组织，其内有血液流动，CT 平扫时，没有密度差，无法显示心脏血管的组织结构畸形，通过静脉内注射对比剂，CTA 扫描成像，使心腔、血管管腔显示，并与周围组织区分开来；由于 CTA 无法动态观察血流动力学变化，而对比剂在人体内是动态流动的，所以需要掌握好结构畸形时的血流和组织改变，在对比剂很好地充盈心脏血管时进行扫描，以清晰显示结构和组织间的相互位置关系。复杂先天性心脏病常常合并腹腔脏器畸形，比如内脏心房异位综合征常合并无脾征或多脾征，单心室等复杂畸形时合并腔静脉异常、肺内气管性支气管、永存左上腔等，故在复杂心脏血管畸形影像检查时，如果超声心动图未明确诊断，CTA 扫描范围应包括上腹部。

先天性心脏病 CT 检查采用增强法，扫描包括 2 个步骤：①正位定位像（图 9-1）；②心脏血管延迟法增强 CTA 扫描。

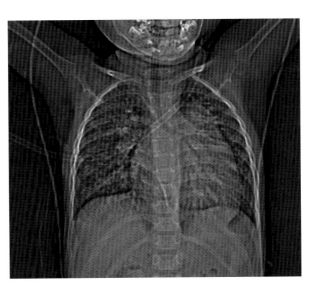

图 9-1　定位像扫描范围

心内结构畸形

1. 房间隔缺损

房间隔缺损是出生后，左、右心房之间存在未闭的房间隔孔，亦称心房间交通口，产生左向右、右向左或双向血液分流，即心房水平分流，其分流程度取决于交通口的大小、位置和左、右心室的顺应性。在房间隔缺损早期时，由于左心房压力高于右心房压力，血液在舒张期从左心房→右心房→右心室→肺动脉，持续的分流，导致肺动脉增宽，肺内血流量增多、右心室扩大，肺动脉压升高，当肺动脉压超过左心室压力时，就产生右向左的分流，右心房扩大。

【扫描技术】

定位扫描： 正位定位像，扫描范围从第 4 颈椎到上腹部。

对比剂应用： 根据患儿体重计算对比剂总量，注射方案分两期，第一期为对比剂，第二期为生理盐水，第一期对比剂采用双流技术，75% 对比剂和 25% 的生理盐水混合注射，注射时间 16～18 秒；第二期生理盐水，注射时间为 4～6 秒。不同机器对比剂应用方案不同，儿童患者的对比剂应用方案见下表，仅供参考。

	64 排 CT	256 排 iCT	双源 CT
对比剂总量（ml/kg）	1.5～3.0	1.5～3.0	1.5～3.0
对比剂流速（ml/s）	0.6～2.0	0.6～2.0	0.6～2.0
生理盐水总量（ml）	4～8	4～8	4～8
生理盐水流速（ml/s）	0.8～1.2	0.8～1.2	0.8～1.2

扫描方法： 范围从胸廓入口至心底部，直接延迟法，64 排 CT 扫描延迟时间 21～23 秒，256 排 iCT 扫描延迟时间 27～29 秒，双源 CT 扫描延迟 24～26 秒，采用心电门控模式，回顾性心电门控剂量调制宽度为心动周期 R-R 间期的 40%～75%，此为全放射剂量，其他时相则为 4% 放射剂量，双源 CT 前瞻性心电门控剂量调制宽度为心动周期 R-R 间期的 40%～75%，此为全放射剂量，其他时相无放射剂量。图像质量要求：左、右心房对比剂混合均匀，清晰显示房间隔缺损。扫描参数见下表，仅供参考。

	64 排 CT	256 排 iCT	双源 CT
管电压（kV）	80	80	80
管电流（mAs）	50 或自动	50 或自动	50 或自动
螺距	0.3	与心率自动匹配	与心率自动匹配
扫描模式	前瞻 / 回顾性心电门控	前瞻 / 回顾性心电门控	前瞻 / 回顾性心电门控
探测器宽度	64×0.625/64×0.75	128×0.625	64×0.6
层厚（mm）	0.6～0.75	0.6	0.6～0.75
层间距（mm）	0.3～0.4	0.3	0.3～0.4
矩阵	512×512	512×512	512×512
滤过算法	心脏	心脏	心脏
扫描方向	头→足	头→足	头→足
延迟时间（秒）	21～23	27～29	24～26

时相重建： 首选以 45% 为中心重建最佳时相观察心内结构畸形，后续重建 75% 时相用于测量左心室容积。

图像后处理： 常用的重建方法有最大密度投影、曲面重建、容积再现等三维重建技术对动脉血管进行重建。

【病例展示】

临床资料： 男，1 岁，76.5cm，10kg，心率 120 次 / 分，发现心脏杂音十余天，超声心动图诊断"先天性心脏病，房间隔缺损（下腔型左向右分流）"，临床怀疑降主动脉缩窄，外科手术前明确诊断拟行

CTA 检查。

扫描方案：设备 SOMATON Definishion Flash，患儿仰卧位足先进，短效麻醉状态下检查，使用自制绑带物理制动，将相关部位遮盖行放射防护；扫描范围从胸廓入口到膈下 1cm，手背静脉留置针，管道通畅，对比剂为威视派克 320，二期注射，第一期注射总量 25ml，对比剂用量 18ml（10kg×2.5ml/kg×75%=18.75ml），流速 1.1ml/s，第二期生理盐水 5ml，流速 1.0ml/s，采用直接延迟法，一期前瞻性心电门控扫描，延迟时间为 26 秒，检查时间 6.8 秒，管电压 80kV，自动毫安调节，层厚 0.75mm，层间距 0.4mm，心脏滤过算法，扫描方案如图所示（图 9-2），重建收缩期清楚显示房间隔缺损（图 9-3、图 9-4），重建 75% 时相测量左、右心室容积。

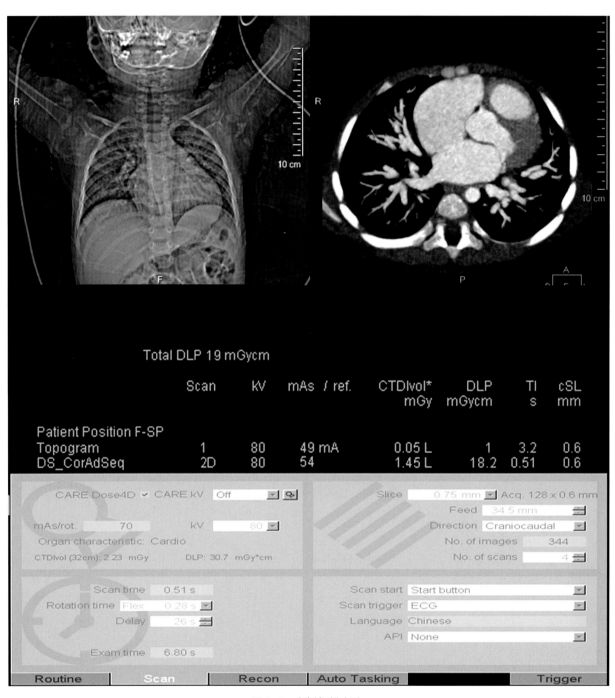

图 9-2　病例扫描方法

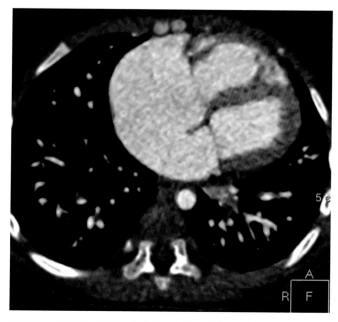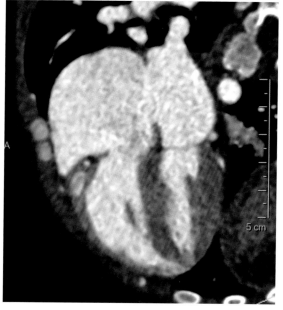

图 9-3　横断位显示四个心腔对比剂均匀，房间隔缺损诊断　图 9-4　MIP 图旋转四腔位显示缺损最大径
明确

经验分享

（1）检查前反复哭闹的孩子，膈肌会产生运动伪影，建议扫描模式尽量使用回顾性心电门控，避免因膈肌运动所致的伪影干扰，无法清晰显示小的房间隔缺损。

（2）单纯的房间隔缺损不合并心内结构复杂畸形时，对比剂和生理盐水流速偏低，使对比剂混合均匀。

2. 心内膜垫缺损

心内膜垫缺损又称房室间隔缺损，是房室瓣水平上的房间隔缺损、房室瓣裂及其所致的不同程度反流，室间隔缺损可同时存在，其心内结构畸形复杂，并常常有合并畸形，如法洛四联症、右心室双出口、单心室、大动脉转位等，病理变化差别大，主要决定于心房心室缺损交通口的大小、血液分流量的多少、房室瓣反流程度及合并畸形。根据不同的病理改变，可分为三型：①部分型心内膜垫缺损；②完全型心内膜垫缺损；③过渡型心内膜垫缺损。不同分型，有不同的血流动力学变化，当发生完全型心内膜垫缺损时，体静脉和动脉血液在互为交通的心腔内混合后，又分别进入肺循环和体循环，合并其他复杂心脏畸形，则伴随结构异常，有相应的血流动力学改变。

【扫描技术】

定位扫描：正位定位像，扫描范围从第 4 颈椎到上腹部。

对比剂应用：根据患儿体重计算对比剂总量，注射方案分两期，第一期为对比剂，第二期为生理盐水，第一期对比剂采用双流技术，70% 对比剂和 30% 的生理盐水混合注射，注射时间 16 ~ 18 秒；第二期生理盐水，注射时间为 6 秒。不同机器对比剂应用方案不同，儿童患者的对比剂应用方案见下表，仅供参考。

	64 排 CT	256 排 iCT	双源 CT
对比剂总量（ml/kg）	1.5 ~ 3.0	1.5 ~ 3.0	1.5 ~ 3.0
对比剂流速（ml/s）	0.6 ~ 2.0	0.6 ~ 2.0	0.6 ~ 2.0
生理盐水总量（ml）	4 ~ 8	4 ~ 8	4 ~ 8
生理盐水流速（ml/s）	0.8 ~ 1.2	0.8 ~ 1.2	0.8 ~ 1.2

扫描方法：范围从胸廓入口至心底部，直接延迟法，64 排 CT 扫描延迟时间 25 ~ 27 秒，256 排 iCT 扫描延迟时间 30 ~ 33 秒，双源 CT 扫描延迟 28 ~ 32 秒，采用心电门控模式，回顾性心电门控剂量调制宽度为心动周期 R-R 间期的 40% ~ 75%，此为全放射剂量，其他时相则为 4% 放射剂量，双源 CT 前瞻性心电门控剂量调制宽度为心动周期 R-R 间期的 40% ~ 75%，此为全放射剂量，其他时相无放射剂量。图像质量要求：左、右心房对比剂混合均匀，无伪影。扫描参数见下表，仅供参考。

	64 排 CT	256 排 iCT	双源 CT
管电压（kV）	80	80	80
管电流（mAs）	50 或自动	50 或自动	50 或自动
螺距	0.3	与心率自动匹配	与心率自动匹配
扫描模式	前瞻/回顾性心电门控	前瞻/回顾性心电门控	前瞻/回顾性心电门控
探测器宽度	64×0.625/64×0.75	128×0.625	64×0.6
层厚（mm）	0.6 ~ 0.75	0.6	0.6 ~ 0.75
层间距（mm）	0.3 ~ 0.4	0.3	0.3 ~ 0.4
矩阵	512×512	512×512	512×512
滤过算法	心脏	心脏	心脏
扫描方向	头→足	头→足	头→足
延迟时间（秒）	25 ~ 27	30 ~ 33	28 ~ 32

时相重建：首选以 45% 为中心重建最佳时相观察心内结构畸形，后续重建 75% 时相用于测量左心室容积。

图像后处理：常用的重建方法有最大密度投影、曲面重建、容积再现等三维重建技术对动脉血管进行重建。

【病例展示】

临床资料：女，2 岁，74.5cm，9.5kg，心率 125 次/分，发现心脏杂音一年余，口唇发绀，四肢末端无发绀，超声心动图诊断"先天性复杂心脏畸形，完全性心内膜垫缺损，一组共同房室瓣"，外科手术前明确诊断及手术方式，拟行 CTA 检查。

扫描方案：设备 SOMATON Definishion Flash，患儿仰卧位足先进，短效麻醉状态下检查，使用自制绑带物理制动，将相关部位遮盖行放射防护；扫描范围从胸廓入口到膈下 1cm，手背静脉留置针，管道通畅，对比剂为威视派克 320，二期注射，第一期注射总量 24ml，对比剂用量 18ml（9.5kg×2.5ml/kg×75%=18ml），流速 1.0ml/s，第二期生理盐水 6ml，流速 0.8ml/s，采用直接延迟法，一期前瞻性心电门控扫描，延迟时间为 30 秒，检查时间 4.23 秒，管电压 80kV，自动毫安调节，层厚 0.75mm，层间距 0.4mm，心脏滤过算法，扫描方案如图所示（图 9-5），重建图像清楚显示心腔结构，心房内无对比剂伪影（图 9-6 ~ 图 9-8），重建 75% 时相测量左、右心室容积。

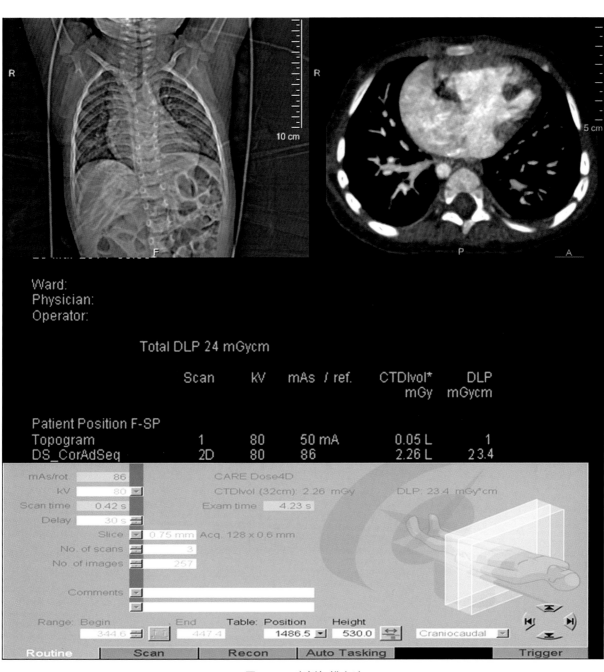

图 9-5　病例扫描方法

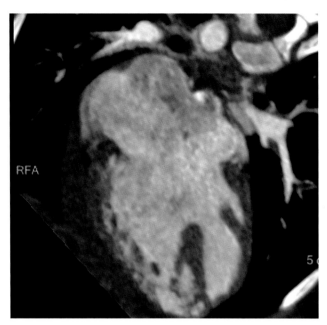

图 9-6　MIP 图清晰显示心腔结构，无对比剂伪影

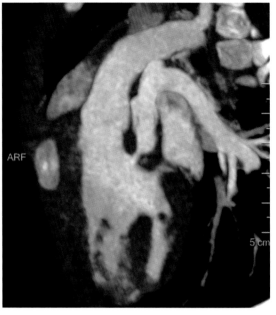

图 9-7　MIP 图对比剂清楚显示心室结构、主动脉和肺动脉起自右心室，肺动脉瓣下狭窄

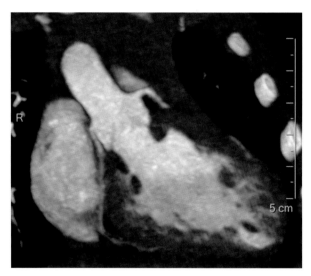

图 9-8　MIP 图优化的成像参数显示冠状动脉起源、走行

经验分享

完全型心内膜垫缺损存在大量左向右分流并伴有肺动脉高压,扫描时,应相应增加对比剂总量,延长注射时间,增加扫描延迟时间。

3. 室间隔缺损

室间隔缺损是最常见的简单先天性心脏病，在胚胎发育时期，当肌性室间隔、心内膜垫和球嵴部的融合发生异常时，缺损可出现在室间隔任何部位，根据病理解剖，可分为三型：①漏斗部室间隔缺损；②膜周部室间隔缺损；③肌部室间隔缺损。血流动力学的改变在初期血液从左心室→右心室，缺损口径和肺血管阻力决定分流量的大小；血液的长期分流造成肺动脉高压，其压力超过主动脉压力时，就产生右心室→左心室分流，右心系统扩大。

【扫描技术】

定位扫描： 正位定位像，扫描范围从第 4 颈椎到上腹部。

对比剂应用： 根据患儿体重计算对比剂总量，注射方案分两期，第一期为对比剂，第二期为生理盐水，第一期对比剂采用双流技术，75% 对比剂和 25% 的生理盐水混合注射，注射时间 16 ~ 18 秒；第二期生理盐水，注射时间为 6 秒。不同机器对比剂应用方案不同，儿童患者的对比剂应用方案见下表，仅供参考。

	64 排 CT	256 排 iCT	双源 CT
对比剂总量（ml/kg）	1.5 ~ 3.0	1.5 ~ 3.0	1.5 ~ 3.0
对比剂流速（ml/s）	0.6 ~ 2.0	0.6 ~ 2.0	0.6 ~ 2.0
生理盐水总量（ml）	4 ~ 8	4 ~ 8	4 ~ 8
生理盐水流速（ml/s）	0.8 ~ 1.2	0.8 ~ 1.2	0.8 ~ 1.2

扫描方法： 范围从胸廓入口至心底部，直接延迟法，64 排 CT 扫描延迟时间 21 ~ 23 秒，256 排 iCT 扫描延迟时间 25 ~ 27 秒，双源 CT 扫描延迟 23 ~ 25 秒，采用心电门控模式，回顾性心电门控剂量调制宽度为心动周期 R–R 间期的 40% ~ 75%，此为全放射剂量，其他时相则为 4% 放射剂量，双源 CT 前瞻性心电门控剂量调制宽度为心动周期 R–R 间期的 40% ~ 75%，此为全放射剂量，其他时相无放射剂量。图像质量要求：左、右心室腔显示清晰。扫描参数见下表，仅供参考。

	64 排 CT	256 排 iCT	双源 CT
管电压（kV）	80	80	80
管电流（mAs）	50 或自动	50 或自动	50 或自动
螺距	0.3	与心率自动匹配	与心率自动匹配
扫描模式	前瞻 / 回顾性心电门控	前瞻 / 回顾性心电门控	前瞻 / 回顾性心电门控
探测器宽度	64×0.625/64×0.75	128×0.625	64×0.6
层厚（mm）	0.6 ~ 0.75	0.6	0.6 ~ 0.75
层间距（mm）	0.3 ~ 0.4	0.3	0.3 ~ 0.4
矩阵	512×512	512×512	512×512
滤过算法	心脏	心脏	心脏
扫描方向	头→足	头→足	头→足
延迟时间（秒）	21 ~ 23	25 ~ 27	23 ~ 25

时相重建： 重建心动周期 40% 时相观察心内结构畸形。

图像后处理： 常用的重建方法有最大密度投影、曲面重建、容积再现等三维重建技术对动脉血管进行重建。

【病例展示】

临床资料： 女，1 个月，51cm，3.8kg，心率 146 次 / 分，体检发现心脏杂音，超声心动图诊断"先天性心脏病，室间隔缺损"，临床检查时患儿足背动脉不易扪及，拟行心脏 CT 检查以排除主动脉弓缩窄或中断可能。

扫描方案：设备 SOMATON Definishion Flash，患儿仰卧位足先进，短效麻醉状态下检查，使用自制绑带物理制动，将相关部位遮盖行放射防护；扫描范围从胸廓入口到膈下 1cm，手背静脉留置针，管道通畅，对比剂为威视派克 320，二期注射，第一期注射总量 12ml，对比剂用量 9ml（3.8kg×3ml/kg×75%=9ml），流速 0.8ml/s，第二期生理盐水 4ml，流速 1.0ml/s，采用直接延迟法，一期回顾性心电门控扫描，延迟时间为 24 秒，检查时间 2 秒，管电压 80kV，54mAs，层厚 0.75mm，层间距 0.4mm，心脏滤过算法，扫描方案如图所示（图 9-9），重建图像清楚显示室间隔缺损大小、位置及主动脉（图 9-10 ~ 图 9-13），重建 75% 时相测量左、右心室容积。

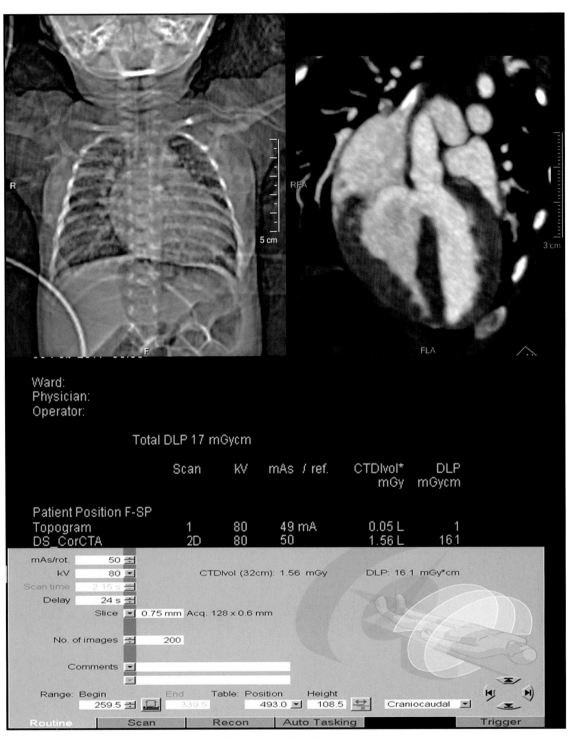

图 9-9　病例扫描方法

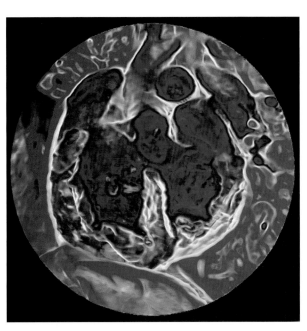

图 9-10 VR 图各组织密度差异，清晰显示膜周部室间隔缺损

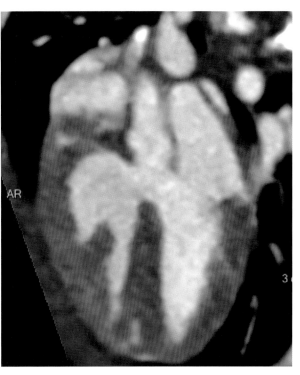

图 9-11 MIP 图旋转心脏四腔位左、右心室对比剂充盈，清晰显示室间隔缺损和主动脉骑跨

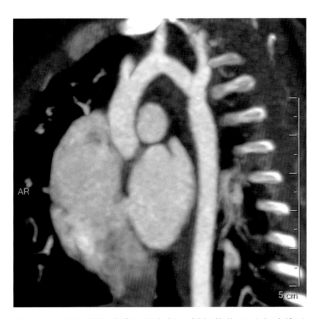

图 9-12 MIP 图主动脉显影良好，斜矢状位显示主动脉弓发育不良

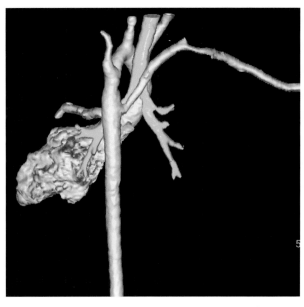

图 9-13 VR 图良好显示变异的迷走右锁骨下动脉及对右主支气管的压迫，无对比剂伪影干扰

心内结构畸形　　181

（1）扫描延迟时间缩短，增加生理盐水的流速，使左、右心室有密度差，显示室间隔。

（2）患儿为新生儿不实施短效麻醉时，为防止受对比剂刺激产生身体扭动而致图像运动伪影，影响诊断，常常采用回顾性心电门控模式扫描。

4. 单心室

单心室是指两组房室瓣或一组共同房室瓣开口与单一心室连接，单心室结构包括流入道、小梁部和流出道，同时接受来自左心房和右心房的血液，包括双入口型房室连接和房室连接缺如。根据主心室腔形态学结构分为三型：①左心室型单心室；②右心室型单心室；③心室结构不定型单心室。单心室的血流动力学变化主要是单一心腔接受 75% 或全部肺循环和体循环的血液，容量增大，心室腔超负荷；主动脉和肺动脉在单心室腔内的空间位置根据不同的分型有不同的排列关系，左心室型单心室常常与大动脉连接关系不一致，右心室型单心室与大动脉连接关系常常表现为主心室腔双出口或与大动脉连接关系一致。

【扫描技术】

定位扫描： 正位定位像，扫描范围从第 4 颈椎到上腹部。

对比剂应用： 根据患儿体重计算对比剂总量，注射方案分两期，第一期为对比剂，第二期为生理盐水，第一期对比剂采用双流技术，75% 对比剂和 25% 的生理盐水混合注射，注射时间 16 ~ 18 秒；第二期生理盐水，注射时间为 6 秒。不同机器对比剂应用方案不同，儿童患者的对比剂应用方案见下表，仅供参考。

	64 排 CT	256 排 iCT	双源 CT
对比剂总量（ml/kg）	1.5 ~ 3.0	1.5 ~ 3.0	1.5 ~ 3.0
对比剂流速（ml/s）	0.6 ~ 2.0	0.6 ~ 2.0	0.6 ~ 2.0
生理盐水总量（ml）	4 ~ 8	4 ~ 8	4 ~ 8
生理盐水流速（ml/s）	0.8-1.2	0.8-1.2	0.8-1.2

扫描方法： 范围从胸廓入口至心底部，直接延迟法，64 排 CT 扫描延迟时间 21 ~ 23 秒，256 排 iCT 扫描延迟时间 28 ~ 30 秒，双源 CT 扫描延迟 25 ~ 27 秒。采用心电门控模式，回顾性心电门控剂量调制宽度为心动周期 R-R 间期的 40% ~ 75%，此为全放射剂量，其他时相则为 4% 放射剂量，双源 CT 前瞻性心电门控剂量调制宽度为心动周期 R-R 间期的 40% ~ 75%，此为全放射剂量，其他时相无放射剂量；心脏扫描完成后，采用低剂量扫描上腹部，70kV，20mAs，观察内脏位置和下腔静脉形态。图像质量要求：显示心房 - 心室连接异常、心耳排列、肺静脉回流、房室瓣和心室的形态及主动脉和肺动脉与心室的连接关系。扫描参数见下表，仅供参考。

	64 排 CT	256 排 iCT	双源 CT
管电压（kV）	80	80	80
管电流（mAs）	50 或自动	50 或自动	50 或自动
螺距	0.3	与心率自动匹配	与心率自动匹配
扫描模式	前瞻 / 回顾性心电门控	前瞻 / 回顾性心电门控	前瞻 / 回顾性心电门控
探测器宽度	64×0.625/64×0.75	128×0.625	64×0.6
层厚（mm）	0.6 ~ 0.75	0.6	0.6 ~ 0.75
层间距（mm）	0.3 ~ 0.4	0.3	0.3 ~ 0.4
矩阵	512×512	512×512	512×512
滤过算法	心脏	心脏	心脏
扫描方向	头→足	头→足	头→足
延迟时间（秒）	21 ~ 23	28 ~ 30	25 ~ 27

时相重建：首选以 45% 为中心重建最佳时相观察心内结构畸形，后续重建 75% 时相用于测量单心室容积。

图像后处理：常用的重建方法有最大密度投影、曲面重建、容积再现等三维重建技术对动脉血管进行重建。

【病例展示】

临床资料：男，7 个月，70cm，7kg，心率 140 次 / 分，患儿两天前因"感冒"到医院就诊发现心脏杂音就诊，口唇及四肢末端轻度发绀、杵状指，超声心动图提示"先天性复杂心脏畸形，单心室"，血红蛋白 163.2g/L，外科手术前明确诊断拟行 CTA 检查。

扫描方案：设备 SOMATON Definishion Flash，患儿仰卧位足先进，短效麻醉状态下检查，使用自制绑带物理制动，将相关部位遮盖行放射防护；扫描范围从胸廓入口到膈下 1cm，手背静脉留置针，管道通畅，对比剂为威视派克 320，二期注射，第一期注射总量 18ml，对比剂用量 13ml（7kg×2.5ml/kg×75%=13.13ml），流速 1.2ml/s，第二期生理盐水 4ml，流速 1.0ml/s，采用直接延迟法，一期前瞻性心电门控扫描，延迟时间为 26 秒，检查时间 3.95 秒，管电压 80kV，自动毫安调节，层厚 0.75mm，层间距 0.4mm，心脏滤过算法，扫描方案如图所示（图 9-14），重建图像清楚显示心室结构及大动脉的位置（图 9-15 ~ 图 9-17），重建 75% 时相测量左、右心室容积。

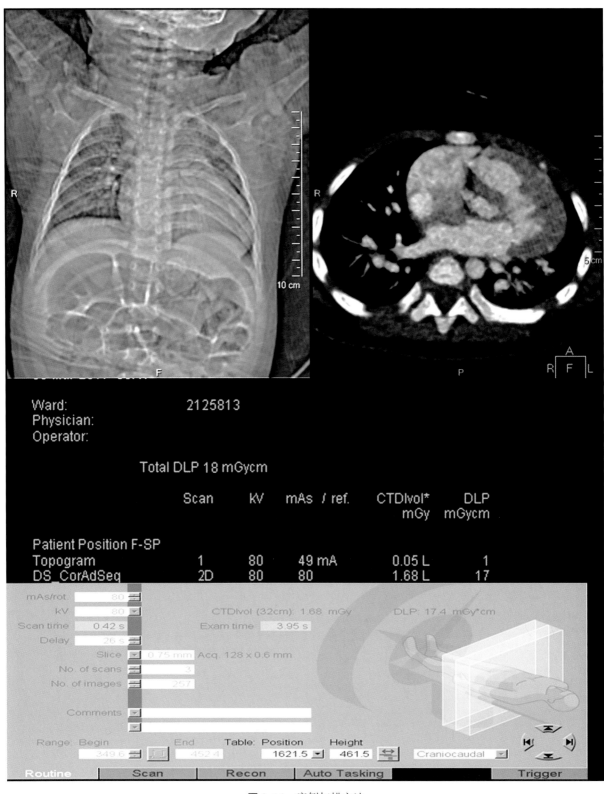

图 9-14　病例扫描方法

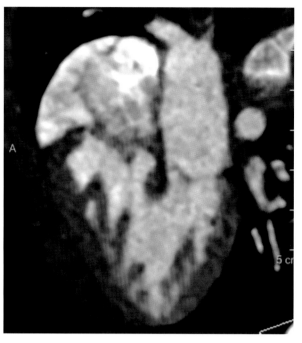

图 9-15 MIP 图对比剂充盈良好，显示单心室腔内结构和主动脉位置

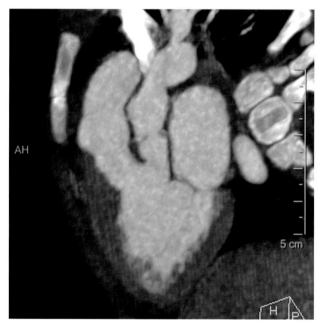

图 9-16 MIP 斜矢状位图显示心房、心室、肺动脉和主动脉内对比剂均匀

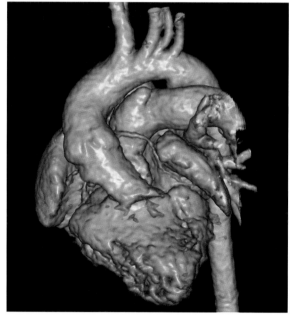

图 9-17 VR 图清晰显示主动脉和肺动脉空间位置关系

经验分享

　　单心室可合并房间隔缺损、动脉导管未闭、腔静脉或肺静脉连接异常，且两条大动脉同时起自单心室，在扫描时，根据患儿的年龄、呼吸和心功能状态，及扫描延迟时间，适当增大对比剂流速，以清晰显示复杂的心内结构畸形和心外血管连接。

5. 双腔右心室

双腔右心室是一种简单先天性心脏病，右心室腔内跨过一条或数条异常肌束，将右心室腔分为流入部的高压腔和流出部的低压腔，其血流动力学的改变是使三尖瓣和肺动脉瓣血流受阻。双腔右心室常常合并膜周部室间隔缺损，根据缺损发生的不同位置，血液分流方向不用；当缺损位于高压腔时，血流动力学改变为右心室→左心室，当缺损位于低压腔时，血流动力学改变为左心室→右心室并伴有不同程度的肺动脉高压。

（1）儿童双腔右心室

【扫描技术】

定位扫描：正位定位像，扫描范围从第 4 颈椎到上腹部。

对比剂应用：根据患儿体重计算对比剂总量，注射方案分两期，第一期为对比剂，第二期为生理盐水，第一期对比剂采用双流技术，75% 对比剂和 25% 的生理盐水混合注射，注射时间 15 ~ 18 秒；第二期生理盐水，注射时间为 6 秒。不同机器对比剂应用方案不同，儿童患者的对比剂应用方案见下表，仅供参考。

	64 排 CT	256 排 iCT	双源 CT
对比剂总量（ml/kg）	1.5 ~ 3.0	1.5 ~ 3.0	1.5 ~ 3.0
对比剂流速（ml/s）	0.6 ~ 2.0	0.6 ~ 2.0	0.6 ~ 2.0
生理盐水总量（ml）	4 ~ 8	4 ~ 8	4 ~ 8
生理盐水流速（ml/s）	0.8 ~ 1.2	0.8 ~ 1.2	0.8 ~ 1.2

扫描方法：范围从胸廓入口至心底部，直接延迟法，64 排 CT 扫描延迟时间 22 ~ 24 秒，256 排 iCT 扫描延迟时间 27 ~ 30 秒，双源 CT 扫描延迟 24 ~ 26 秒采用心电门控模式，回顾性心电门控剂量调制宽度为心动周期 R–R 间期的 40% ~ 75%，此为全放射剂量，其他时相则为 4% 放射剂量，双源 CT 前瞻性心电门控剂量调制宽度为心动周期 R–R 间期的 40% ~ 75%，此为全放射剂量，其他时相无放射剂量。图像质量要求：右心室 CT 值为 200HU 以上，左、右心室对比剂均匀，清晰显示右心室异常肌束的充盈缺损和室间隔缺损。扫描参数见下表，仅供参考。

	64 排 CT	256 排 iCT	双源 CT
管电压（kV）	80	80	80
管电流（mAs）	50 或自动	50 或自动	50 或自动
螺距	0.3	与心率自动匹配	与心率自动匹配
扫描模式	前瞻 / 回顾性心电门控	前瞻 / 回顾性心电门控	前瞻 / 回顾性心电门控
探测器宽度	64 × 0.625/64 × 0.75	128 × 0.625	64 × 0.6
层厚（mm）	0.6 ~ 0.75	0.6	0.6 ~ 0.75
层间距（mm）	0.3 ~ 0.4	0.3	0.3 ~ 0.4
矩阵	512 × 512	512 × 512	512 × 512
滤过算法	心脏	心脏	心脏
扫描方向	头→足	头→足	头→足
延迟时间（秒）	22 ~ 24	27 ~ 30	24 ~ 26

时相重建：首选以 45% 为中心重建最佳时相观察心内结构畸形，后续重建 75% 时相用于测量左心室容积。

图像后处理：常用的重建方法有最大密度投影、曲面重建、容积再现等三维重建技术对动脉血管进行重建。

经验分享

　　双腔右心室是右心室腔内生长的异常粗大肌束，常常合并肌部室间隔缺损，儿童的心率普遍高，约为 120 次 / 分，扫描时，可将心电门控采集时相设置在 45% ~ 90%，重建舒张期图像，清楚显示室间隔缺损。

（2）成人双腔右心室

【扫描技术】

定位扫描：正位定位像，扫描范围从第 4 颈椎到心底。

对比剂应用：根据患者体重计算对比剂总量，注射方案分两期，第一期为对比剂，第二期为生理盐水。不同机器对比剂应用方案不同，见下表，仅供参考。

	64 排 CT	256 排 iCT	双源 CT
对比剂总量（ml/kg）	1.2 ~ 1.5	0.8 ~ 1.2	1.0 ~ 1.5
对比剂流速（ml/s）	3.0 ~ 3.5	3.0 ~ 3.5	3.0 ~ 3.5
生理盐水总量（ml）	20	20	20
生理盐水流速（ml/s）	2.5	2.5 ~ 3.0	2.5

　　扫描方法：范围从胸廓入口至心底部，对比剂示踪法，兴趣区设置主肺动脉层面，阈值设置：64 排 CT 为 120HU、256 排 iCT 为 160HU、双源 CT 为 140HU，到达阈值后，自动触发扫描，触发后延迟时间 4 秒。采用心电门控扫描模式，回顾性心电门控剂量调制宽度均为心动周期 R-R 间期的 40% ~ 75%，此为全放射剂量，其他时相为 4% 放射剂量，双源 CT 前瞻性心电门控剂量调制宽度为心动周期 R-R 间期的 40% ~ 75%，此为全放射剂量，其他时相无放射剂量。图像质量要求：右心室 CT 值为 200HU 以上，左、右心室对比剂均匀，清晰显示右心室异常肌束的充盈缺损和室间隔缺损。扫描参数见下表，仅供参考。

	64 排 CT	256 排 iCT	双源 CT
管电压（kV）	80 ~ 100	80 ~ 100	80 ~ 100
管电流（mAs）	自动	自动	自动
螺距	0.3	与心率自动匹配	与心率自动匹配
扫描模式	回顾性心电门控	回顾性心电门控	前瞻性心电门控
探测器宽度	64×0.625/64×0.75	128×0.625	64×0.6
层厚（mm）	0.6 ~ 0.75	0.6	0.6 ~ 0.75
层间距（mm）	0.3 ~ 0.4	0.3	0.3 ~ 0.4
矩阵	512×512	512×512	512×512
滤过算法	心脏	心脏	心脏
扫描方向	头→足	头→足	头→足

　　时相重建：首选以 45% 为中心重建最佳时相观察心内结构畸形，后续重建 75% 时相用于测量左心室容积。

　　图像后处理：常用的重建方法有最大密度投影、曲面重建、容积再现等三维重建技术对动脉血管进行重建。

【病例展示】

临床资料：女，51岁，153cm，64kg，心率82次/分，心慌、胸闷、剑突下疼痛、偶有胸痛就诊，超声心动图诊断"右心室双腔心、肺动脉瓣增厚"，排除冠心病行冠状动脉CTA检查。

扫描方案：设备SOMATON Definishion Flash，仰卧位足先进，扫描范围从胸廓入口到膈下1cm，肘正中静脉留置针，管道通畅，对比剂为欧乃派克350，二期注射，第一期对比剂总量68ml，流速4.0ml/s，第二期生理盐水20ml，流速3.0ml/s，采用对比剂示踪法，兴趣区设定在主肺动脉层面的升主动脉内，阈值120HU，扫描时间6.3秒，前瞻性心电门控扫描模式，心电门控剂量调制范围为40%～75%，管电压100kV，自动毫安调节，层厚0.75mm，层间距0.4mm，心脏滤过算法，扫描方法如图9-18所示，重建图像清楚显示右心室内异常肌束（图9-19）。

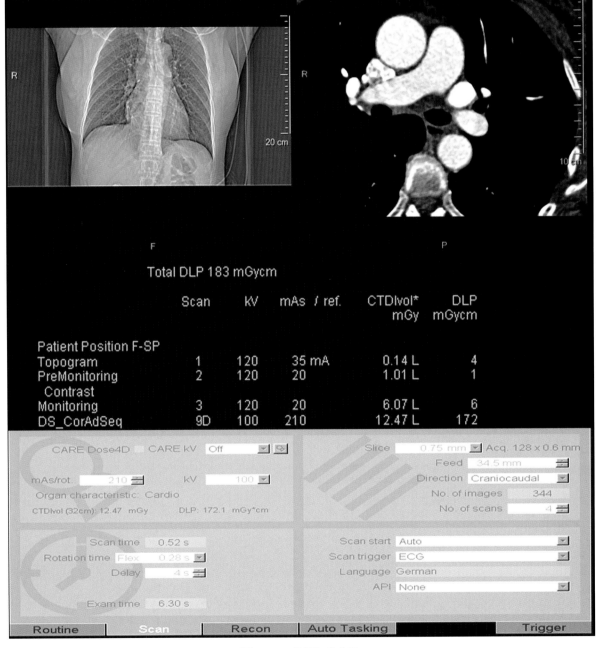

图9-18　病例扫描方法

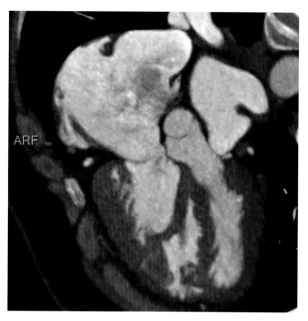

图9-19 MIP图清晰显示右心室内异常肌束，对比剂充盈好

经验分享

　　成人双腔右心室扫描方案可在相应的冠状动脉扫描方案基础上，增加对比剂10ml，流速不变，生理盐水总量不变，流速降低，以便消除右心房内对比剂伪影，同时清晰显示右心室腔内结构细节。

6.法洛四联症

　　法洛四联症是复杂先天性心脏病中最常见的发绀型心脏畸形，它以肺动脉狭窄、主动脉骑跨、室间隔缺损和右心室肥厚为病理特征性改变。由于心内外多种结构的复杂畸形，造成血流动力学变化，特点是右心室流出道及肺动脉的狭窄使到达肺内的血流量减少→右心室容量增加、压力增高→右心室扩大→右心室与左心室压力差减小→室间隔缺损引起的血液从左心室向右心室分流减少，兼有主动脉骑跨使右心室血液更多地流入主动脉→血液产生右向左的分流并逐渐加重，临床分为三型：①轻型四联症；②典型四联症；③重症四联症。

【扫描技术】

　　定位扫描： 正位定位像，扫描范围从第4颈椎到上腹部。

　　对比剂应用： 根据患儿体重计算对比剂总量，注射方案分两期，第一期为对比剂，第二期为生理盐水，第一期对比剂采用双流技术，75%对比剂和25%的生理盐水混合注射，注射时间15～18秒；第二期生理盐水，注射时间为6秒。不同机器对比剂应用方案不同，儿童患者的对比剂应用方案见下表，仅供参考。

	64排CT	256排iCT	双源CT
对比剂总量（ml/kg）	1.5～3.0	1.5～3.0	1.5～3.0
对比剂流速（ml/s）	0.6～2.0	0.6～2.0	0.6～2.0
生理盐水总量（ml）	4～8	4～8	4～8
生理盐水流速（ml/s）	0.8～1.2	0.8～1.2	0.8～1.2

扫描方法：范围从胸廓入口至心底部，直接延迟法，64 排 CT 扫描延迟时间 21 ~ 23 秒，256 排 iCT 扫描延迟时间 27 ~ 30 秒，双源 CT 扫描延迟 25 ~ 27 秒，采用心电门控模式，回顾性心电门控剂量调制宽度为心动周期 R–R 间期的 40% ~ 75%，此为全放射剂量，其他时相则为 4% 放射剂量，双源 CT 前瞻性心电门控剂量调制宽度为心动周期 R–R 间期的 40% ~ 75%，此为全放射剂量，其他时相无放射剂量。图像质量要求：左、右心室对比剂均匀，清晰显示肺动脉狭窄、主动脉骑跨、室间隔缺损、右心室肥厚和冠状动脉起源、走行。扫描参数见下表，仅供参考。

	64 排 CT	256 排 iCT	双源 CT
管电压（kV）	80	80	80
管电流（mAs）	50 或自动	50 或自动	50 或自动
螺距	0.3	与心率自动匹配	与心率自动匹配
扫描模式	前瞻/回顾性心电门控	前瞻/回顾性心电门控	前瞻/回顾性心电门控
探测器宽度	64×0.625/64×0.75	128×0.625	64×0.6
层厚（mm）	0.6 ~ 0.75	0.6	0.6 ~ 0.75
层间距（mm）	0.3 ~ 0.4	0.3	0.3 ~ 0.4
矩阵	512×512	512×512	512×512
滤过算法	心脏	心脏	心脏
扫描方向	头→足	头→足	头→足
延迟时间（秒）	21 ~ 23	27 ~ 30	25 ~ 27

时相重建：首选以 45% 为中心重建最佳时相观察心内结构畸形，后续重建 75% 时相用于测量左心室容积。

图像后处理：常用的重建方法有最大密度投影、曲面重建、容积再现等三维重建技术对动脉血管进行重建。

【病例展示】

临床资料：女，3 个月，59cm，11kg，心率 147 次/分，发现心脏杂音 1 个月，口唇轻度发绀，哭闹或活动后加重，超声心动图诊断"先天性心脏病，法洛四联症"，外科手术前明确诊断拟行 CTA 检查。

扫描方案：设备 SOMATON Definishion Flash，患儿仰卧位足先进，短效麻醉状态下检查，使用自制绑带物理制动，将相关部位遮盖行放射防护；扫描范围从胸廓入口到膈下 1cm，手背静脉留置针，管道通畅，对比剂为威视派克 320，二期注射，第一期注射总量 27ml，对比剂用量 20ml（11kg×2.5ml/kg×75%=20.6ml），流速 1.6ml/s，第二期生理盐水 6ml，流速 1.3ml/s，采用直接延迟法，一期前瞻性心电门控扫描，延迟时间为 23 秒，检查时间 6.45 秒，管电压 80kV，自动毫安调节，层厚 0.75mm，层间距 0.4mm，心脏滤过算法，扫描方案如图所示（图 9-20），重建期像清楚显示右心室流出道狭窄，室间隔缺损和主动脉骑跨（图 9-21 ~ 图 9-23），重建 75% 时相测量左、右心室容积。

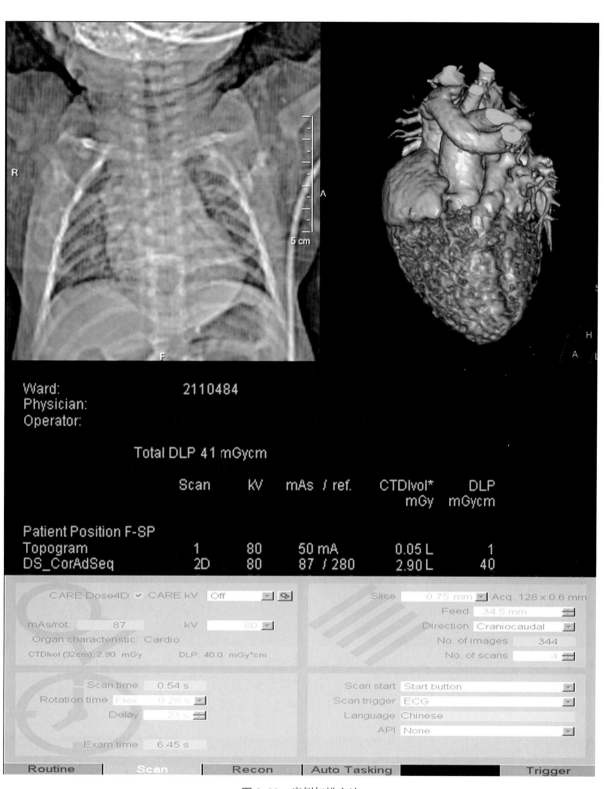

图 9-20 病例扫描方法

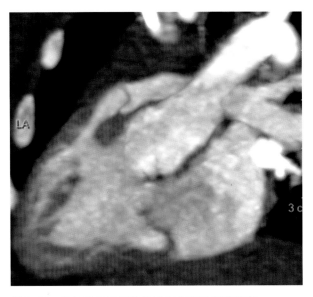

图 9-21　斜矢状位图清楚显示右心室流出道狭窄

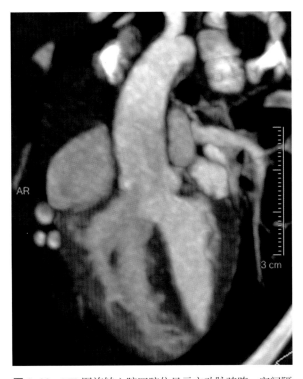

图 9-22　MIP 图旋转心脏四腔位显示主动脉骑跨、室间隔缺损

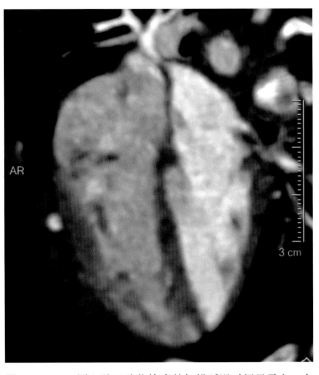

图 9-23　MIP 图心脏四腔位恰当的扫描延迟时间显示左、右心室密度差异，右心房室增大

经验分享

　　年龄较小、发绀较轻的患儿，心内血流动力学的变化常常以左向右的分流为主，扫描时对比剂的总量计算为 1.5 ～ 1.8ml/kg，流速较常规降低 0.2 ～ 0.4ml/s；年龄较大患者，侧支血管丰富，扫描范围应包括头颈动脉起始处及近端和心底下 2cm。

7. 右心室双出口

右心室双出口是一种复杂先天性心脏畸形，目前临床对右心室双出口的定义包括以下三种：①主动脉和肺动脉均完全起自形态学右心室，具有双肌性流出道；②肺动脉完全起自右心室，主动脉骑跨于形态学右心室侧≥75%；③主动脉完全起自右心室，肺动脉骑跨于形态学右心室侧≥50%。右心室双出口常常合并室间隔缺损，缺损的位置决定其血流动力学变化，室间隔缺损位于：①主动脉下缺损→类似大的室间隔缺损；②主动脉下缺损＋肺动脉狭窄→类似法洛四联症改变；③肺动脉下→类似大动脉转位伴室间隔缺损。

（1）儿童右心室双出口

【扫描技术】

定位扫描：正位定位像，扫描范围从第4颈椎到上腹部。

对比剂应用：根据患儿体重计算对比剂总量，注射方案分两期，第一期为对比剂，第二期为生理盐水，第一期对比剂采用双流技术，75%对比剂和25%的生理盐水混合注射，注射时间16～18秒；第二期生理盐水，注射时间为6秒。不同机器对比剂应用方案不同，儿童患者的对比剂应用方案见下表，仅供参考。

	64 排 CT	256 排 iCT	双源 CT
对比剂总量（ml/kg）	1.5 ～ 3.0	1.5 ～ 3.0	1.5 ～ 3.0
对比剂流速（ml/s）	0.6 ～ 2.0	0.6 ～ 2.0	0.6 ～ 2.0
生理盐水总量（ml）	4 ～ 8	4 ～ 8	4 ～ 8
生理盐水流速（ml/s）	0.8 ～ 1.2	0.8 ～ 1.2	0.8 ～ 1.2

扫描方法：范围从胸廓入口至心底部，直接延迟法，64排CT扫描延迟时间21～24秒，256排iCT扫描延迟时间27～30秒，双源CT扫描延迟时间24～27秒，采用心电门控模式，回顾性心电门控剂量调制宽度为心动周期R-R间期的40%～75%，此为全放射剂量，其他时相则为4%放射剂量，双源CT前瞻性心电门控剂量调制宽度为心动周期R-R间期的40%～75%，此为全放射剂量，其他时相无放射剂量。图像质量要求：左右心室腔、主动脉和肺动脉对比剂均匀，主动脉瓣、肺动脉瓣、二尖瓣、冠状动脉起源、分布、走行显示清楚，室间隔缺损口无伪影，扫描参数见下表，仅供参考。

	64 排 CT	256 排 iCT	双源 CT
管电压（kV）	80	80	80
管电流（mAs）	50 或自动	50 或自动	50 或自动
螺距	0.3	与心率自动匹配	与心率自动匹配
扫描模式	前瞻 / 回顾性心电门控	前瞻 / 回顾性心电门控	前瞻 / 回顾性心电门控
探测器宽度	64×0.625/64×0.75	128×0.625	64×0.6
层厚（mm）	0.6 ～ 0.75	0.6	0.6 ～ 0.75
层间距（mm）	0.3 ～ 0.4	0.3	0.3 ～ 0.4
矩阵	512×512	512×512	512×512
滤过算法	心脏	心脏	心脏
扫描方向	头→足	头→足	头→足
延迟时间（秒）	21 ～ 24	27 ～ 30	24 ～ 27

时相重建：首选以45%为中心重建最佳时相观察心内结构畸形，后续重建75%时相用于测量左心室容积。

图像后处理：常用的重建方法有最大密度投影、曲面重建、容积再现等三维重建技术对动脉血管进行重建。

【病例展示】

临床资料： 男，5岁，91cm，11kg，心率120次/分，口唇发绀4年余，超声心动图诊断"先天性心脏病，右心室双出口"，鉴别诊断完全性心内膜垫缺损。外科手术前明确诊断拟行CTA检查。

扫描方案： 设备SOMATON Definishion Flash，患儿仰卧位足先进，安静状态下检查，使用自制绑带物理制动，将相关部位遮盖行放射防护；扫描范围从胸廓入口到膈下1cm，股静脉留置针，管道通畅，对比剂为威视派克320，二期注射，第一期注射总量27ml，对比剂用量20ml（11kg×2.5ml/kg×75%=20.6ml），流速1.6ml/s，第二期生理盐水6ml，流速1.3ml/s，采用直接延迟法，一期前瞻性心电门控扫描，延迟时间为26秒，检查时间6.8秒，管电压80kV，自动毫安调节，层厚0.75mm，层间距0.4mm，心脏滤过算法，扫描方案如图所示（图9-24），重建收缩期清楚显示主动脉瓣下室间隔缺损和主动脉起自右心室（图9-25～图9-27），重建75%时相测量左、右心室容积。

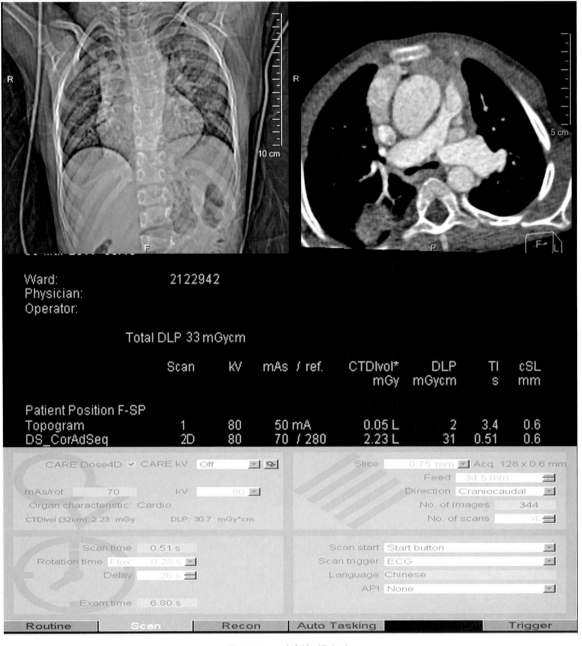

图9-24　病例扫描方法

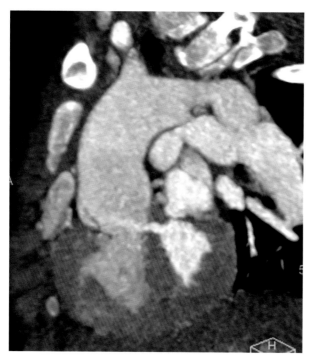

图 9-25 MIP 图斜矢状位右心室和左心室密度差异，清晰显示室间隔缺损和主动脉起自右心室

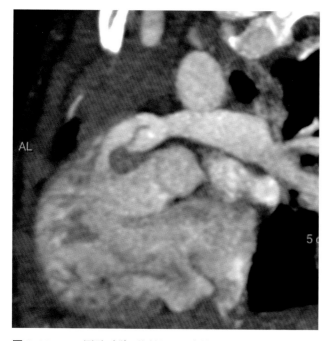

图 9-26 MIP 图肺动脉下圆锥显示清楚

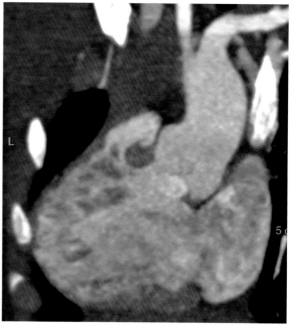

图 9-27 MIP 图对比剂充盈良好，清楚显示右心室内结构和主动脉及肺动脉位置关系

经验分享

　　右心室双出口是室间隔缺损合并主动脉骑跨到完全性大动脉转位合并室间隔缺损等一系列先天性复杂畸形，分型不同，血流动力学和临床表现不一样；扫描时，适当增加对比剂总量和流速；为了使四个心腔对比剂密度差异不大且混合均匀，清晰显示室间隔缺损的位置以及其与二尖瓣的关系，心率不快的患儿，扫描延迟时间可增加 2 ～ 4 秒，无对比剂伪影，图像信噪比好。

心内结构畸形

（2）成人右心室双出口

【扫描技术】

定位扫描：正位定位像，扫描范围从第 4 颈椎到心底。

对比剂应用：根据患者体重计算对比剂总量，注射方案分两期，第一期为对比剂，第二期为生理盐水。不同机器对比剂应用方案不同，见下表，仅供参考。

	64 排 CT	256 排 iCT	双源 CT
对比剂总量（ml/kg）	1.2 ~ 1.5	0.8 ~ 1.2	1.0 ~ 1.5
对比剂流速（ml/s）	3.0 ~ 3.5	3.0 ~ 3.5	3.0 ~ 3.5
生理盐水总量（ml）	15	15	15
生理盐水流速（ml/s）	2.5	2.5 ~ 3.0	2.5

扫描方法：范围从胸廓入口至心底部，对比剂示踪法，兴趣区设置主肺动脉层面，阈值设置：64 排 CT 为 80HU、256 排 iCT 为 140HU、双源 CT 为 120HU，到达阈值后，自动触发扫描，触发后延迟时间 4 秒。采用心电门控扫描模式，回顾性心电门控剂量调制宽度均为心动周期 R-R 间期的 40% ~ 75%，此为全放射剂量，其他时相为 4% 放射剂量，双源 CT 前瞻性心电门控剂量调制宽度为心动周期 R-R 间期的 40% ~ 75%，此为全放射剂量，其他时相无放射剂量。图像质量要求：左右心室腔、主动脉和肺动脉对比剂均匀，主动脉瓣、肺动脉瓣、冠状动脉起源、分布、走行显示清楚，室间隔缺损口无伪影，扫描参数见下表，仅供参考。

	64 排 CT	256 排 iCT	双源 CT
管电压（kV）	80 ~ 100	80 ~ 100	80 ~ 100
管电流（mAs）	自动	自动	自动
螺距	0.3	与心率自动匹配	与心率自动匹配
扫描模式	前瞻 / 回顾性心电门控	前瞻 / 回顾性心电门控	前瞻 / 回顾性心电门控
探测器宽度	64×0.625/64×0.75	128×0.625	64×0.6
层厚（mm）	0.6 ~ 0.75	0.6	0.6 ~ 0.75
层间距（mm）	0.3 ~ 0.4	0.3	0.3 ~ 0.4
矩阵	512×512	512×512	512×512
滤过算法	心脏	心脏	心脏
扫描方向	头→足	头→足	头→足

时相重建：首选以 45% 为中心重建最佳时相观察心内结构畸形，后续重建 75% 时相用于测量左心室容积。

图像后处理：常用的重建方法有最大密度投影、曲面重建、容积再现等三维重建技术对动脉血管进行重建。

经验分享

成人右心室双出口扫描适合应用对比剂示踪技术，触发后扫描延迟时间在 4 ~ 6 秒，流速 3.5ml/s；当无肺动脉狭窄时，血流动力学改变类似大的室间隔缺损，流速可增加为 3.5 ~ 4.0ml/s。

8. 左心室双出口

左心室双出口是一种复杂先天性心脏畸形，主动脉和肺动脉完全或者大部分起自形态学左心室。临床分为右位型左心室双出口和左位型左心室双出口两种类型，不同分型，主动脉瓣和肺动脉瓣的空间位置排列关系不同。左心室双出口常常合并室间隔缺损，其血流动力学变化取决于室间隔缺损的位置、有无肺动脉狭窄及合并畸形。

【扫描技术】

定位扫描： 正位定位像，扫描范围从第4颈椎到上腹部。

对比剂应用： 根据患儿体重计算对比剂总量，注射方案分两期，第一期为对比剂，第二期为生理盐水，第一期对比剂采用双流技术，75% 对比剂和 25% 的生理盐水混合注射，注射时间 16 ~ 18 秒；第二期生理盐水，注射时间为 6 秒。不同机器对比剂应用方案不同，儿童患者的对比剂应用方案见下表，仅供参考。

	64 排 CT	256 排 iCT	双源 CT
对比剂总量（ml/kg）	1.5 ~ 3.0	1.5 ~ 3.0	1.5 ~ 3.0
对比剂流速（ml/s）	0.6 ~ 2.0	0.6 ~ 2.0	0.6 ~ 2.0
生理盐水总量（ml）	4 ~ 8	4 ~ 8	4 ~ 8
生理盐水流速（ml/s）	0.8 ~ 1.2	0.8 ~ 1.2	0.8 ~ 1.2

扫描方法： 范围从胸廓入口至心底部，直接延迟法，64 排 CT 扫描延迟时间 22 ~ 24 秒，256 排 iCT 扫描延迟时间 28 ~ 32 秒，双源 CT 扫描延迟时间 25 ~ 27 秒，采用心电门控模式，回顾性心电门控剂量调制宽度为心动周期 R-R 间期的 40% ~ 75%，此为全放射剂量，其他时相为 4% 放射剂量，双源 CT 前瞻性心电门控剂量调制宽度为心动周期 R-R 间期的 40% ~ 75%，此为全放射剂量，其他时相无放射剂量。图像质量要求：左右心室腔、主动脉和肺动脉对比剂均匀，主动脉瓣、肺动脉瓣、二尖瓣、冠状动脉起源、分布、走行显示清楚，室间隔缺损口无伪影。扫描参数见下表，仅供参考。

	64 排 CT	256 排 iCT	双源 CT
管电压（kV）	80	80	80
管电流（mAs）	50 或自动	50 或自动	50 或自动
螺距	0.3	与心率自动匹配	与心率自动匹配
扫描模式	前瞻/回顾性心电门控	前瞻/回顾性心电门控	前瞻/回顾性心电门控
探测器宽度	64×0.625/64×0.75	128×0.625	64×0.6
层厚（mm）	0.6 ~ 0.75	0.6	0.6 ~ 0.75
层间距（mm）	0.3 ~ 0.4	0.3	0.3 ~ 0.4
矩阵	512×512	512×512	512×512
滤过算法	心脏	心脏	心脏
扫描方向	头→足	头→足	头→足
延迟时间（秒）	22 ~ 24	28 ~ 32	25 ~ 27

时相重建： 首选以 45% 为中心重建最佳时相观察心内结构畸形，后续重建 75% 时相用于测量左心室容积。

图像后处理： 常用的重建方法有最大密度投影、曲面重建、容积再现等三维重建技术对动脉血管进行重建。

【病例展示】

临床资料： 女，13岁，131cm，30kg，心率90次/分，体检发现心脏杂音就诊，超声心动图诊断"先天性心脏病，左心室双出口，肺动脉狭窄"，外科手术前明确诊断拟行CTA检查。

扫描方案： 设备SOMATON Definishion Flash，患儿仰卧位足先进，安静状态下检查，将相关部位遮盖行放射防护；扫描范围从胸廓入口到膈下1cm，肘正中静脉留置针，管道通畅，对比剂为威视派克320，二期注射，第一期对比剂总量45ml，流速2.5ml/s，第二期生理盐水10ml，流速2.0ml/s，采用直接延迟法，一期前瞻性心电门控扫描，注射对比剂后16秒启动曝光键检查时间11.13秒，管电压80kV，自动毫安调节，层厚0.75mm，层间距0.4mm，心脏滤过算法，扫描方案如图9-28所示，重建收缩期清楚显示主动脉和肺动脉均起自左心室（图9-29），重建75%时相测量左、右心室容积。

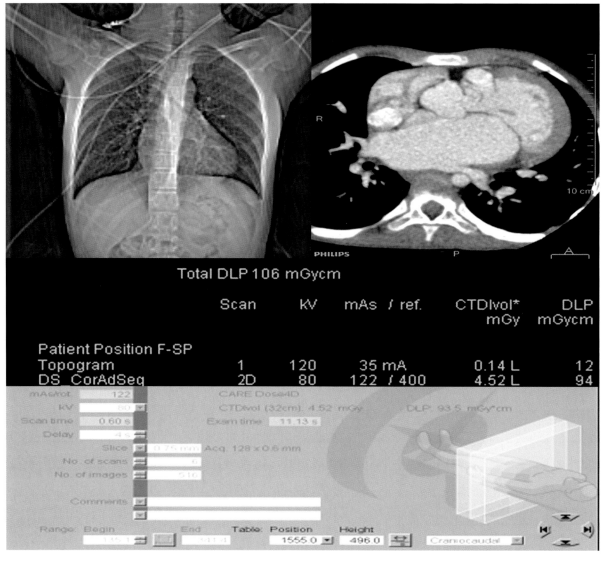

图9-28　病例扫描方法

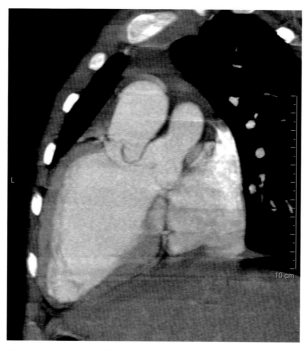

图 9-29　MIP 矢状位图显示主动脉和肺动脉均起自左心室

经验分享

　　CTA 检查前，查阅超声心动图，其诊断提示为左心室双出口，CT 扫描方案制订前，操作者应观察患儿，当有严重发绀同时定位像显示肺充血时，对比剂总量和流速均适当降低。

9. 三尖瓣病变

　　（1）三尖瓣下移：三尖瓣下移是三尖瓣叶附着缘自房室环下移至右心室腔内，功能性三尖瓣孔向右心室下移，造成右心室流入道心房化。最主要的病理变化是三尖瓣和右心室发育畸形，其功能障碍为三尖瓣关闭不全和房化右心室，血流动力学变化为三尖瓣关闭不全→不同程度的反流→右心房、右心室扩大。

　　1）儿童三尖瓣下移

【扫描技术】

　　定位扫描：正位定位像，扫描范围从第 4 颈椎到上腹部。

　　对比剂应用：根据患儿体重计算对比剂总量，注射方案分两期，第一期为对比剂，第二期为生理盐水，第一期对比剂采用双流技术，75% 对比剂和 25% 的生理盐水混合注射，注射时间 16 ~ 18 秒；第二期生理盐水，注射时间为 6 秒。不同机器对比剂应用方案不同，儿童患者的对比剂应用方案见下表，仅供参考。

	64 排 CT	256 排 iCT	双源 CT
对比剂总量（ml/kg）	1.5 ~ 3.0	1.5 ~ 3.0	1.5 ~ 3.0
对比剂流速（ml/s）	0.6 ~ 2.0	0.6 ~ 2.0	0.6 ~ 2.0
生理盐水总量（ml）	4 ~ 8	4 ~ 8	4 ~ 8
生理盐水流速（ml/s）	0.8 ~ 1.2	0.8 ~ 1.2	0.8 ~ 1.2

扫描方法：范围从胸廓入口至心底部，直接延迟法，64 排 CT 扫描延迟时间 23 ~ 25 秒，256 排 iCT 扫描延迟时间 28 ~ 32 秒，双源 CT 扫描延迟时间 26 ~ 28 秒，采用心电门控模式，回顾性心电门控剂量调制宽度为心动周期 R-R 间期的 40% ~ 75%，此为全放射剂量，其他时相为 4% 放射剂量，双源 CT 前瞻性心电门控剂量调制宽度为心动周期 R-R 间期的 40% ~ 75%，此为全放射剂量，其他时相无放射剂量。图像质量要求：右心室腔对比剂充盈好，三尖瓣、腱索、乳头肌等右心室内结构细节和并发畸形显示清楚。扫描参数见下表，仅供参考。

	64 排 CT	256 排 iCT	双源 CT
管电压（kV）	80	80	80
管电流（mAs）	50 或自动	50 或自动	50 或自动
螺距	0.3	与心率自动匹配	与心率自动匹配
扫描模式	前瞻 / 回顾性心电门控	前瞻 / 回顾性心电门控	前瞻 / 回顾性心电门控
探测器宽度	64×0.625/64×0.75	128×0.625	64×0.6
层厚（mm）	0.6 ~ 0.75	0.6	0.6 ~ 0.75
层间距（mm）	0.3 ~ 0.4	0.3	0.3 ~ 0.4
矩阵	512×512	512×512	512×512
滤过算法	心脏	心脏	心脏
扫描方向	头→足	头→足	头→足
延迟时间（秒）	23 ~ 25	28 ~ 32	26 ~ 28

时相重建：首选以 45% 为中心重建最佳时相观察心内结构畸形，后续重建 75% 时相用于测量左心室容积。

图像后处理：常用的重建方法有最大密度投影、曲面重建、容积再现等三维重建技术对动脉血管进行重建。

经验分享

三尖瓣下移最主要的病理变化是三尖瓣和右心室发育畸形，常伴有心功能较差，右心房、右心室明显扩大，肺血少，对比剂容易滞留在右心室，扫描时，当定位像显示心影明显扩大时，为清晰显示右心房和右心室结构，避免对比剂伪影干扰，应将扫描延迟时间增加 2 ~ 3 秒。

2）成人三尖瓣下移

【扫描技术】

定位扫描：正位定位像，扫描范围从第 4 颈椎到心底。

对比剂应用：根据患者体重计算对比剂总量，注射方案分两期，第一期为对比剂，第二期为生理盐水。不同机器对比剂应用方案不同，见下表，仅供参考。

	64 排 CT	256 排 iCT	双源 CT
对比剂总量（ml/kg）	1.2 ~ 1.5	0.8 ~ 1.2	1.0 ~ 1.5
对比剂流速（ml/s）	3.0 ~ 3.5	3.0 ~ 3.5	3.0 ~ 3.5
生理盐水总量（ml）	20	20	20
生理盐水流速（ml/s）	2.5	2.5 ~ 3.0	2.5

扫描方法：范围从胸廓入口至心底部，对比剂示踪法，兴趣区设置主肺动脉层面，阈值设置：64 排 CT 为 100HU、256 排 iCT 为 160HU、双源 CT 为 140HU，到达阈值后，自动触发扫描，触发后延迟时间 4 秒。采用心电门控扫描模式，回顾性心电门控剂量调制宽度均为心动周期 R-R 间期的 40% ~ 75%，此为全放射剂量，其他时相为 4% 放射剂量，双源 CT 前瞻性心电门控剂量调制宽度为心动周期 R-R 间期的 40% ~ 75%，此为全放射剂量，其他时相无放射剂量。图像质量要求：右心室 CT 值为 200HU 以上，左、右心室对比剂均匀，清晰显示右心室异常肌束的充盈缺损和室间隔缺损。扫描参数见下表，仅供参考。

	64 排 CT	256 排 iCT	双源 CT
管电压（kV）	80 ~ 100	80 ~ 100	80 ~ 100
管电流（mAs）	自动	自动	自动
螺距	0.3	与心率自动匹配	与心率自动匹配
扫描模式	回顾性心电门控	回顾性心电门控	前瞻性心电门控
探测器宽度	64×0.625/64×0.75	128×0.625	64×0.6
层厚（mm）	0.6 ~ 0.75	0.6	0.6 ~ 0.75
层间距（mm）	0.3 ~ 0.4	0.3	0.3 ~ 0.4
矩阵	512×512	512×512	512×512
滤过算法	心脏	心脏	心脏
扫描方向	头→足	头→足	头→足

时相重建：首选以 45% 为中心重建最佳时相观察心内结构畸形。

图像后处理：常用的重建方法有最大密度投影、曲面重建、容积再现等三维重建技术对动脉血管进行重建。

【病例展示】

临床资料：女，63 岁，156cm，58kg，心率 85 次 / 分，发现心脏病 40 年，近 2 个月来胸部隐痛不适，几秒钟即止，无放射疼痛。超声心动图诊断"先天性心脏病，Ebstein 畸形"，外科手术前明确诊断拟行 CTA 检查。

扫描方案：设备 SOMATON Definishion Flash，仰卧位足先进，扫描范围从胸廓入口到膈下 1cm，肘正中静脉留置针，管道通畅，对比剂为欧乃派克 350，二期注射，第一期对比剂总量 65ml，流速 3.5ml/s，第二期生理盐水 20ml，流速 3.0ml/s，采用对比剂示踪法，兴趣区设定在主肺动脉层面的升主动脉内，阈值 110HU，检查时间 4.44 秒，前瞻性心电门控扫描模式，心电门控剂量调制范围为 40% ~ 75%，管电压 100kV，自动毫安调节，层厚 0.75mm，层间距 0.4mm，心脏滤过算法，扫描方案如图 9-30 所示，重建期像清楚显示房间隔缺损、房化右心室和下移的三尖瓣隔瓣（图 9-31、图 9-32），重建 75% 时相测量左、右心室容积。

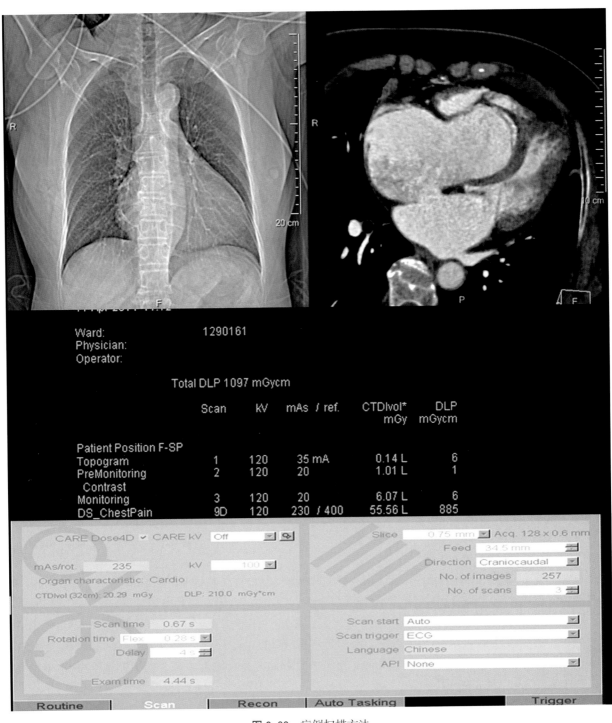

图 9-30　病例扫描方法

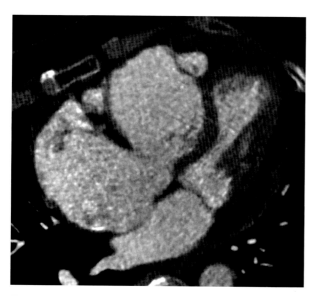

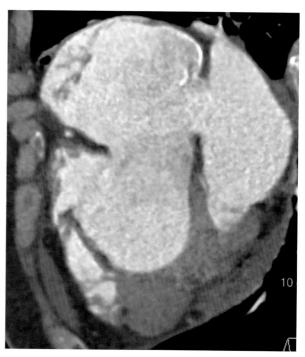

图 9-31　MIP 图清晰显示房化右心室和下移的三尖瓣　　图 9-32　MIP 图显示房化的右心室及房间隔缺损

心内结构畸形

经验分享

　　三尖瓣下移至右心室流入道，造成右室该部分心房化及前瓣形成"帆样"大瓣，三尖瓣存在关闭不全，跟踪扫描时，对比剂达峰时间后移，可以将对比剂总量增加，流速不变，生理盐水总量不变，流速增加；为清楚显示右心室和三尖瓣结构细节，避免右心房内对比剂伪影干扰，根据机型不同，注射时间保持为 16～18 秒。

　　（2）三尖瓣闭锁：三尖瓣闭锁是一种罕见的先天性心脏畸形，病理改变有两种：①右心房室无连接；②右心房室在三尖瓣环处有延续，但三尖瓣膜未穿孔。这种复杂畸形常常合并较大的房间隔缺损，存在右心室发育不良，其心内的血流方向为：上腔静脉→右心房→经过房间隔缺损→左心房→左心室：①合并肺动脉闭锁、室间隔完整时，肺动脉由动脉导管或侧枝血管供血；②合并肺动脉狭窄、室间隔缺损时，左心室→经过室间隔缺损→右心室→肺动脉。

【扫描技术】

　　定位扫描： 正位定位像，扫描范围从第 4 颈椎到上腹部。

　　对比剂应用： 根据患儿体重计算对比剂总量，注射方案分两期，第一期为对比剂，第二期为生理盐水，第一期对比剂采用双流技术，75% 对比剂和 25% 的生理盐水混合注射，注射时间 16～18 秒；第二期生理盐水，注射时间为 4～6 秒。不同机器对比剂应用方案不同，儿童患者的对比剂应用方案见下表，仅供参考。

	64 排 CT	256 排 iCT	双源 CT
对比剂总量（ml/kg）	1.5～3.0	1.5～3.0	1.5～3.0
对比剂流速（ml/s）	0.6～2.0	0.6～2.0	0.6～2.0
生理盐水总量（ml）	4～8	4～8	4～8
生理盐水流速（ml/s）	0.8～1.2	0.8～1.2	0.8～1.2

扫描方法： 范围从胸廓入口至心底部，直接延迟法，64排CT扫描延迟时间23～25秒，256排iCT扫描延迟时间30～35秒，双源CT扫描延迟时间27～30秒，采用心电门控模式，回顾性心电门控剂量调制宽度为心动周期R-R间期的40%～75%，此为全放射剂量，其他时相为4%放射剂量，双源CT前瞻性心电门控剂量调制宽度为心动周期R-R间期的40%~75%，此为全放射剂量，其他时相无放射剂量。图像质量要求：心房、心室结构、肺动脉显示清楚，右心室内对比剂显影好，右心房内无对比剂伪影，清晰显示房间隔缺损。扫描参数见下表，仅供参考。

	64排CT	256排iCT	双源CT
管电压（kV）	80	80	80
管电流（mAs）	50或自动	50或自动	50或自动
螺距	0.3	与心率自动匹配	与心率自动匹配
扫描模式	前瞻/回顾性心电门控	前瞻/回顾性心电门控	前瞻/回顾性心电门控
探测器宽度	64×0.625/64×0.75	128×0.625	64×0.6
层厚（mm）	0.6～0.75	0.6	0.6～0.75
层间距（mm）	0.3～0.4	0.3	0.3～0.4
矩阵	512×512	512×512	512×512
滤过算法	心脏	心脏	心脏
扫描方向	头→足	头→足	头→足
延迟时间（秒）	23～25	30～35	27～30

时相重建： 首选以45%为中心重建最佳时相观察心内结构畸形，后续重建75%时相用于测量左心室容积。

图像后处理： 常用的重建方法有最大密度投影、曲面重建、容积再现等三维重建技术对动脉血管进行重建。

【病例展示】

临床资料： 男，3个月，57cm，5kg，心率155次/分，发现发绀2个月，发育较差，神志清楚，口唇及指端明显发绀，超声心动图诊断"先天性复杂心脏畸形，三尖瓣闭锁、右心室发育不良"，外科手术前明确诊断拟行CTA检查。

扫描方案： 设备SOMATON Definishion Flash，患儿仰卧位足先进，短效麻醉状态下检查，使用自制绑带物理制动，将相关部位遮盖行放射防护；扫描范围从胸廓入口到膈下1cm，股静脉留置针，管道通畅，对比剂为威视派克320，二期注射，第一期注射总量15ml，对比剂用量12ml（5kg×3ml/kg×75%=11.25ml），流速0.8ml/s，第二期生理盐水3ml，流速0.9ml/s，采用直接延迟法，延迟时间为29秒，检查时间3.59秒，一期前瞻性心电门控扫描，心电门控剂量调制范围为40%～75%，管电压80kV，自动毫安调节，层厚0.75mm，层间距0.4mm，心脏滤过算法，扫描方案如图9-33所示，重建图像清楚显示心房、心室结构及房间隔和室间隔（图9-34～图9-36），重建75%时相测量左、右心室容积。

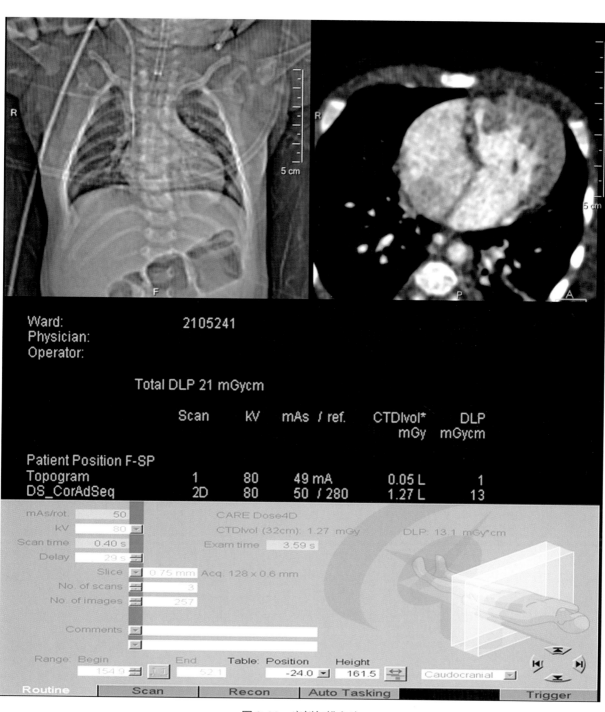

图 9-33　病例扫描方法

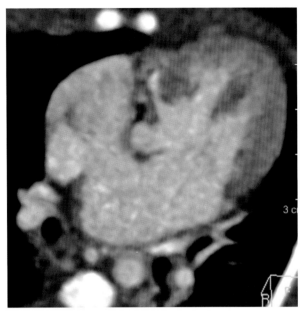

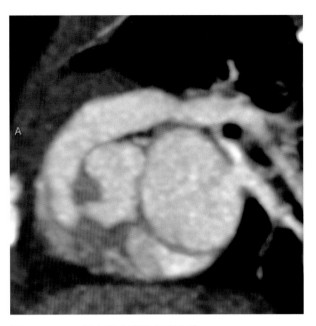

图 9-34　MIP 横断位图清晰显示心脏四腔和组织结构，心　　　图 9-35　MIP 图心室小囊发出肺动脉
　　　　　房内无对比剂伪影

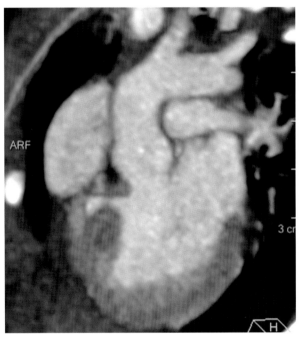

图 9-36　MIP 图主心室发出主动脉，主心室和小囊之间有
　　　　孔相通

经验分享

　　三尖瓣闭锁属于右心发育不良，右心房和右心室无连接，存在较大的房间交通，为保证血液
循环，左心房和左心室有不同程度的增大。扫描时，血液经上腔进入右心房后，通过房间隔缺损
直接进入左心系统，故扫描前最好了解房间隔缺损大小，当缺损口大时，分流量大，对比剂流速
要适当增加；如果经股静脉注射对比剂，且患儿发绀严重，血氧饱和度低时，则扫描延迟时间相
应增加，以清楚显示房间隔缺损，避免下腔静脉内对比剂放射性伪影干扰。

心内结构畸形

206　　心内结构畸形

10. 左侧三房心

左侧三房心是指左心房被纤维肌性隔膜分割为副房和真房，纤维肌性隔膜有孔，副房接受部分或者全部肺静脉血液，真房包括左心耳和二尖瓣。其病理生理和血流动力学改变主要取决于各交通口、缺损口的大小和存在：纤维肌性隔膜交通口、副房与右心房的交通以及房间隔缺损→右心房、右心室增大。

【扫描技术】

定位扫描： 正位定位像，扫描范围从第 4 颈椎到上腹部。

对比剂应用： 根据患儿体重计算对比剂总量，注射方案分两期，第一期为对比剂，第二期为生理盐水，第一期对比剂采用双流技术，75% 对比剂和 25% 的生理盐水混合注射，注射时间 16 ~ 18 秒；第二期生理盐水，注射时间为 6 秒。不同机器对比剂应用方案不同，儿童患者的对比剂应用方案见下表，仅供参考。

	64 排 CT	256 排 iCT	双源 CT
对比剂总量（ml/kg）	1.5 ~ 3.0	1.5 ~ 3.0	1.5 ~ 3.0
对比剂流速（ml/s）	0.6 ~ 2.0	0.6 ~ 2.0	0.6 ~ 2.0
生理盐水总量（ml）	4 ~ 8	4 ~ 8	4 ~ 8
生理盐水流速（ml/s）	0.8 ~ 1.2	0.8 ~ 1.2	0.8 ~ 1.2

扫描方法： 范围从胸廓入口至心底部，直接延迟法，64 排 CT 扫描延迟时间 23 ~ 25 秒，256 排 iCT 扫描延迟时间 28 ~ 32 秒，双源 CT 扫描延迟时间 26 ~ 28 秒，采用心电门控模式，回顾性心电门控剂量调制宽度为心动周期 R–R 间期的 40% ~ 75%，此为全放射剂量，其他时相为 4% 放射剂量，双源 CT 前瞻性心电门控剂量调制宽度为心动周期 R–R 间期的 40% ~ 75%，此为全放射剂量，其他时相无放射剂量。图像质量要求：右心室腔对比剂充盈好，三尖瓣、腱索、乳头肌等右心室内结构细节和心室室壁显示清楚。扫描参数见下表，仅供参考。

	64 排 CT	256 排 iCT	双源 CT
管电压（kV）	80	80	80
管电流（mAs）	50 或自动	50 或自动	50 或自动
螺距	0.3	与心率自动匹配	与心率自动匹配
扫描模式	前瞻/回顾性心电门控	前瞻/回顾性心电门控	前瞻/回顾性心电门控
探测器宽度	64×0.625/64×0.75	128×0.625	64×0.6
层厚（mm）	0.6 ~ 0.75	0.6	0.6 ~ 0.75
层间距（mm）	0.3 ~ 0.4	0.3	0.3 ~ 0.4
矩阵	512×512	512×512	512×512
滤过算法	心脏	心脏	心脏
扫描方向	头→足	头→足	头→足
延迟时间（秒）	23 ~ 25	28 ~ 32	26 ~ 28

时相重建： 首选以 45% 为中心重建最佳时相观察心内结构畸形，后续重建 75% 时相用于测量左心室容积。

图像后处理： 常用的重建方法有最大密度投影、曲面重建、容积再现等三维重建技术对动脉血管进行重建。

【病例展示】

临床资料： 女，5 个月，65cm，7kg，心率 160 次/分，体检发现轻度口唇发绀，听诊可闻及心脏杂音，吸气三凹征，为求手术就医。超声心动图诊断"先天性心脏病，完全性心内膜垫缺损（Restelli A 型）、肺动脉高压"，外科手术前明确诊断拟行 CTA 检查。

　　扫描方案： 设备 SOMATON Definishion Flash，患儿仰卧位足先进，短效麻醉状态下检查，使用自制绑带物理制动，将相关部位遮盖行放射防护；扫描范围从胸廓入口到膈下 1cm，手背静脉留置针，管道通畅，对比剂为威视派克 320，二期注射，第一期注射总量 18ml，对比剂用量 13ml（7kg×2.5ml/kg×75%=13.13ml），流速 1.0ml/s，第二期生理盐水 4ml，流速 1.0ml/s，采用直接延迟法，延迟时间为 28 秒，检查时间 3.12 秒，一期前瞻性心电门控扫描，心电门控剂量调制范围为 40% ~ 75%，管电压 80kV，自动毫安调节，层厚 0.75mm，层间距 0.4mm，心脏滤过算法，扫描方案如图 9-37 所示，重建图像清楚显示左侧三房心（图 9-38、图 9-39），重建 75% 时相测量左、右心室容积。

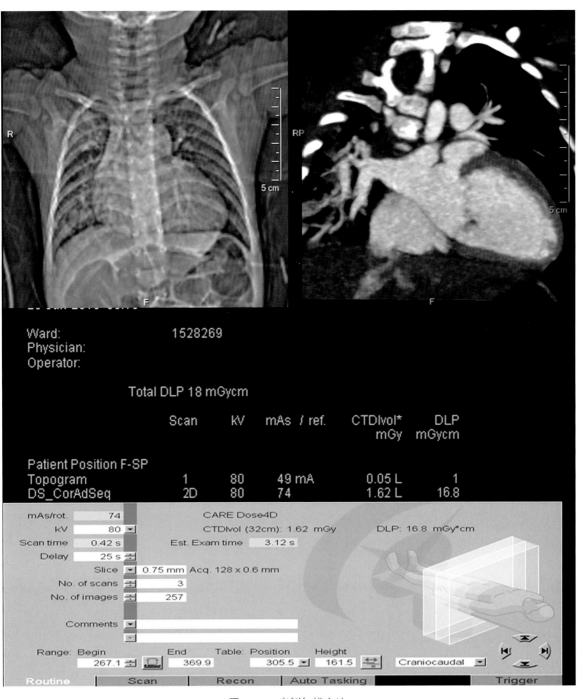

图 9-37　病例扫描方法

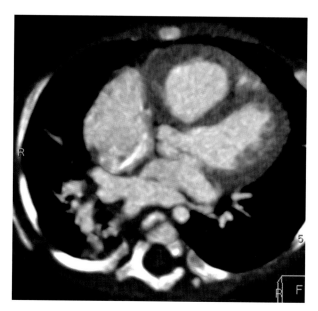

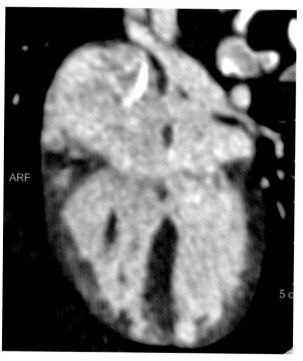

图 9-38　MIP 横断位图心腔内对比剂均匀，左侧三房心显示好

图 9-39　MIP 心脏四腔位图显示左侧副房连接肺静脉、房间隔缺损

经验分享

　　左侧三房心存在副房和真房，血流动力学的改变主要取决于左心房内的纤维肌性隔膜有无交通口、副房与右心房是否存在交通以及房间隔缺损的大小。扫描时，需要观察患者有无发绀，当患者口唇出现发绀，延迟时间增加 2 ～ 3 秒。

11. 十字交叉心

　　十字交叉型心脏是一种特殊的心脏类型，在胚胎发育时期，心室异常旋转造成两个心室流入道血流轴在空间位置上形成十字交叉，心室多数呈上下排列，室间隔呈水平间隔。十字交叉心脏常伴有右心室的发育不良，大部分患者合并有其他畸形，如巨大室间隔缺损、肺动脉狭窄、右心室双出口、大动脉转位、房室瓣骑跨和三房心，血流动力学以合并畸形的改变为主要变化。

【扫描技术】

　　定位扫描：正位定位像，扫描范围从第 4 颈椎到上腹部。

　　对比剂应用：根据患儿体重计算对比剂总量，注射方案分两期，第一期为对比剂，第二期为生理盐水，第一期对比剂采用双流技术，75% 对比剂和 25% 的生理盐水混合注射，注射时间 16 ～ 18 秒；第二期生理盐水，注射时间为 6 秒。不同机器对比剂应用方案不同，儿童患者的对比剂应用方案见下表，仅供参考。

	64 排 CT	256 排 iCT	双源 CT
对比剂总量（ml/kg）	1.5 ～ 3.0	1.5 ～ 3.0	1.5 ～ 3.0
对比剂流速（ml/s）	0.6 ～ 2.0	0.6 ～ 2.0	0.6 ～ 2.0
生理盐水总量（ml）	4 ～ 8	4 ～ 8	4 ～ 8
生理盐水流速（ml/s）	0.8 ～ 1.2	0.8 ～ 1.2	0.8 ～ 1.2

扫描方法：范围从胸廓入口至心底部，直接延迟法，64 排 CT 扫描延迟时间 22 ~ 26 秒，256 排 iCT 扫描延迟时间 26 ~ 30 秒，双源 CT 扫描延迟时间 24 ~ 28 秒，采用心电门控模式，回顾性心电门控剂量调制宽度为心动周期 R-R 间期的 40% ~ 75%，此为全放射剂量，其他时相为 4% 放射剂量，双源 CT 前瞻性心电门控剂量调制宽度为心动周期 R-R 间期的 40% ~ 75%，此为全放射剂量，其他时相无放射剂量；心脏扫描完成后，低剂量上腹部扫描，70kV，20mAs，扫描范围从心底至肝脏下缘。图像质量要求：4 个心腔对比剂均匀，心外大血管及组织结构显示清楚，上腹部脏器、肝静脉及下腔静脉显示清楚。扫描参数见下表，仅供参考。

	64 排 CT	256 排 iCT	双源 CT
管电压（kV）	80	80	80
管电流（mAs）	50 或自动	50 或自动	50 或自动
螺距	0.3	与心率自动匹配	与心率自动匹配
扫描模式	前瞻 / 回顾性心电门控	前瞻 / 回顾性心电门控	前瞻 / 回顾性心电门控
探测器宽度	64×0.625/64×0.75	128×0.625	64×0.6
层厚（mm）	0.6 ~ 0.75	0.6	0.6 ~ 0.75
层间距（mm）	0.3 ~ 0.4	0.3	0.3 ~ 0.4
矩阵	512×512	512×512	512×512
滤过算法	心脏	心脏	心脏
扫描方向	头→足	头→足	头→足
延迟时间（秒）	22 ~ 26	26 ~ 30	24 ~ 28

时相重建：首选以 45% 为中心重建最佳时相观察心内结构畸形，后续重建 75% 时相用于测量左心室容积，肺窗显示气管形态，腹部显示肝脏和脾脏形态、位置。

图像后处理：常用的重建方法有最大密度投影、曲面重建、容积再现等三维重建技术对动脉血管进行重建。

【病例展示】

临床资料：男，3 岁，94cm，12.5kg，心率 126 次 / 分，发现心脏杂音 3 年，剧烈活动后口唇轻微发绀，超声心动图诊断"先天性心脏病、内脏心房反位、房室连接一致、十字交叉心"，外科手术前明确诊断拟行 CTA 检查。

扫描方案：设备 SOMATON Definishion Flash，患儿仰卧位足先进，短效麻醉状态下检查，使用自制绑带物理制动，将相关部位遮盖行放射防护；扫描范围从胸廓入口到膈下 1cm，手背静脉留置针，管道通畅，对比剂为威视派克 320，二期注射，第一期注射总量 25ml，对比剂用量 18.75ml（12.5kg×2.0ml/kg×75%=18.75ml），流速 1.3ml/s，第二期生理盐水 6ml，流速 1.2ml/s，采用直接延迟法，延迟时间为 28 秒，检查时间 4.14 秒，一期前瞻性心电门控扫描，心电门控剂量调制范围为 40% ~ 75%，管电压 80kV，自动毫安调节，层厚 0.75mm，层间距 0.4mm，心脏滤过算法，扫描方案如图 9-40 所示，重建期像清楚显示心内结构复杂畸形（图 9-41 ~ 图 9-43），重建 75% 时相测量左、右心室容积。

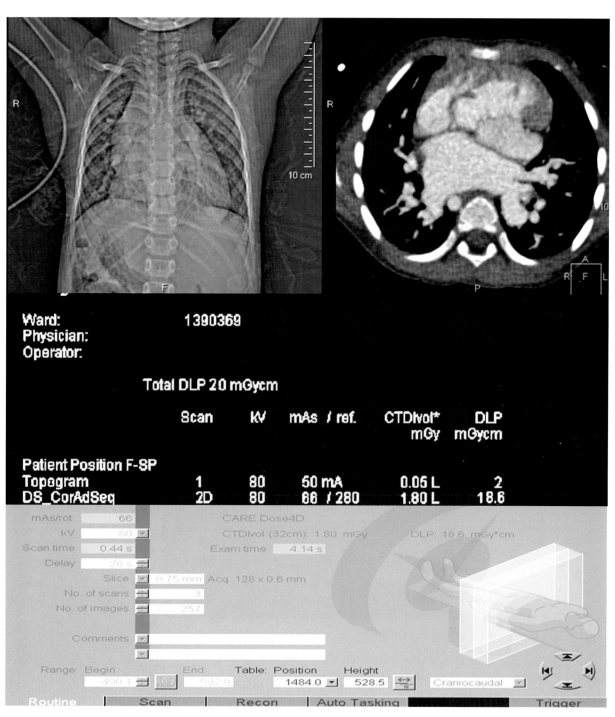

图 9-40　病例扫描方法

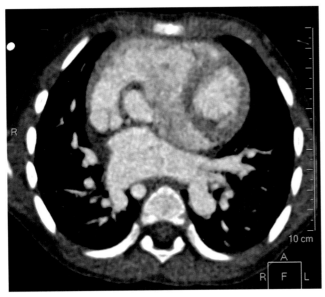

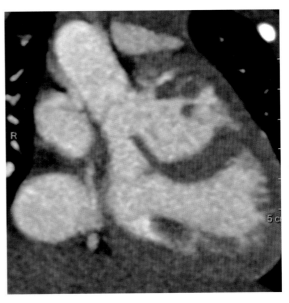

图 9-41 MIP 横断位图显示各房室腔对比剂均匀，有利于确定各房室及大血管的空间位置关系

图 9-42 MIP 图心室内对比剂显示良好，清晰显示右心室和左心室结构

心内结构畸形

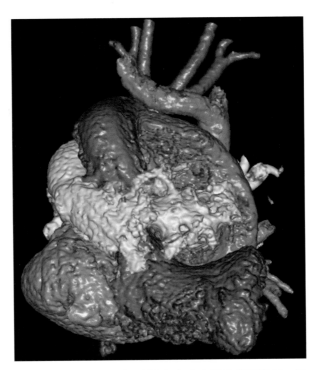

图 9-43 VR 图通过对比剂在组织和心腔的密度差异，制作 VR 图，黄色为右心室，红色为左心室，清晰显示左、右心室的空间位置关系为上、下结构

经验分享

　　十字交叉心多数有右心室发育不良，大部分伴有巨大的膜周部室间隔缺损，同时可合并其他心血管畸形，如肺动脉狭窄、右心室双出口、大动脉转位等，血流动力学的改变与合并畸形有关；扫描时，根据合并畸形的病理改变制订相应的扫描方案，同时要兼顾左右心腔均有 CT 值 ≥ 200HU 的对比剂，得到较好的信噪比以利于图像后处理和明确诊断。

12. 单心房

单心房是只有一种心房结构，两侧心房均为解剖左心房或解剖右心房，即两侧心耳形态一致，包括左房异构和右房异构。血流动力学表现为体静脉和肺静脉的混合血液共同进入单心房→通过二尖瓣和三尖瓣两组房室瓣或者共同房室瓣→心室→血液分别流向主动脉和肺动脉→体循环和肺循环→腔静脉和肺静脉分别回流。

（1）左房异构：存在内脏不定位，包含有心内膜垫缺损、腔静脉回流异常如腔静脉回到左心房、下腔静脉肝段缺如、多脾征、左右肺叶均为两叶。

（2）右房异构：存在内脏不定位，包含有心内膜垫缺损、肺静脉畸形引流如右心房、无脾征、左右肺均为三叶。

【扫描技术】

定位扫描：正位定位像，扫描范围从第 4 颈椎到上腹部。

对比剂应用：根据患儿体重计算对比剂总量，注射方案分两期，为对比剂 + 生理盐水，第一期对比剂，注射时间 16 ~ 18 秒；第二期生理盐水，注射时间为 6 ~ 10 秒。不同机器对比剂应用方案不同，儿童患者的对比剂应用方案见下表，仅供参考。

	64 排 CT	256 排 iCT	双源 CT
对比剂总量（ml/kg）	1.5 ~ 3.0	1.5 ~ 3.0	1.5 ~ 3.0
对比剂流速（ml/s）	0.6 ~ 2.0	0.6 ~ 2.0	0.6 ~ 2.0
生理盐水总量（ml）	4 ~ 8	4 ~ 8	4 ~ 8
生理盐水流速（ml/s）	0.8 ~ 1.2	0.8 ~ 1.2	0.8 ~ 1.2

扫描方法：范围从胸廓入口至心底部，直接延迟法，64 排 CT 扫描延迟时间 22 ~ 24 秒，256 排 iCT 扫描延迟时间 28 ~ 32 秒，双源 CT 扫描延迟时间 25 ~ 28 秒，采用心电门控模式，回顾性心电门控剂量调制宽度为心动周期 R–R 间期的 40% ~ 75%，此为全放射剂量，其他时相为 4% 放射剂量，双源 CT 前瞻性心电门控剂量调制宽度为心动周期 R–R 间期的 40% ~ 75%，此为全放射剂量，其他时相无放射剂量；心脏扫描完成后，低剂量上腹部扫描，70kV，20mAs，扫描范围从膈下至肝脏下缘。图像质量要求：单心房内对比剂混合均匀，无伪影干扰，心房和心室结构、大动脉、各肺静脉分支入口、腔静脉、下腔静脉、内脏组织显示清楚。扫描参数见下表，仅供参考。

	64 排 CT	256 排 iCT	双源 CT
管电压（kV）	80	80	80
管电流（mAs）	50 或自动	50 或自动	50 或自动
螺距	0.3	与心率自动匹配	与心率自动匹配
扫描模式	前瞻 / 回顾性心电门控	前瞻 / 回顾性心电门控	前瞻 / 回顾性心电门控
探测器宽度	64 × 0.625/64 × 0.75	128 × 0.625	64 × 0.6
层厚（mm）	0.6 ~ 0.75	0.6	0.6 ~ 0.75

	64 排 CT	256 排 iCT	双源 CT
层间距（mm）	0.3 ~ 0.4	0.3	0.3 ~ 0.4
矩阵	512×512	512×512	512×512
滤过算法	心脏	心脏	心脏
扫描方向	头→足	头→足	头→足
延迟时间（秒）	22 ~ 24	28 ~ 32	25 ~ 28

时相重建： 首选以 45% 为中心重建最佳时相观察心内结构畸形，后续重建 75% 时相用于测量左心室容积，肺窗显示气管形态，腹部显示肝脏和脾脏形态、位置。

图像后处理： 常用的重建方法有最大密度投影、曲面重建、容积再现等三维重建技术对动脉血管进行重建。

【病例展示】

临床资料： 男，8 个月，66cm，8kg，心率 142 次 / 分，发现口唇、肢端轻微发绀 8 个月，心脏杂音 2 周入院，超声心动图诊断"复杂先天性心脏病，单心室、单心房"，外科手术前明确诊断拟行 CTA 检查。

扫描方案： 设备 SOMATON Definishion Flash，患儿仰卧位足先进，短效麻醉状态下检查，使用自制绑带物理制动，将相关部位遮盖行放射防护；扫描范围从胸廓入口到膈下 1cm，手背静脉留置针，管道通畅，对比剂为威视派克 320，二期注射，第一期注射总量 20ml，对比剂用量 15ml（8kg×2.5ml/kg×75%=15ml），流速 1.1ml/s，第二期生理盐水 4ml，流速 1.0ml/s，采用直接延迟法，延迟时间为 26 秒，检查时间 2.48 秒，一期前瞻性心电门控扫描，心电门控剂量调制范围为 40% ~ 75%，管电压 80kV，自动毫安调节，层厚 0.75mm，层间距 0.4mm，心脏滤过算法，扫描方案如图 9-44 所示，重建收缩期清楚显示心房和心室结构、瓣膜形态及肺静脉进入单心房关系和气管发育异常（图 9-45 ~ 图 9-48），重建 75% 时相测量心室容积。

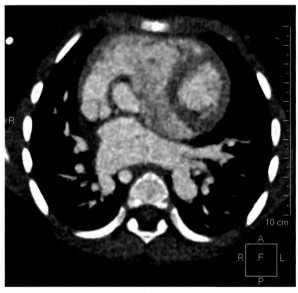

图 9-44　病例扫描方法

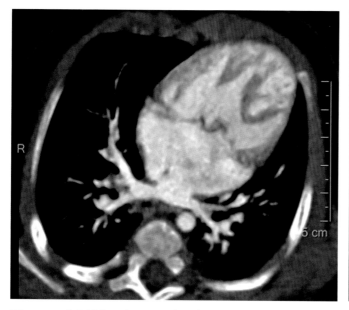

图 9-45　对比剂在心房、心室内混合均匀，清晰显示肺静脉进入单心房

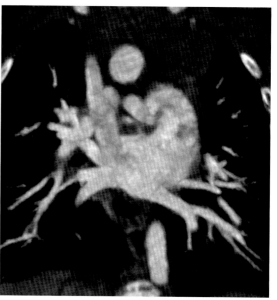

图 9-46　MIP 冠状位图显示单心房同时接受上腔静脉和肺静脉血液

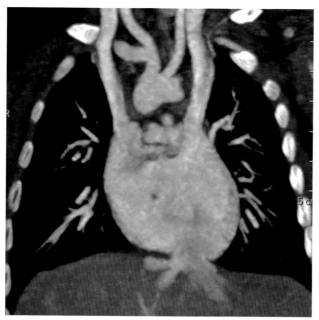

图 9-47　MIP 冠状位图显示双上腔静脉，对比剂混合均匀，无伪影

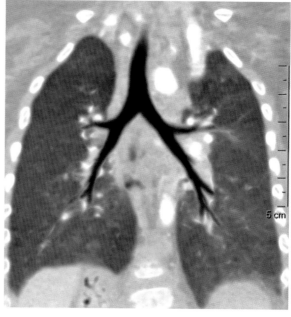

图 9-48　MinIP 冠状位图重建肺窗显示气管发育异常：双左结构

经验分享

单心房的定义是只有一种心房解剖结构，无论是解剖左心房还是右心房，都存在内脏不定位，常常为一组复杂的先天性心脏畸形，CTA 成像时，对比剂总量不变，流速稍稍减低，使对比剂在单心房内混合均匀，同时在心脏扫描完成后，需要低剂量扫描腹部，以明确内脏心房异位诊断。

心外结构畸形

1. 动脉导管未闭

动脉导管未闭是一种常见的先天性心脏病，血流动力学主要表现为出生后动脉导管没有闭锁，在主动脉和肺动脉之间仍有血流通过。由于主动脉和肺动脉间存在明显压力差，血液经主动脉持续流向肺动脉，导致左心室增大，心肌肥厚，后期肺动脉高压，当肺动脉压力高于主动脉压力时，就产生右→左的分流。

【扫描技术】

定位扫描：正位定位像，扫描范围从第4颈椎到上腹部。

对比剂应用：根据患儿体重计算对比剂总量，注射方案分两期，第一期为对比剂，第二期为生理盐水，第一期对比剂采用双流技术，75% 对比剂和 25% 的生理盐水混合注射，注射时间 16 ~ 18 秒；第二期生理盐水，注射时间为 6 秒。不同机器对比剂应用方案不同，儿童患者的对比剂应用方案见下表，仅供参考。

	64 排 CT	256 排 iCT	双源 CT
对比剂总量（ml/kg）	1.5 ~ 3.0	1.5 ~ 3.0	1.5 ~ 3.0
对比剂流速（ml/s）	0.6 ~ 2.0	0.6 ~ 2.0	0.6 ~ 2.0
生理盐水总量（ml）	4 ~ 8	4 ~ 8	4 ~ 8
生理盐水流速（ml/s）	0.8 ~ 1.2	0.8 ~ 1.2	0.8 ~ 1.2

扫描方法：范围从胸廓入口至心底部，直接延迟法，64 排 CT 扫描延迟时间 20 ~ 23 秒，256 排 iCT 扫描延迟时间 26 ~ 29 秒，双源 CT 扫描延迟 23 ~ 25 秒，采用心电门控模式，回顾性心电门控剂量调制宽度为心动周期 R-R 间期的 40% ~ 75%，此为全放射剂量，其他时相为 4% 放射剂量，双源 CT 前瞻性心电门控剂量调制宽度为心动周期 R-R 间期的 40% ~ 75%，此为全放射剂量，其他时相无放射剂量。图像质量要求：清晰显示主动脉弓、降主动脉、肺动脉和动脉导管管腔内有无对比剂，明确未闭的动脉导管分型，扫描参数见下表，仅供参考。

	64 排 CT	256 排 iCT	双源 CT
管电压（kV）	80	80	80
管电流（mAs）	50 或自动	50 或自动	50 或自动
螺距	0.3	与心率自动匹配	与心率自动匹配
扫描模式	前瞻 / 回顾性心电门控	前瞻 / 回顾性心电门控	前瞻 / 回顾性心电门控
探测器宽度	64 × 0.625/64 × 0.75	128 × 0.625	64 × 0.6
层厚（mm）	0.6 ~ 0.75	0.6	0.6 ~ 0.75
层间距（mm）	0.3 ~ 0.4	0.3	0.3 ~ 0.4
矩阵	512 × 512	512 × 512	512 × 512
滤过算法	心脏	心脏	心脏
扫描方向	头→足	头→足	头→足
延迟时间（秒）	20 ~ 23	26 ~ 29	23 ~ 25

时相重建：重建心动周期 40% 时相观察心内结构畸形，后续重建 75% 时相用于测量左心室容积。

图像后处理：常用的重建方法有最大密度投影、曲面重建、容积再现等三维重建技术对动脉血管进行重建。

【病例展示】

临床资料：男，2 岁，86cm，11kg，心率 117 次 / 分，因感冒发现心脏杂音就诊，超声心动图诊断"先天性心脏病，法洛四联症"，外科手术前明确诊断拟行 CTA 检查。

扫描方案：设备 SOMATON Definishion Flash，患儿仰卧位足先进，安静状态下检查，将相关部位遮盖行放射防护；扫描范围从胸廓入口到膈下 1cm，手背静脉留置针，管道通畅，对比剂为威视派克 320，二期注射，第一期注射总量 28ml，对比剂用量 21ml（11kg×2.5ml/kg×75%=20.6ml），流速 1.6ml/s，第二期生理盐水 6ml，流速 1.2ml/s，采用直接延迟法，延迟时间为 23 秒，检查时间 3.72 秒，一期前瞻性心电门控扫描，心电门控剂量调制范围为 40%～75%，管电压 80kV，62mAs，层厚 0.75mm，层间距 0.4mm，心脏滤过算法，扫描方案如图 9-49 所示，重建图像清楚显示降主动脉与肺动脉间的动脉导管及两端管径（图 9-50），重建 75% 时相测量左、右心室容积。

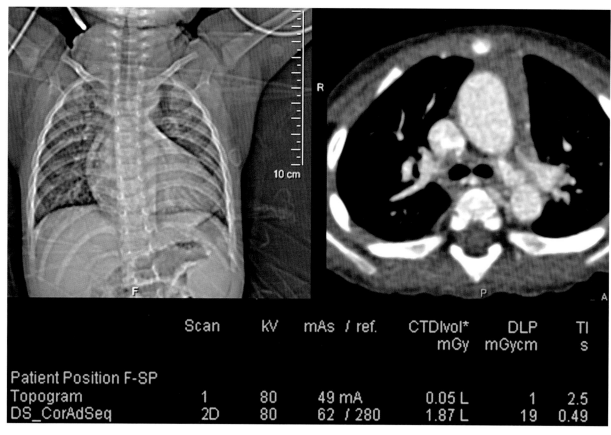

图 9-49　病例扫描方法

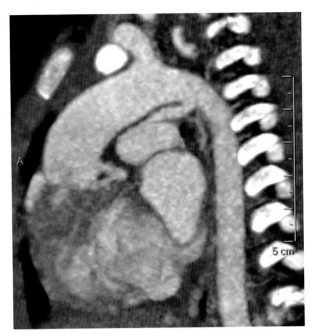

图 9-50 MIP 矢状位图对比剂显影良好，显示动脉导管未闭

经验分享

　　动脉导管未闭是出生后降主动脉和肺动脉存在的导管未闭合，早期存在左向右的分流。根据患儿的大小，选择不同的扫描模式，婴幼儿的呼吸运动频率快，采用回顾性心电门控较为合适；当舒张期未闭动脉导管显示不清时，可重建收缩期观察。

2. 肺静脉畸形连接

　　肺静脉畸形连接是部分或全部肺静脉未与解剖学左心房相连接，而是通过腔静脉引流入右心房，临床将肺静脉畸形连接分为四型：心上型、心内型、心下型和混合型。

　　1）心上型：肺静脉汇合成总干→垂直静脉→左无名静脉→右上腔静脉→右心房。

　　2）心内型：肺静脉→右心房或冠状静脉窦。

　　3）心下型：肺静脉汇合成总干→穿过横膈→下腔静脉、门静脉或肝静脉。

　　4）混合型：肺静脉各分支分别引流→腔静脉或右心房。

【扫描技术】

　　定位扫描：正位定位像，扫描范围从第 4 颈椎到上腹部。

　　对比剂应用：根据患儿体重计算对比剂总量，注射方案分两期，第一期为对比剂，第二期为生理盐水，第一期对比剂采用双流技术，75% 对比剂和 25% 的生理盐水混合注射，注射时间 16～18 秒；第二期生理盐水，注射时间为 6 秒。不同机器对比剂应用方案不同，儿童患者的对比剂应用方案见下表，仅供参考。

	64 排 CT	256 排 iCT	双源 CT
对比剂总量（ml/kg）	1.5～3.0	1.5～3.0	1.5～3.0
对比剂流速（ml/s）	0.6～2.0	0.6～2.0	0.6～2.0
生理盐水总量（ml）	4～8	4～8	4～8
生理盐水流速（ml/s）	0.8～1.2	0.8～1.2	0.8～1.2

扫描方法：范围从胸廓入口至心底部，直接延迟法，64 排 CT 扫描延迟时间 21 ～ 23 秒，256 排 iCT 扫描延迟时 26 ～ 30 秒，双源 CT 扫描延迟 24 ～ 27 秒，采用心电门控模式，回顾性心电门控剂量调制宽度为心动周期 R–R 间期的 40% ～ 75%，此为全放射剂量，其他时相为 4% 放射剂量，双源 CT 前瞻性心电门控剂量调制宽度为心动周期 R–R 间期的 40% ～ 75%，此为全放射剂量，其他时相无放射剂量；心脏扫描完成后，低剂量上腹部扫描，70kV，20mAs，扫描范围从膈下至肝脏下缘。图像质量要求：4 个心腔对比剂均匀，心房内对比剂充盈好，无伪影，肺静脉各个分支及分支与心房的连接入口显示清楚，上腹部脏器、肝静脉及下腔静脉显示清楚。扫描参数见下表，仅供参考。

	64 排 CT	256 排 iCT	双源 CT
管电压（kV）	80	80	80
管电流（mAs）	50 或自动	50 或自动	50 或自动
螺距	0.3	与心率自动匹配	与心率自动匹配
扫描模式	前瞻 / 回顾性心电门控	前瞻 / 回顾性心电门控	前瞻 / 回顾性心电门控
探测器宽度	64 × 0.625/64 × 0.75	128 × 0.625	64 × 0.6
层厚（mm）	0.6 ～ 0.75	0.6	0.6 ～ 0.75
层间距（mm）	0.3 ～ 0.4	0.3	0.3 ～ 0.4
矩阵	512 × 512	512 × 512	512 × 512
滤过算法	心脏	心脏	心脏
扫描方向	头→足	头→足	头→足
延迟时间（秒）	21 ～ 23	26 ～ 30	24 ～ 27

时相重建：首选以 45% 为中心重建最佳时相观察心内结构畸形，后续重建 75% 时相用于测量左心室容积。

图像后处理：常用的重建方法有最大密度投影、曲面重建、容积再现等三维重建技术对动脉血管进行重建。

【病例展示】

临床资料：女，4 周，57cm，4kg，心率 172 次 / 分，患儿出生后可见口唇及肢端发绀入院，超声心动图诊断"先天性心脏病，完全性肺静脉畸形引流（心下型）房间隔缺损、动脉导管未闭、右心扩大明显、左室小"，为明确诊断拟行 CTA 检查。

扫描方案：设备 SOMATON Definishion Flash，患儿仰卧位足先进，短效麻醉状态下检查，使用自制绑带物理制动，将相关部位遮盖行放射防护；扫描范围从胸廓入口到肝脏下缘 1cm，手背静脉留置针，管道通畅，对比剂为威视派克 320，二期注射，第一期注射总量 16ml，对比剂用量 12ml（4kg × 4ml/kg × 75%=12ml），流速 0.7ml/s，第二期生理盐水 3ml，流速 0.5ml/s，采用直接延迟法，延迟时间为 24 秒，检查时间 4.31 秒，一期前瞻性心电门控扫描，心电门控剂量调制范围为 40% ～ 75%，管电压 80kV，自动毫安调节，层厚 0.75mm，层间距 0.4mm，心脏滤过算法，扫描方案如图 9–51 所示，重建收缩期清楚显示心房心室结构、肺静脉与肝脏门静脉、肝静脉汇合成一支血管上行进入右心房（图 9–52），重建 75% 时相测量左、右心室容积。

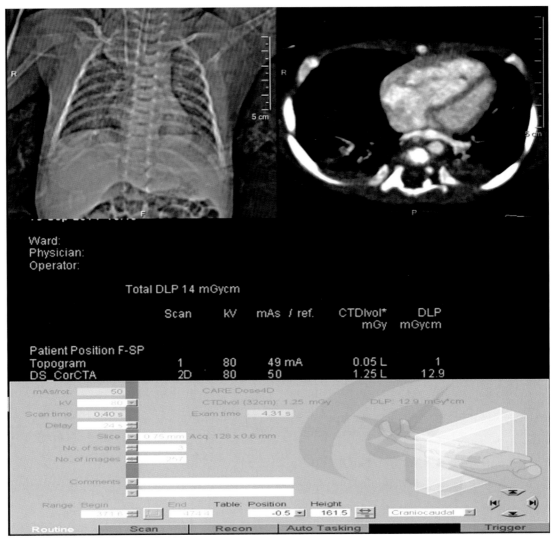

图 9-51　病例扫描方法

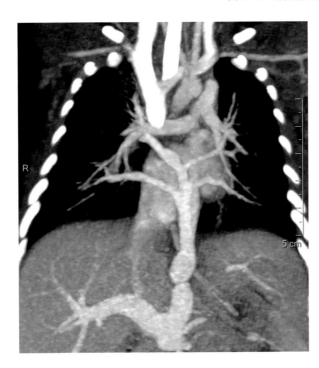

图 9-52　MIP 冠状位图清楚显示，肺静脉汇入肝脏门静脉，进而经肝静脉回流入下腔静脉进入右心房。肺静脉干汇入门静脉处梗阻明显

新生儿 CTA 检查前，操作者要查阅病程记录和超声心动图，详细了解病史和超声心动图诊断，如果提示为心下型，扫描范围需从胸廓入口至肝脏下缘。

3. 冠状动脉瘘

冠状动脉瘘是冠状动脉主干或分支与心腔或其他血管之间存在先天性异常通道。病理改变为冠状动脉的血流通过交通口直接进入心腔或血管，受累冠状动脉主干扩张、迂曲。

【扫描技术】

定位扫描： 正位定位像，扫描范围从第 4 颈椎到上腹部。

对比剂应用： 根据患儿体重计算对比剂总量，注射方案分两期，第一期为对比剂，第二期为生理盐水，第一期对比剂采用双流技术，75% 对比剂和 25% 的生理盐水混合注射，注射时间 16 ~ 18 秒；第二期生理盐水，注射时间为 6 秒。不同机器对比剂应用方案不同，儿童患者的对比剂应用方案见下表，仅供参考。

	64 排 CT	256 排 iCT	双源 CT
对比剂总量（ml/kg）	1.5 ~ 3.0	1.5 ~ 3.0	1.5 ~ 3.0
对比剂流速（ml/s）	0.6 ~ 2.0	0.6 ~ 2.0	0.6 ~ 2.0
生理盐水总量（ml）	4 ~ 8	4 ~ 8	4 ~ 8
生理盐水流速（ml/s）	0.8 ~ 1.2	0.8 ~ 1.2	0.8 ~ 1.2

扫描方法： 范围从胸廓入口至心底部，直接延迟法，64 排 CT 扫描延迟时间 21–24 秒，256 排 iCT 扫描延迟时间 25 ~ 28 秒，双源 CT 扫描延迟时间 23 ~ 26 秒，采用心电门控模式，回顾性心电门控剂量调制宽度为心动周期 R–R 间期的 40% ~ 75%，此为全放射剂量，其他时相为 4% 放射剂量，双源 CT 前瞻性心电门控剂量调制宽度为心动周期 R–R 间期的 40% ~ 75%，此为全放射剂量，其他时相无放射剂量。图像质量要求：左、右冠状动脉近、中、远端对比剂充盈良好，扩张的冠状动脉瘘口部位显示清晰，肺动脉和心腔内对比剂密度稍低于冠状动脉并且无伪影干扰。扫描参数见下表，仅供参考。

	64 排 CT	256 排 iCT	双源 CT
管电压（kV）	80	80	80
管电流（mAs）	50 或自动	50 或自动	50 或自动
螺距	0.3	与心率自动匹配	与心率自动匹配
扫描模式	前瞻 / 回顾性心电门控	前瞻 / 回顾性心电门控	前瞻 / 回顾性心电门控
探测器宽度	64 × 0.625/64 × 0.75	128 × 0.625	64 × 0.6
层厚（mm）	0.6 ~ 0.75	0.6	0.6 ~ 0.75
层间距（mm）	0.3 ~ 0.4	0.3	0.3 ~ 0.4
矩阵	512 × 512	512 × 512	512 × 512
滤过算法	心脏	心脏	心脏
扫描方向	头→足	头→足	头→足
延迟时间（秒）	21 ~ 24	25 ~ 28	23 ~ 26

时相重建： 首选以 45% 为中心重建最佳时相观察心内结构畸形，后续重建 75% 时相用于测量左心室容积。

图像后处理： 常用的重建方法有最大密度投影、曲面重建、容积再现等三维重建技术对动脉血管进行重建。

【病例展示】

临床资料：男，3个月，62cm，6.1kg，心率138次/分，因感冒住院治疗发现心脏杂音来院就诊，超声心动图诊断"先天性心脏病，右冠状动脉–右室瘘、房间隔缺损"，外科手术前明确诊断拟行CTA检查。

扫描方案：设备SOMATON Definishion Flash，患儿仰卧位足先进，短效麻醉状态下检查，使用自制绑带物理制动，将相关部位遮盖行放射防护；扫描范围从胸廓入口到膈下1cm，手背静脉留置针，管道通畅，对比剂为威视派克320，二期注射，第一期注射总量15ml，对比剂用量11.44ml（6.1kg×2.5ml/kg×75%=11.44ml），流速0.9ml/s，第二期生理盐水6ml，流速0.8ml/s，采用直接延迟法，延迟时间为23秒，检查时间3.47秒，一期前瞻性心电门控扫描，心电门控剂量调制范围为40%×75%，管电压80kV，自动毫安调节，层厚0.75mm，层间距0.4mm，心脏滤过算法，扫描方案如图9-53所示，重建收缩期显示左右冠状动脉开口、右冠状动脉与右心室相通及瘘口大小（图9-54～图9-56），重建75%时相测量左、右心室容积。

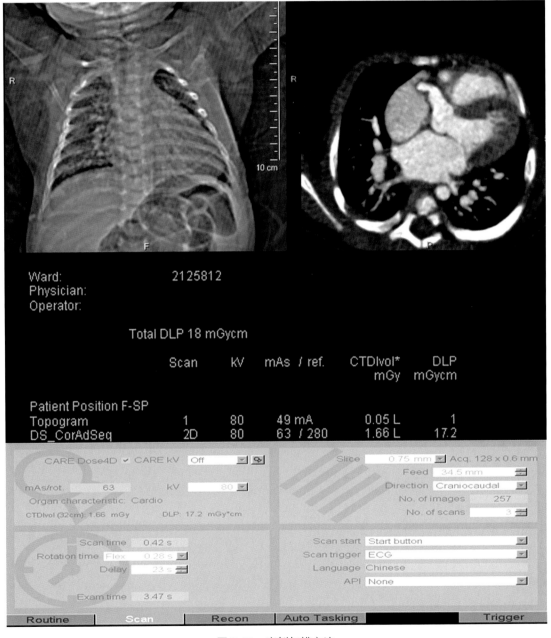

图9-53　病例扫描方法

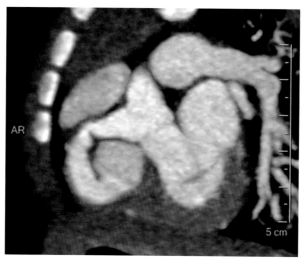

图 9-54　MIP 图显示右冠状动脉与右心室相通、瘘口大小可准确测量，无伪影干扰

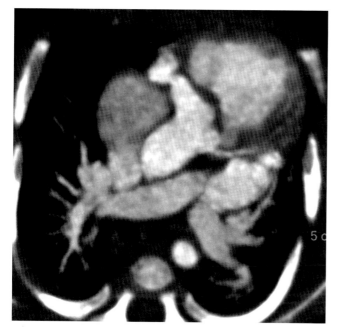

图 9-55　MIP 旋转横断位图显示左、右冠状动脉开口

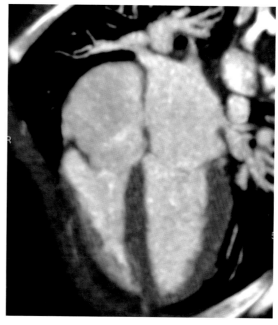

图 9-56　MIP 旋转心脏四腔位显示右冠状动脉瘘口与右心室相连

经验分享

　　冠状动脉瘘是冠状动脉主干或分支与任何一个心腔或其他血管之间存在先天性的异常交通，扫描需要连接心电门控，呼吸训练要求高，不能产生运动伪影，以清楚显示瘘口部位及大小。如患儿太小易动，不能屏气，最好在镇静状态下检查。

4. 完全性大动脉转位

　　完全性大动脉转位是心房与心室连接正常，心室与大动脉连接不一致的先天性心脏畸形，常合并其他畸形，如室间隔缺损、动脉导管未闭、肺动脉口狭窄、肺动脉发育不良等，病理解剖特征分别为：①腔静脉→右心房→右心室→主动脉；②左心室→肺动脉→肺静脉→左心房。两者之间需要通过室间隔

心外结构畸形　　**223**

缺损和（或）未闭的动脉导管进行交通，实现肺循环和体循环的交叉，患者才能得以存活。

（1）室间隔完整的完全性大动脉转位：

【扫描技术】

定位扫描： 正位定位像，扫描范围从第 4 颈椎到上腹部。

对比剂应用： 根据患儿体重计算对比剂总量，注射方案分两期，即对比剂 + 生理盐水，一期对比剂，注射时间 15 ～ 18 秒；二期生理盐水，注射时间为 6 ～ 10 秒。不同机器对比剂应用方案不同，儿童患者的对比剂应用方案见下表，仅供参考。

	64 排 CT	256 排 iCT	双源 CT
对比剂总量（ml/kg）	3.0	3.0	3.0
对比剂流速（ml/s）	0.5 ～ 0.8	0.5 ～ 0.8	0.5 ～ 0.8
生理盐水总量（ml）	2 ～ 4	2 ～ 4	2 ～ 4
生理盐水流速（ml/s）	0.5 ～ 0.8	0.5 ～ 0.8	0.5 ～ 0.8

扫描方法： 范围从胸廓入口至心底部，直接延迟法，64 排 CT 扫描延迟时间 20 ～ 24 秒，256 排 iCT 扫描延迟时间 25 ～ 30 秒，双源 CT 扫描延迟 23 ～ 27 秒，采用回顾性心电门控模式，心电门控剂量调制宽度为心动周期 R–R 间期的 40% ～ 75%，此为全放射剂量，其他时相为 4% 放射剂量。图像质量要求：4 个心腔及大血管均有对比剂，清晰显示心室 – 大动脉连接及完整的室间隔，上腔静脉和右心房没有伪影。扫描参数见下表，仅供参考。

	64 排 CT	256 排 iCT	双源 CT
管电压（kV）	80	80	70 ～ 80
管电流（mAs）	50 或自动	50 或自动	50 或自动
螺距	0.3	与心率自动匹配	与心率自动匹配
扫描模式	回顾性心电门控	回顾性心电门控	回顾性心电门控
探测器宽度	64 × 0.625/64 × 0.75	128 × 0.625	64 × 0.6
层厚（mm）	0.6 ～ 0.75	0.6	0.6 ～ 0.75
层间距（mm）	0.3 ～ 0.4	0.3	0.3 ～ 0.4
矩阵	512 × 512	512 × 512	512 × 512
滤过算法	心脏	心脏	心脏
扫描方向	头→足	头→足	头→足
延迟时间（秒）	20 ～ 24	25 ～ 30	23 ～ 27

时相重建： 首选以 45% 为中心重建最佳时相观察心内结构畸形，后续重建 75% 时相用于测量左心室容积。

图像后处理： 常用的重建方法有最大密度投影、曲面重建、容积再现等三维重建技术对动脉血管进行重建。

【病例展示】

临床资料： 男性，1 天，身高 51cm，体重 2.5kg，心率 165 次 / 分，急重症先天性心脏病，超声心动图诊断"先天性心脏病，室间隔完整的完全性大动脉转位"，主动脉和肺动脉之间存在动脉导管未闭的交通，需行急诊外科手术以挽救生命，术前 CTA 检查明确诊断，以利于制订手术方案。

扫描方案： 设备 SOMATON Definishion Flash，患儿仰卧位足先进，使用自制绑带物理制动，将相关部位遮盖行放射防护；扫描范围从胸廓入口到膈下 1cm，股静脉留置针，管道通畅，对比剂为威视派克 320，二期注射，第一期注射总量 10ml，对比剂用量 7.5ml（2.5kg×4ml/kg×75%=7.5ml），流速 0.6ml/s，第二期生理盐水 3ml，流速 0.5ml/s，扫描时心率 142 次 / 分，采用直接延迟法，延迟时间为 23 秒，检查时间 1.33 秒，一期回顾性心电门控扫描，心电门控剂量调制范围为 40% ~ 75%，管电压 80kV，自动毫安调节，螺距与心率自适应，层厚 0.75mm，层间距 0.4mm，心脏滤过算法，扫描方案如图 9-57 所示，重建收缩期显示完整室间隔和心室大动脉连接畸形（图 9-58）、冠状动脉起源异常（图 9-59），重建 75% 时相测量左、右心室容积。

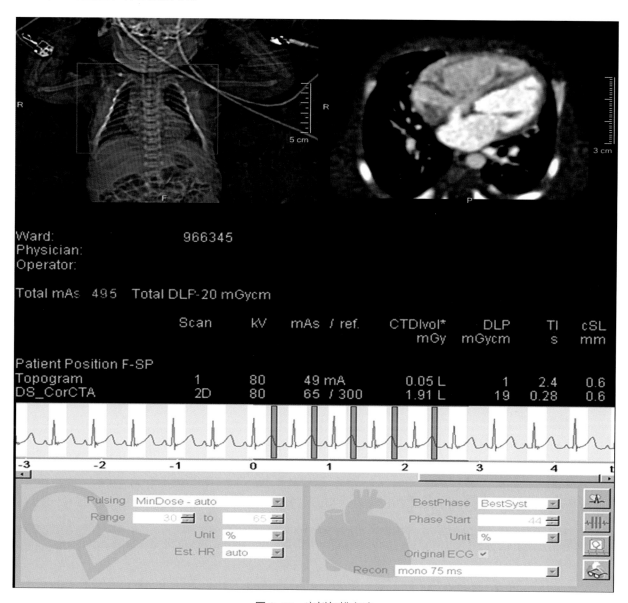

图 9-57　病例扫描方法

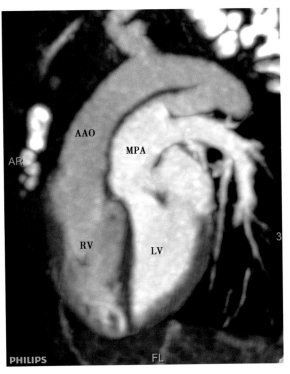

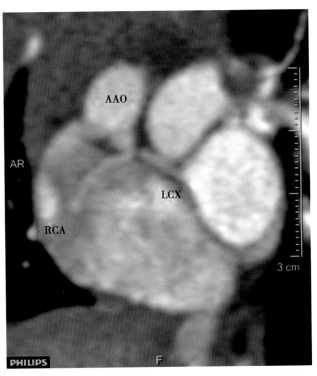

图 9-58　MIP 图左心和右心对比剂浓度差异，清晰显示完整的室间隔及心室 – 动脉连接

图 9-59　MIP 图采用回顾性心电门控结合低剂量扫描参数，清晰显示左回旋支起源于右冠状动脉

经验分享

　　刚出生几天的新生患儿体重小、呼吸频率高、心率快，一般在 140 ~ 160 次 / 分，病情重，镇静或者短效麻醉风险均大，通常采用物理制动，扫描模式采用回顾性心电门控，能更清晰地显示细小的冠状动脉起源、走行，避免了运动伪影干扰。

（2）室间隔缺损的完全性大动脉转位

【扫描技术】

定位扫描：正位定位像，扫描范围从第 4 颈椎到上腹部。

对比剂应用：根据患儿体重计算对比剂总量，注射方案分两期，第一期为对比剂，第二期为生理盐水，第一期对比剂采用双流技术，75% 对比剂和 25% 的生理盐水混合注射，注射时间 16 ~ 18 秒；第二期生理盐水，注射时间为 6 秒。不同机器对比剂应用方案不同，见下表，仅供参考。

	64 排 CT	256 排 iCT	双源 CT
对比剂总量（ml/kg）	1.5 ~ 3.0	1.5 ~ 3.0	1.5 ~ 3.0
对比剂流速（ml/s）	0.6 ~ 2.0	0.6 ~ 2.0	0.6 ~ 2.0
生理盐水总量（ml）	4 ~ 8	4 ~ 8	4 ~ 8
生理盐水流速（ml/s）	0.8 ~ 1.2	0.8 ~ 1.2	0.8 ~ 1.2

　　扫描方法：范围从胸廓入口至心底部，直接延迟法，64 排 CT 扫描延迟时间 22 ~ 24 秒，256 排 iCT 扫描延迟时间 26 ~ 29 秒，双源 CT 扫描延迟时间 24 ~ 27 秒，采用心电门控模式，回顾性心电门控剂量调制宽度为心动周期 R–R 间期的 40% ~ 75%，此为全放射剂量，其他时相为 4% 放射剂量，双

源 CT 前瞻性心电门控剂量调制宽度为心动周期 R-R 间期的 40% ~ 75%，此为全放射剂量，其他时相无放射剂量。图像质量要求：4 个心腔及大血管均有对比剂，清晰显示心室 - 大动脉连接及完整的室间隔，上腔静脉和右心房没有伪影。扫描参数见下表，仅供参考。

	64 排 CT	256 排 iCT	双源 CT
管电压（kV）	80	80	80
管电流（mAs）	50 或自动	50 或自动	50 或自动
螺距	0.3	与心率自动匹配	与心率自动匹配
扫描模式	前瞻 / 回顾性心电门控	前瞻 / 回顾性心电门控	前瞻 / 回顾性心电门控
探测器宽度	64 × 0.625/64 × 0.75	128 × 0.625	64 × 0.6
层厚（mm）	0.6 ~ 0.75	0.6	0.6 ~ 0.75
层间距（mm）	0.3 ~ 0.4	0.3	0.3 ~ 0.4
矩阵	512 × 512	512 × 512	512 × 512
滤过算法	心脏	心脏	心脏
扫描方向	头→足	头→足	头→足
延迟时间（秒）	22 ~ 24	26 ~ 29	24 ~ 27

时相重建：首选以 45% 为中心重建最佳时相观察心内结构畸形，后续重建 75% 时相用于测量左心室容积。

图像后处理：常用的重建方法有最大密度投影、曲面重建、容积再现等三维重建技术对动脉血管进行重建。

经验分享

室间隔缺损的完全性大动脉转位，在左、右心系统间存在交通和血液分流，当室间隔缺损和（或）未闭的动脉导管较大时，将对比剂的总量可不变，流速增大 0.2 ~ 0.4ml/s，生理盐水的总量增加 5 ~ 10ml，流速相应增加 0.2 ~ 0.4ml/s。

5. 矫正型大动脉转位

矫正型大动脉转位是心房与心室连接不一致，心室与大动脉连接一致的先天性心脏畸形，病理解剖特征分别为：①肺静脉→左心房→右心室→主动脉；②腔静脉→右心房→左心室→肺动脉；常常合并室间隔缺损、房间隔缺损、肺动脉狭窄。

（1）儿童矫正型大动脉转位

【扫描技术】

定位扫描：正位定位像，扫描范围从第 4 颈椎到上腹部。

对比剂应用：根据患儿体重计算对比剂总量，注射方案分两期，第一期为对比剂，第二期为生理盐水，第一期对比剂采用双流技术，75% 对比剂和 25% 的生理盐水混合注射，注射时间 16 ~ 18 秒；第二期生理盐水，注射时间为 6 秒。不同机器对比剂应用方案不同，儿童患者的对比剂应用方案见下表，仅供参考。

	64 排 CT	256 排 iCT	双源 CT
对比剂总量（ml/kg）	1.5 ~ 3.0	1.5 ~ 3.0	1.5 ~ 3.0
对比剂流速（ml/s）	0.6 ~ 2.0	0.6 ~ 2.0	0.6 ~ 2.0
生理盐水总量（ml）	4 ~ 8	4 ~ 8	4 ~ 8
生理盐水流速（ml/s）	0.8 ~ 1.2	0.8 ~ 1.2	0.8 ~ 1.2

扫描方法：范围从胸廓入口至心底部，直接延迟法；64 排 CT 扫描延迟时间 22 ~ 24 秒，256 排 iCT 扫描延迟时间 27 ~ 30 秒，双源 CT 扫描延迟 24 ~ 26 秒，采用心电门控模式。回顾性心电门控剂量调制宽度为心动周期 R-R 间期的 40% ~ 75%，此为全放射剂量，其他时相为 4% 放射剂量，双源 CT 前瞻性心电门控剂量调制宽度为心动周期 R-R 间期的 40% ~ 75%，此为全放射剂量，其他时相无放射剂量。图像质量要求：4 个心腔对比剂均匀，心外大血管及组织结构显示清楚。扫描参数见下表，仅供参考。

	64 排 CT	256 排 iCT	双源 CT
管电压（kV）	80	80	80
管电流（mAs）	50 或自动	50 或自动	50 或自动
螺距	0.3	与心率自动匹配	与心率自动匹配
扫描模式	前瞻 / 回顾性心电门控	前瞻 / 回顾性心电门控	前瞻 / 回顾性心电门控
探测器宽度	64 × 0.625/64 × 0.75	128 × 0.625	64 × 0.6
层厚（mm）	0.6 ~ 0.75	0.6	0.6 ~ 0.75
层间距（mm）	0.3 ~ 0.4	0.3	0.3 ~ 0.4
矩阵	512 × 512	512 × 512	512 × 512
滤过算法	心脏	心脏	心脏
扫描方向	头→足	头→足	头→足
延迟时间（秒）	22 ~ 24	27 ~ 30	24 ~ 26

时相重建：首选以 45% 为中心重建最佳时相观察心内结构畸形，后续重建 75% 时相用于测量左心室容积。

图像后处理：常用的重建方法有最大密度投影、曲面重建、容积再现等三维重建技术对动脉血管进行重建。

【病例展示】

临床资料：女，7 个月，74.5cm，9.5kg，心率 122 次 / 分，出生前一周三维超声心动图提示"先天性心脏病，房室连接不一致、矫正型大动脉转位 室间隔缺损"，为进一步治疗来院就诊，外科手术前明确诊断拟行 CTA 检查。

扫描方案：设备 SOMATON Definishion Flash，患儿仰卧位足先进，短效麻醉状态下检查，使用自制绑带物理制动，将相关部位遮盖行放射防护；扫描范围从胸廓入口到膈下 1cm，手背静脉留置针，管道通畅，对比剂为威视派克 320，二期注射，第一期注射总量 24ml，对比剂用量 17.81ml（9.5kg×2.5ml/kg×75%=17.81ml），流速 1.3ml/s，第二期生理盐水 6ml，流速 1.1ml/s，采用直接延迟法，延迟时间为 26 秒，检查时间 3.6 秒，一期前瞻性心电门控扫描，心电门控剂量调制范围为 40% ~ 75%，管电压 80kV，自动毫安调节，层厚 0.75mm，层间距 0.4mm，心脏滤过算法，扫描方案如图 9-60 所示，重建收缩期显示心房、心室、瓣膜形态和大血管连接关系及冠状动脉起源、走行（图 9-61），重建 75% 时相测量左、右心室容积。

心外结构畸形

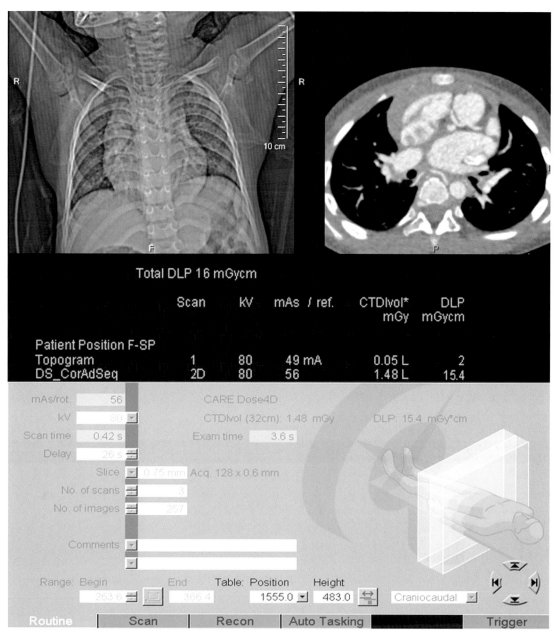

Total DLP 16 mGycm

Scan	KV	mAs / ref.	CTDlvol* mGy	DLP mGycm

Patient Position F-SP

| Topogram | 1 | 80 | 49 mA | 0.05 L | 2 |
| DS_CorAdSeq | 2D | 80 | 56 | 1.48 L | 15.4 |

mAs/rot.	56	CARE Dose4D		
kV	80	CTDIvol (32cm): 1.48 mGy	DLP: 15.4 mGy*cm
Scan time	0.42 s	Exam time	3.6 s
Delay	26 s		
Slice	0.75 mm	Acq. 128 x 0.6 mm
No. of scans	3	
No. of images	257	
Comments		

| Range: Begin | End | Table: Position | Height | |
| 263.6 | 366.4 | 1555.0 | 483.0 | Craniocaudal |

| Routine | Scan | Recon | Auto Tasking | | Trigger |

图 9-60　病例扫描方法

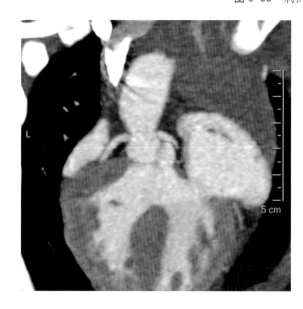

图 9-61　MIP 图显示右心房连接左心室、主动脉连接右心室、室间隔缺损

心外结构畸形

（2）成人矫正型大动脉转位

【扫描技术】

定位扫描： 正位定位像，扫描范围从第 4 颈椎到心底。

对比剂应用： 根据患者体重计算对比剂总量，注射方案分两期，第一期为对比剂，第二期为生理盐水。不同机器对比剂应用方案不同，见下表，仅供参考。

	64 排 CT	256 排 iCT	双源 CT
对比剂总量（ml/kg）	1.2 ~ 1.5	0.8 ~ 1.2	1.0-1.5
对比剂流速（ml/s）	3.0 ~ 3.5	3.0 ~ 3.5	3.0 ~ 3.5
生理盐水总量（ml）	10	10	10
生理盐水流速（ml/s）	2.5	2.5 ~ 3.0	2.5

扫描方法： 范围从胸廓入口至心底部，对比剂示踪法，兴趣区设置升主动脉层面，阈值设置：64 排 CT 为 120HU、256 排 iCT 为 160HU、双源 CT 为 140HU，到达阈值后，自动触发扫描，触发后延迟时间 4 秒。采用心电门控扫描模式，回顾性心电门控剂量调制宽度均为心动周期 R-R 间期的 40% ~ 75%，此为全放射剂量，其他时相为 4% 放射剂量，双源 CT 前瞻性心电门控剂量调制宽度为心动周期 R-R 间期的 40% ~ 75%，此为全放射剂量，其他时相无放射剂量。图像质量要求：左右心室腔、主动脉和肺动脉对比剂均匀，主动脉瓣、肺动脉瓣、二尖瓣、冠状动脉起源、分布、走行和左右心室腔内结构显示清楚，扫描参数见下表，仅供参考。

	64 排 CT	256 排 iCT	双源 CT
管电压（kV）	80 ~ 100	80 ~ 100	80 ~ 100
管电流（mAs）	自动	自动	自动毫安调节
螺距	0.3	与心率自动匹配	与心率自动匹配
扫描模式	回顾性心电门控	回顾性心电门控	前瞻性心电门控
探测器宽度	64 × 0.625/64 × 0.75	128 × 0.625	64 × 0.6
层厚（mm）	0.6 ~ 0.75	0.6	0.6 ~ 0.75
层间距（mm）	0.3 ~ 0.4	0.3	0.3 ~ 0.4
矩阵	512 × 512	512 × 512	512 × 512
滤过算法	心脏	心脏	心脏
扫描方向	头→足	头→足	头→足

时相重建： 首选以 45% 为中心重建最佳时相观察心内结构畸形。

图像后处理： 常用的重建方法有最大密度投影、曲面重建、容积再现等三维重建技术对动脉血管进行重建。

【病例展示】

临床资料： 男，49 岁，175cm，65kg，心率 65 次 / 分，心慌、胸痛不适，超声心动图诊断"先天性心脏病，房间隔缺损"，行 CTA 检查明确诊断。

扫描方案： 设备 SOMATON Definishion Flash，仰卧位足先进，扫描范围从胸廓入口到心底，肘正中静脉留置针，管道通畅，对比剂为欧乃派克 350，二期注射，第一期对比剂总量 70ml，流速 3.8ml/s，第二期生理盐水 30ml，流速 3.5ml/s，回顾性心电门控扫描模式，采用对比剂示踪法，兴趣区设定在降主动脉内，阈值 110HU，检查时间 7.56 秒，心电门控剂量调制范围为 40% ～ 75%，管电压 120kV，自动毫安调节，层厚 0.75mm，层间距 0.4mm，心脏滤过算法，扫描方案如图 9-62 所示，重建图像清楚显示右心房连接解剖左心室，左心房连接解剖右心室，肺动脉起自解剖左心室，主动脉起自解剖右心室（图 9-63、图 9-64），重建 75% 时相测量左、右心室容积。

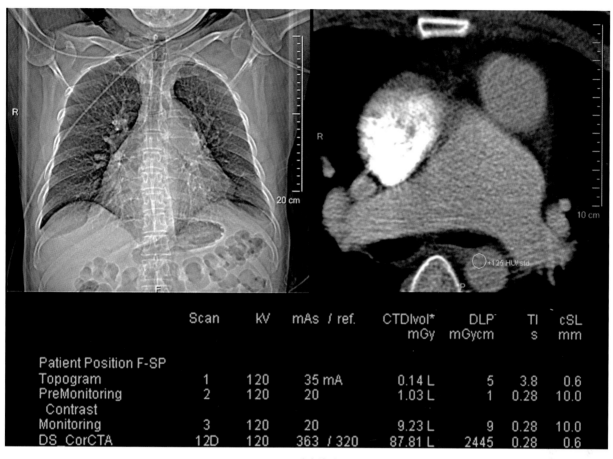

	Scan	KV	mAs / ref.	CTDIvol* mGy	DLP mGycm	TI s	cSL mm
Patient Position F-SP							
Topogram	1	120	35 mA	0.14 L	5	3.8	0.6
PreMonitoring	2	120	20	1.03 L	1	0.28	10.0
Contrast							
Monitoring	3	120	20	9.23 L	9	0.28	10.0
DS_CorCTA	12D	120	363 / 320	87.81 L	2445	0.28	0.6

图 9-62　病例扫描方法

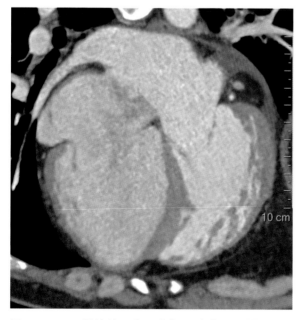

图 9-63　MIP 图旋转心脏四腔位 心腔内对比剂均匀，清晰显示右心房连接左心室，左心房连接右心室

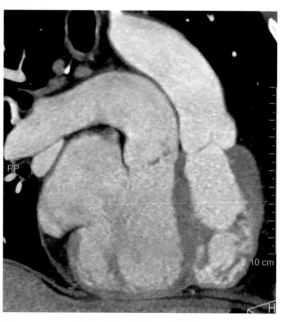

图 9-64　MIP 图显示主动脉起自解剖右心室、肺动脉起自解剖左心室

矫正型大动脉转位本身血流动力学没有变化，有合并畸形时，扫描方案参照相应的合并畸形扫描方法。

6. 永存动脉干

永存动脉干是心脏发出单一动脉干，只有一组动脉瓣，在单一动脉干上再发出冠状动脉、主动脉和肺动脉。动脉干骑跨于缺损的室间隔上，左、右心室的动静脉血液均流入动脉干。

【扫描技术】

定位扫描：正位定位像，扫描范围从第4颈椎到上腹部。

对比剂应用：根据患儿体重计算对比剂总量，注射方案分两期，第一期为对比剂，第二期为生理盐水，第一期对比剂采用双流技术，75%对比剂和25%的生理盐水混合注射，注射时间16～18秒；第二期生理盐水，注射时间为6秒。不同机器对比剂应用方案不同，不同机器对比剂应用方案不同，儿童患者的对比剂应用方案见下表，仅供参考。

	64排CT	256排iCT	双源CT
对比剂总量（ml/kg）	1.5～3.0	1.5～3.0	1.5～3.0
对比剂流速（ml/s）	0.6～2.0	0.6～2.0	0.6～2.0
生理盐水总量（ml）	4～8	4～8	4～8
生理盐水流速（ml/s）	0.8～1.2	0.8～1.2	0.8～1.2

扫描方法：范围从胸廓入口至心底部，直接延迟法，64排CT扫描延迟时间20～23秒，256排iCT扫描延迟时间26～30秒，双源CT扫描延23～26秒，采用心电门控模式，回顾性心电门控剂量调制宽度为心动周期R-R间期的40%～75%，此为全放射剂量，其他时相为4%放射剂量，双源CT前瞻性心电门控剂量调制宽度为心动周期R-R间期的40%～75%，此为全放射剂量，其他时相无放射剂量。图像质量要求：4个心腔对比剂均匀，共同动脉干起始处和主动脉形态、肺动脉起源和发育、相关半月瓣以及冠状动脉起源、走行显示清楚。扫描参数见下表，仅供参考。

	64排CT	256排iCT	双源CT
管电压（kV）	80	80	80
管电流（mAs）	50或自动	50或自动	50或自动
螺距	0.3	与心率自动匹配	与心率自动匹配
扫描模式	前瞻/回顾性心电门控	前瞻/回顾性心电门控	前瞻/回顾性心电门控
探测器宽度	64×0.625/64×0.75	128×0.625	64×0.6
层厚（mm）	0.6～0.75	0.6	0.6～0.75
层间距（mm）	0.3～0.4	0.3	0.3～0.4
矩阵	512×512	512×512	512×512
滤过算法	心脏	心脏	心脏
扫描方向	头→足	头→足	头→足
延迟时间（秒）	20～23	26～30	23～26

时相重建：首选以45%为中心重建最佳时相观察心内结构畸形，后续重建75%时相用于测量左心室容积。

图像后处理：常用的重建方法有最大密度投影、曲面重建、容积再现等三维重建技术对动脉血管进行重建。

【病例展示】

临床资料：女，6个月，61cm，6kg，心率118次/分，出生前三维超声检查提示"胎儿心血管发育异常"，出生后超声心动图诊断"先天性心脏病，永存动脉干"，为进一步治疗来院就诊，外科手术前明确诊断拟行CTA检查。

扫描方案：设备SOMATON Definishion Flash，患儿仰卧位足先进，短效麻醉状态下检查，使用自制绑带物理制动，将相关部位遮盖行放射防护；扫描范围从胸廓入口到膈下1cm，手背静脉留置针，管道通畅，对比剂为威视派克320，二期注射，第一期注射总量15ml，对比剂用量11.25ml（6kg×2.5ml/kg×75%=11.25ml），流速0.9ml/s，第二期生理盐水4ml，流速0.9ml/s，采用直接延迟法，延迟时间为23秒，检查时间3.51秒，一期前瞻性心电门控扫描，心电门控剂量调制范围为40%～75%，管电压80kV，自动毫安调节，层厚0.75mm，层间距0.4mm，心脏滤过算法，扫描方案如图9-65所示，重建收缩期显示心室结构、永存动脉干、共同动脉瓣及动脉干骑跨在缺损的室间隔上（图9-66、图9-67），重建75%时相测量左、右心室容积。

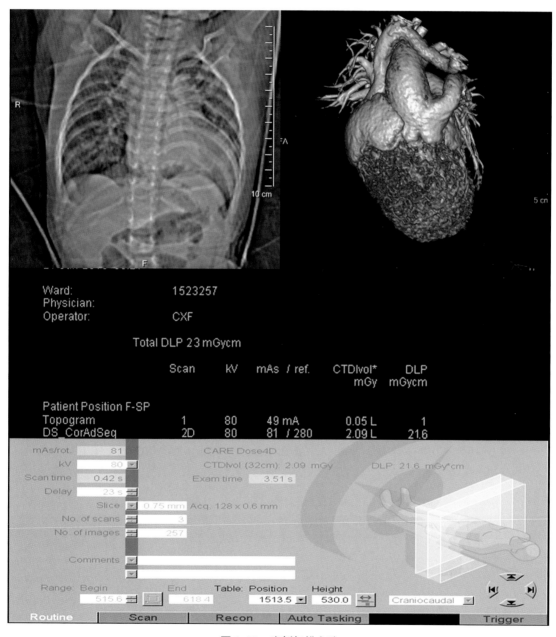

图 9-65　病例扫描方法

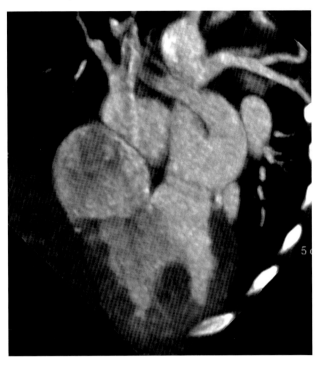

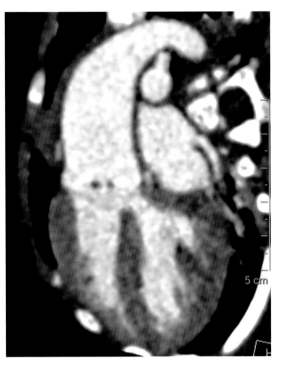

图 9-66　MIP 图对比剂均匀，显示心室结构、永存动脉干、共同动脉瓣

图 9-67　MIP 图左右心室和动脉干显影良好，显示动脉干骑跨在缺损的室间隔上

经验分享

　　年龄大能自主控制呼吸的患儿可采用对比剂示踪方法，兴趣区设置在左心室，阈值为 180HU，扫描延迟时间为 4 秒。对比剂的总量 1.5ml/kg，注射时间为 16 秒，流速根据总量和注射时间决定。

7. 肺动脉狭窄

　　肺动脉狭窄是先天性心脏病中单纯或伴有其他畸形的一种疾病，分为瓣膜狭窄、瓣下狭窄和瓣上狭窄。

【扫描技术】

　　定位扫描：正位定位像，扫描范围从第 4 颈椎到上腹部。

　　对比剂应用：根据患儿体重计算对比剂总量，注射方案分两期，第一期为对比剂，第二期为生理盐水，第一期对比剂采用双流技术，70% 对比剂和 30% 的生理盐水混合注射，注射时间 16 ~ 18 秒；第二期生理盐水，注射时间为 6 秒。不同机器对比剂应用方案不同，儿童患者的对比剂应用方案见下表，仅供参考。

	64 排 CT	256 排 iCT	双源 CT
对比剂总量（ml/kg）	1.5 ~ 3.0	1.5 ~ 3.0	1.5 ~ 3.0
对比剂流速（ml/s）	0.6 ~ 2.0	0.6 ~ 2.0	0.6 ~ 2.0
生理盐水总量（ml）	4 ~ 8	4 ~ 8	4 ~ 8
生理盐水流速（ml/s）	0.8 ~ 1.2	0.8 ~ 1.2	0.8 ~ 1.2

扫描方法：范围从胸廓入口至心底部，直接延迟法，64 排 CT 扫描延迟时间 21 ~ 23 秒，256 排 iCT 扫描延迟时间 26 ~ 29 秒，双源 CT 扫描延迟 23 ~ 25 秒，采用心电门控模式，回顾性心电门控剂量调制宽度为心动周期 R-R 间期的 40% ~ 75%，此为全放射剂量，其他时相为 4% 放射剂量，双源 CT 前瞻性心电门控剂量调制宽度为心动周期 R-R 间期的 40% ~ 75%，此为全放射剂量，其他时相无放射剂量。图像质量要求：右心房、右心室腔、右心室心肌、流出道、肺动脉瓣、肺动脉主干及分支显示清楚，心腔内均有对比剂。扫描参数见下表，仅供参考。

	64 排 CT	256 排 iCT	双源 CT
管电压（kV）	80	80	80
管电流（mAs）	50 或自动	50 或自动	50 或自动
螺距	0.3	与心率自动匹配	与心率自动匹配
扫描模式	前瞻 / 回顾性心电门控	前瞻 / 回顾性心电门控	前瞻 / 回顾性心电门控
探测器宽度	64×0.625/64×0.75	128×0.625	64×0.6
层厚（mm）	0.6 ~ 0.75	0.6	0.6 ~ 0.75
层间距（mm）	0.3 ~ 0.4	0.3	0.3 ~ 0.4
矩阵	512×512	512×512	512×512
滤过算法	心脏	心脏	心脏
扫描方向	头→足	头→足	头→足
延迟时间（秒）	21 ~ 23	26 ~ 29	23 ~ 25

时相重建：首选以 45% 为中心重建最佳时相观察心内结构畸形。

图像后处理：常用的重建方法有最大密度投影、曲面重建、容积再现等三维重建技术对动脉血管进行重建。

【病例展示】

临床资料：女，15 个月，72cm，10kg，心率 136 次 / 分，发现心脏杂音 1 周，超声心动图诊断"先天性心脏病，室间隔缺损"，胸片示肺血少，外科手术前明确诊断拟行 CTA 检查。

扫描方案：设备 SOMATON Definishion Flash，患儿仰卧位足先进，短效麻醉状态下检查，使用自制绑带物理制动，将相关部位遮盖行放射防护；扫描范围从胸廓入口到膈下 1cm，手背静脉留置针，管道通畅，对比剂为威视派克 320，二期注射，第一期注射总量 25ml，对比剂用量 18.75ml（10kg×2.5ml/kg×75%=18.75ml），流速 1.5ml/s，第二期生理盐水 5ml，流速 1.2ml/s，采用直接延迟法，一期回顾性心电门控扫描（患儿躁动），延迟时间为 23 秒，检查时间 5.12 秒，一期回顾性心电门控扫描（患儿躁动），心电门控剂量调制范围为 40% ~ 75%，管电压 80kV，自动毫安调节，层厚 0.75mm，层间距 0.4mm，心脏滤过算法，扫描方案如图 9-68 所示，重建收缩期清楚显示肺动脉瓣狭窄、冠状动脉起源及走行正常（图 9-69），重建 75% 时相测量左、右心室容积。

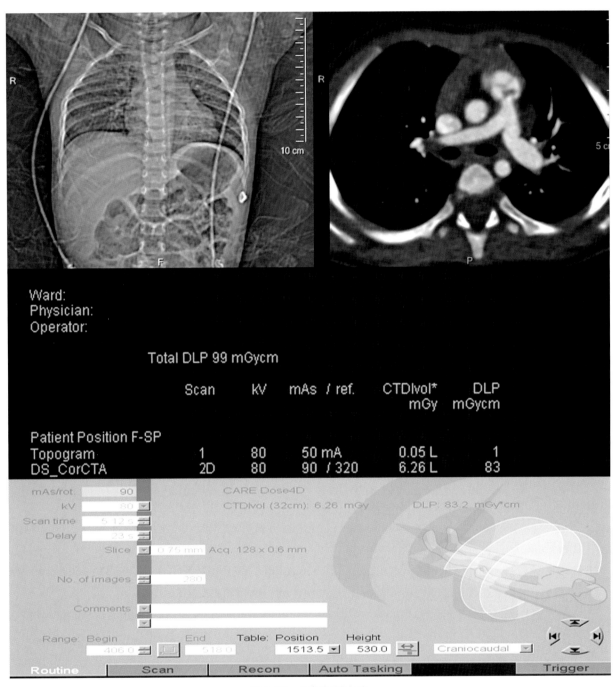

图 9-68　病例扫描方法

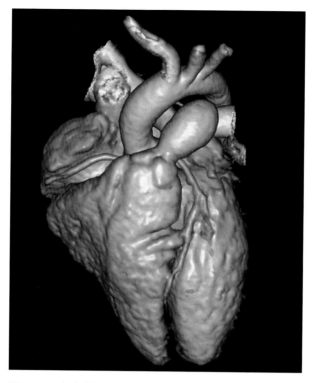

图 9-69　肺动脉瓣及瓣上狭窄、冠状动脉起源及走行正常

> **经验分享**
>
> 　　肺动脉狭窄分为瓣膜狭窄、瓣下狭窄（即右心室流出道狭窄）和瓣上狭窄（即肺动脉干及分支狭窄），无论哪一种类型，如果单纯的肺动脉狭窄，扫描时，以右心室、肺动脉瓣和主肺动脉及分支为主要显示目标，延迟时间提前 2 秒；如果有右心室排血受阻致右心室扩大时，对比剂总量增加 5% ~ 10%，流速不变，扫描延迟时间增加 2 ~ 4 秒。

8. 室间隔完整的肺动脉闭锁

　　室间隔完整的肺动脉闭锁是一种少见的先天性复杂心脏畸形，其解剖特点为右心室流出道为一盲端，无肺动脉与其相通，肺循环血流量极少。

【扫描技术】

　　定位扫描：正位定位像，扫描范围从第 4 颈椎到上腹部。

　　对比剂应用：根据患儿体重计算对比剂总量，注射方案分两期，即对比剂＋生理盐水，第一期对比剂，注射时间 15 ~ 18 秒；第二期生理盐水，注射时间为 6 ~ 10 秒。不同机器对比剂应用方案不同，儿童患者的对比剂应用方案见下表，仅供参考。

	64 排 CT	256 排 iCT	双源 CT
对比剂总量（ml/kg）	3.0	3.0	3.0
对比剂流速（ml/s）	0.5 ~ 0.8	0.5 ~ 0.8	0.5 ~ 0.8
生理盐水总量（ml）	2 ~ 4	2 ~ 4	2 ~ 4
生理盐水流速（ml/s）	0.5 ~ 0.8	0.5 ~ 0.8	0.5 ~ 0.8

扫描方法：范围从胸廓入口至心底部，直接延迟法，64 排 CT 扫描延迟时间 21～23 秒，256 排 iCT 扫描延迟时间 27～30 秒，双源 CT 扫描延迟 24～26 秒，采用回顾性心电门控模式，心电门控剂量调制宽度为心动周期 R-R 间期的 40%～75%，此为全放射剂量，其他时相为 4% 放射剂量。图像质量要求：4 个心腔及大血管均有对比剂，右心室流出道、肺动脉、侧支血管、冠状动脉起源走行动脉导管及房间隔均显示清楚，右心房内对比剂均匀，无伪影。扫描参数见下表，仅供参考。

	64 排 CT	256 排 iCT	双源 CT
管电压（kV）	80	80	70-80
管电流（mAs）	50 或自动	50 或自动	50 或自动
螺距	0.3	与心率自动匹配	与心率自动匹配
扫描模式	回顾性心电门控	回顾性心电门控	回顾性心电门控
探测器宽度	64×0.625/64×0.75	128×0.625	64×0.6
层厚（mm）	0.6～0.75	0.6	0.6～0.75
层间距（mm）	0.3～0.4	0.3	0.3～0.4
矩阵	512×512	512×512	512×512
滤过算法	心脏	心脏	心脏
扫描方向	头→足	头→足	头→足
延迟时间（秒）	21～23	27～30	24～26

时相重建：首选以 45% 为中心重建最佳时相观察心内结构畸形，后续重建 75% 时相用于测量左心室容积。

图像后处理：常用的重建方法有最大密度投影、曲面重建、容积再现等三维重建技术对动脉血管进行重建。

【病例展示】

临床资料：男，3 周，52cm，3.5kg，心率 200 次 / 分，因叹息样呼吸、心率、呼吸快、血氧饱和度差急诊入院，超声心动图诊断"先天性复杂心脏畸形，房室连接一致、肺动脉闭锁"，外科急诊手术前明确有无合并其他畸形，拟行 CTA 检查。

扫描方案：设备 SOMATON Definishion Flash，患儿仰卧位足先进，短效麻醉状态下检查，使用自制绑带物理制动，将相关部位遮盖行放射防护；扫描范围从胸廓入口到膈下 1cm，手背静脉留置针，管道通畅，对比剂为威视派克 320，二期注射，第一期注射总量 14ml，对比剂用量 10.5ml（3.5kg×4ml/kg×75%=10.5ml），流速 0.8ml/s，第二期生理盐水 3ml，流速 0.6ml/s，采用直接延迟法，延迟时间为 25 秒，检查时间 2.08 秒，一期回顾性心电门控扫描（新生儿身体易动），心电门控剂量调制范围为 40%～75%，管电压 70kV，自动毫安调节，层厚 0.75mm，层间距 0.4mm，心脏滤过算法，扫描方案如图 9-70 所示，重建图像显示右心室流出道与肺动脉未有连接及动脉导管未闭（图 9-71～图 9-73），重建 75% 时相测量左、右心室容积。

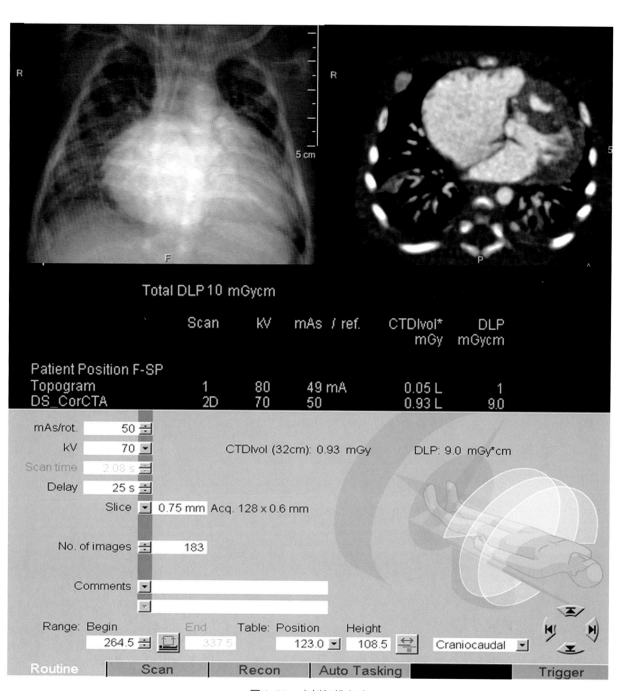

Total DLP 10 mGycm

	Scan	kV	mAs / ref.	CTDIvol* mGy	DLP mGycm
Patient Position F-SP					
Topogram	1	80	49 mA	0.05 L	1
DS_CorCTA	2D	70	50	0.93 L	9.0

mAs/rot.   50

kV   70

Scan time   2.08 s

Delay   25 s

CTDIvol (32cm): 0.93 mGy   DLP: 9.0 mGy*cm

Slice   0.75 mm   Acq. 128 × 0.6 mm

No. of images   183

Comments

Range: Begin   264.5   End   337.5   Table: Position   123.0   Height   108.5   Craniocaudal

Routine | Scan | Recon | Auto Tasking | Trigger

图 9-70　病例扫描方法

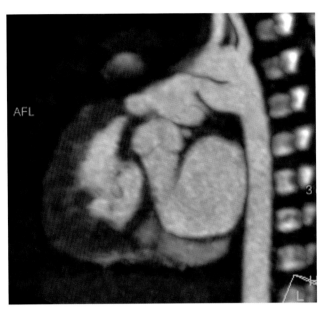
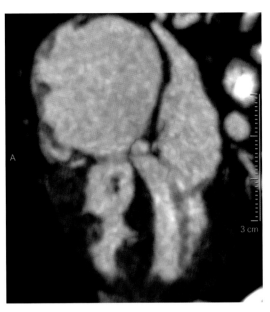

图9-71　显示右心室流出道与肺动脉未有连接及动脉导管未闭　　图9-72　MIP旋转心脏四腔位 显示室间隔完整

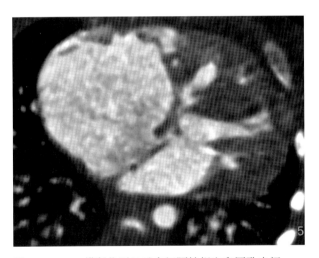

图9-73　MIP横断位图显示房间隔缺损和卵圆孔未闭

经验分享

　　室间隔完整的肺动脉闭锁没有正常的体-肺循环，右心房的静脉血液经过房间隔缺损到达左心系统而入主动脉，肺动脉依赖动脉导管和（或）体-肺动脉交通供血，故肺血少，主动脉血液的含氧量不足，血红蛋白值高，属于新生儿期急重症手术指征疾病。CT扫描时，对比剂总量可根据说明书给予最大剂量，流速0.5～0.8ml/s，注射时间为16秒。如果临床怀疑有窦状隙开放，对比剂流速增加，扫描延迟时间增加2秒；同时为清楚显示冠状动脉起源、走行，采用回顾性心电门控较为合适。

9. 先天性主动脉缩窄

　　先天性主动脉缩窄是胚胎发育时期，主动脉峡部血流量过少，导致发育不全、狭窄。常合并房间隔缺损、室间隔缺损、二尖瓣病变、动脉导管未闭、主动脉弓发育不良。

【扫描技术】

定位扫描： 正位定位像，扫描范围从第 4 颈椎到上腹部。

对比剂应用： 根据患儿体重计算对比剂总量，注射方案分两期，第一期为对比剂，第二期为生理盐水，第一期对比剂采用双流技术，70% 对比剂和 30% 的生理盐水混合注射，注射时间 16 ~ 18 秒；第二期生理盐水，注射时间为 6 秒。不同机器对比剂应用方案不同，儿童患者的对比剂应用方案见下表，仅供参考。

	64 排 CT	256 排 iCT	双源 CT
对比剂总量（ml/kg）	1.5 ~ 3.0	1.5 ~ 3.0	1.5 ~ 3.0
对比剂流速（ml/s）	0.6 ~ 2.0	0.6 ~ 2.0	0.6 ~ 2.0
生理盐水总量（ml）	4 ~ 8	4 ~ 8	4 ~ 8
生理盐水流速（ml/s）	0.8 ~ 1.2	0.8 ~ 1.2	0.8 ~ 1.2

扫描方法： 范围从胸廓入口至心底部，直接延迟法，64 排 CT 扫描延迟时间 23 ~ 25 秒，256 排 iCT 扫描延迟时间 28 ~ 34 秒，双源 CT 扫描延迟时间 25 ~ 28 秒，采用心电门控模式，回顾性心电门控剂量调制宽度为心动周期 R-R 间期的 40% ~ 75%，此为全放射剂量，其他时相为 4% 放射剂量，双源 CT 前瞻性心电门控剂量调制宽度为心动周期 R-R 间期的 40% ~ 75%，此为全放射剂量，其他时相无放射剂量。图像质量要求：升主动脉、降主动脉、锁骨下动脉、肋间动脉、乳内动脉、椎动脉、颈动脉及肩胛外侧动脉显示清楚。扫描参数见下表，仅供参考。

	64 排 CT	256 排 iCT	双源 CT
管电压（kV）	80	80	80
管电流（mAs）	50 或自动	50 或自动	50 或自动
螺距	0.3	与心率自动匹配	与心率自动匹配
扫描模式	前瞻/回顾性心电门控	前瞻/回顾性心电门控	前瞻/回顾性心电门控
探测器宽度	64×0.625/64×0.75	128×0.625	64×0.6
层厚（mm）	0.6 ~ 0.75	0.6	0.6 ~ 0.75
层间距（mm）	0.3 ~ 0.4	0.3	0.3 ~ 0.4
矩阵	512×512	512×512	512×512
滤过算法	心脏	心脏	心脏
扫描方向	头→足	头→足	头→足
延迟时间（秒）	23 ~ 25	28 ~ 34	25 ~ 28

时相重建： 首选以 45% 为中心重建最佳时相观察心内结构畸形。

图像后处理： 常用的重建方法有最大密度投影、曲面重建、容积再现等三维重建技术对动脉血管进行重建。

【病例展示】

临床资料： 女，2 岁，72cm，9.1kg，心率 112 次/分，发现心脏杂音，超声心动图诊断"先天性心脏病，室间隔缺损"，患儿足背动脉不易扪及，临床怀疑主动脉缩窄，外科手术前明确诊断拟行 CTA 检查。

扫描方案： 设备 SOMATON Definishion Flash，患儿仰卧位足先进，短效麻醉状态下检查，使用自制绑带物理制动，将相关部位遮盖行放射防护；扫描范围从胸廓入口到膈下 1cm，手背静脉留置针，管道通畅，对比剂为威视派克 320，二期注射，第一期注射总量 23ml，对比剂用量 17ml（9.1kg×2.5ml/

kg×75%=17.06ml），流速 1.2ml/s，第二期生理盐水 4ml，流速 1.0ml/s，采用直接延迟法，延迟时间为 26 秒，检查时间 4.57 秒，一期前瞻性心电门控扫描，心电门控剂量调制范围为 40%～75%，管电压 80kV，自动毫安调节，层厚 0.75mm，层间距 0.4mm，心脏滤过算法，重建收缩期清晰显示动脉导管未闭和动脉导管前主动脉重度缩窄（图 9-74）。

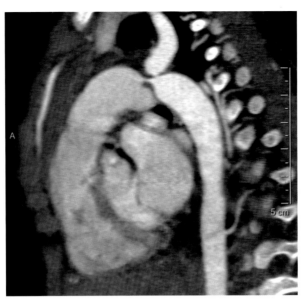

图 9-74　MIP 斜矢状位图收缩期清晰显示动脉导管未闭和动脉导管前主动脉缩窄

经验分享

　　先天性主动脉缩窄常伴有主动脉血流减少的合并畸形，如主动脉瓣二瓣化、狭窄，动脉导管未闭等，当合并心内其他畸形时，扫描方案需参考合并畸形的血流动力学变化制定。

10. 主动脉 - 肺动脉窗

　　主动脉 - 肺动脉窗是升主动脉与肺动脉主干间的血管管壁缺失，直接形成交通的先天性心血管畸形。有部分患者合并室间隔缺损、动脉导管未闭、主动脉弓离断、法洛四联症。血流动力学改变为初期以左→右分流为主，随着肺血增多→肺动脉增宽→左心房、左心室增大。

【扫描技术】

　　定位扫描：正位定位像，扫描范围从第 4 颈椎到上腹部。

　　对比剂应用：根据患儿体重计算对比剂总量，注射方案分两期，第一期为对比剂，第二期为生理盐水，第一期对比剂采用双流技术，75% 对比剂和 25% 的生理盐水混合注射，注射时间 16～18 秒；第二期生理盐水，注射时间为 6 秒。不同机器对比剂应用方案不同，儿童患者的对比剂应用方案见下表，仅供参考。

	64 排 CT	256 排 iCT	双源 CT
对比剂总量（ml/kg）	1.5～3.0	1.5～3.0	1.5～3.0
对比剂流速（ml/s）	0.6～2.0	0.6～2.0	0.6～2.0
生理盐水总量（ml）	4～8	4～8	4～8
生理盐水流速（ml/s）	0.8～1.2	0.8～1.2	0.8～1.2

扫描方法：范围从胸廓入口至心底部，直接延迟法，64 排 CT 扫描延迟时间 20 ~ 23 秒，256 排 iCT 扫描延迟时间 28 ~ 32 秒，双源 CT 扫描延迟 24 ~ 27 秒，采用心电门控模式，回顾性心电门控剂量调制宽度为心动周期 R-R 间期的 40% ~ 75%，此为全放射剂量，其他时相为 4% 放射剂量，双源 CT 前瞻性心电门控剂量调制宽度为心动周期 R-R 间期的 40% ~ 75%，此为全放射剂量，其他时相无放射剂量。图像质量要求：4 个心腔对比剂均匀，主动脉和肺动脉间的交通口位置、大小及动脉瓣口显示清楚。扫描参数见下表，仅供参考。

	64 排 CT	256 排 iCT	双源 CT
管电压（kV）	80	80	80
管电流（mAs）	50 或自动	50 或自动	50 或自动
螺距	0.3	与心率自动匹配	与心率自动匹配
扫描模式	前瞻/回顾性心电门控	前瞻/回顾性心电门控	前瞻/回顾性心电门控
探测器宽度	64×0.625/64×0.75	128×0.625	64×0.6
层厚（mm）	0.6 ~ 0.75	0.6	0.6 ~ 0.75
层间距（mm）	0.3 ~ 0.4	0.3	0.3-0.4
矩阵	512×512	512×512	512×512
滤过算法	心脏	心脏	心脏
扫描方向	头→足	头→足	头→足
延迟时间（秒）	20 ~ 23	28 ~ 32	24 ~ 27

时相重建：首选以 45% 为中心重建最佳时相观察心内结构畸形，后续重建 75% 时相用于测量左心室容积。

图像后处理：常用的重建方法有最大密度投影、曲面重建、容积再现等三维重建技术对动脉血管进行重建。

【病例展示】

临床资料：男，5 岁，102cm，15.5kg，心率 100 次 / 分，因"腹痛"到医院就诊，发现心脏杂音，超声心动图诊断"先天性心脏病，主肺动脉窗"，外科手术前明确诊断排除合并其他畸形，拟行 CTA 检查。

扫描方案：设备 SOMATON Definishion Flash，患儿仰卧位足先进，安静状态下检查，将相关部位遮盖行放射防护；扫描范围从胸廓入口到膈下 1cm，手背静脉留置针，管道通畅，对比剂为威视派克 320，二期注射，第一期注射总量 38ml，对比剂用量 29ml（15.5kg×2.5ml/kg×75%=29ml），流速 1.8ml/s，第二期生理盐水 8ml，流速 1.5ml/s，采用直接延迟法，延迟时间为 27 秒，检查时间 7.54 秒，一期前瞻性心电门控扫描，心电门控剂量调制范围为 40% ~ 75%，管电压 80kV，自动毫安调节，层厚 0.75mm，层间距 0.4mm，心脏滤过算法，扫描方案如图 9-75 所示，重建图像显示在右肺动脉分支处，肺动脉前壁与主动脉后壁间存在缺损、左心房室增大（图 9-76 ~ 图 9-78），重建 75% 时相测量左、右心室容积。

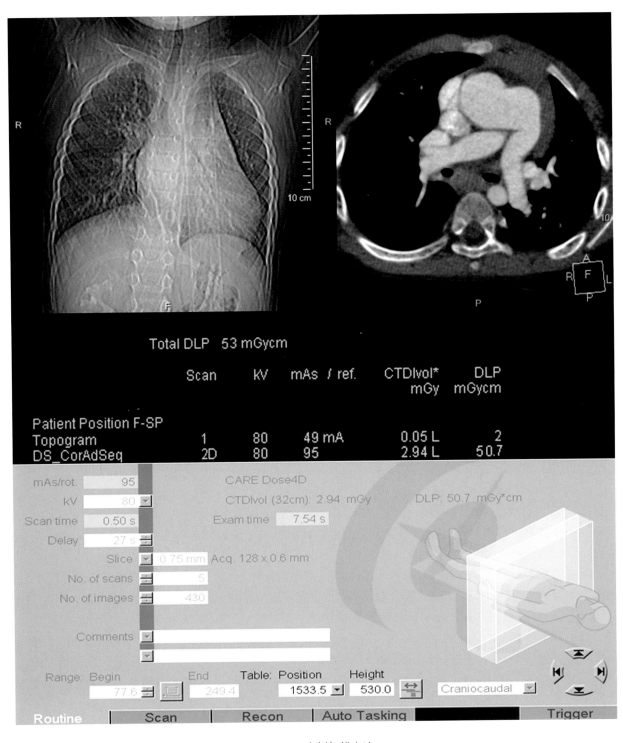

图 9-75　病例扫描方法

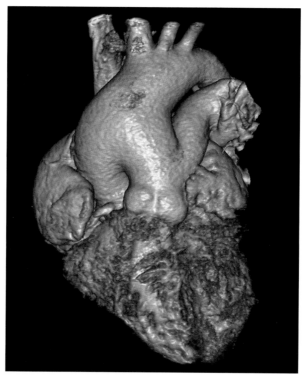

图 9-76　VR 图肺动脉前壁与主动脉后壁间存在较大缺损

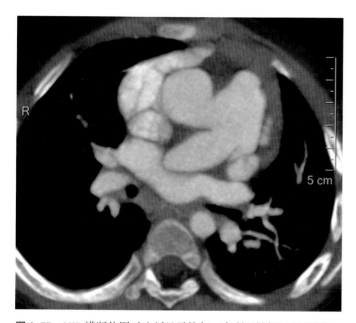

图 9-77　MIP 横断位图对比剂显示均匀，有利于缺损口径的测量

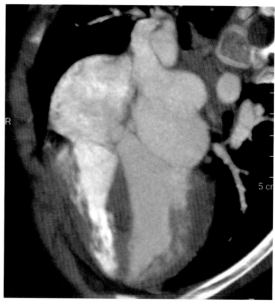

图 9-78　MIP 旋转心脏四腔位图显示左心房、左心室增大

当出现左心房、左心室增大，肺动脉高压时，血液经左心系统输出的时间延长，采用直接法扫描，需要在基础方案上将扫描延迟时间增加 2 ～ 4 秒，同时对比剂的流速增加 0.1 ～ 0.3ml/s。

11. 主动脉弓离断

主动脉弓离断是升主动脉与降主动脉之间没有直接连接的先天性心血管畸形，可合并多种心血管畸形。主动脉弓离断合并动脉导管未闭时，离断近端由升主动脉供血，远端由动脉导管供血。

【扫描技术】

定位扫描： 正位定位像，扫描范围从第 4 颈椎到上腹部。

对比剂应用： 根据患儿体重计算对比剂总量，注射方案分两期，第一期为对比剂，第二期为生理盐水，第一期对比剂采用双流技术，70% 对比剂和 30% 的生理盐水混合注射，注射时间 17 秒；第二期生理盐水，注射时间为 6 秒。不同机器对比剂应用方案不同，儿童患者的对比剂应用方案见下表，仅供参考。

	64 排 CT	256 排 iCT	双源 CT
对比剂总量（ml/kg）	1.5 ～ 3.0	1.5 ～ 3.0	1.5 ～ 3.0
对比剂流速（ml/s）	0.6 ～ 2.0	0.6 ～ 2.0	0.6 ～ 2.0
生理盐水总量（ml）	4 ～ 8	4 ～ 8	4 ～ 8
生理盐水流速（ml/s）	0.8 ～ 1.2	0.8 ～ 1.2	0.8 ～ 1.2

扫描方法： 范围从胸廓入口至心底部，直接延迟法，64 排 CT 扫描延迟时间 23 ～ 27 秒，256 排 iCT 扫描延迟时间 28 ～ 33 秒，双源 CT 扫描延迟时间 26 ～ 30 秒，采用心电门控模式，回顾性心电门控剂量调制宽度为心动周期 R-R 间期的 40% ～ 75%，此为全放射剂量，其他时相为 4% 放射剂量，双源 CT 前瞻性心电门控剂量调制宽度为心动周期 R-R 间期的 40% ～ 75%，此为全放射剂量，其他时相无放射剂量。图像质量要求：升主动脉、头臂动脉、颈总动脉、降主动脉、锁骨下动脉、肋间动脉、乳内动脉、椎动脉、颈动脉及肩胛外侧动脉显示清楚。扫描参数见下表，仅供参考。

	64 排 CT	256 排 iCT	双源 CT
管电压（kV）	80	80	80
管电流（mAs）	50 或自动	50 或自动	50 或自动
螺距	0.3	与心率自动匹配	与心率自动匹配
扫描模式	前瞻 / 回顾性心电门控	前瞻 / 回顾性心电门控	前瞻 / 回顾性心电门控
探测器宽度	64×0.625/64×0.75	128×0.625	64×0.6
层厚（mm）	0.6 ～ 0.75	0.6	0.6 ～ 0.75
层间距（mm）	0.3 ～ 0.4	0.3	0.3 ～ 0.4
矩阵	512×512	512×512	512×512
滤过算法	心脏	心脏	心脏
扫描方向	头→足	头→足	头→足
延迟时间（秒）	23 ～ 27	28 ～ 33	26 ～ 30

时相重建： 首选以 45% 为中心重建最佳时相观察心内结构畸形。

图像后处理：常用的重建方法有最大密度投影、曲面重建、容积再现等三维重建技术对动脉血管进行重建。

【病例展示】

临床资料：男，4岁，102cm，15kg，心率125次／分，发现心脏杂音4年，口唇及指端无发绀，趾端轻微发绀，超声心动图诊断"先天性心脏病，室间隔缺损"，外科手术前明确诊断拟行CTA检查。

扫描方案：设备SOMATON Definishion Flash，患儿仰卧位足先进，安静状态下检查，将相关部位遮盖行放射防护；扫描范围从胸廓入口到膈下1cm，手背静脉留置针，管道通畅，对比剂为威视派克320，二期注射，第一期注射总量37ml，对比剂用量28ml（15kg×2.5ml/kg×75%=28.12ml），流速1.8ml/s，第二期生理盐水8ml，流速1.5ml/s，采用直接延迟法，延迟时间为28秒，检查时间7.82秒，一期前瞻性心电门控扫描，心电门控剂量调制范围为40%～75%，管电压80kV，自动毫安调节，层厚0.75mm，层间距0.4mm，心脏滤过算法，扫描方案如图9-79所示，重建图像显示室间隔缺损、降主动脉起自肺动脉，主动脉弓离断（图9-80、图9-81），重建75%时相测量左、右心室容积。

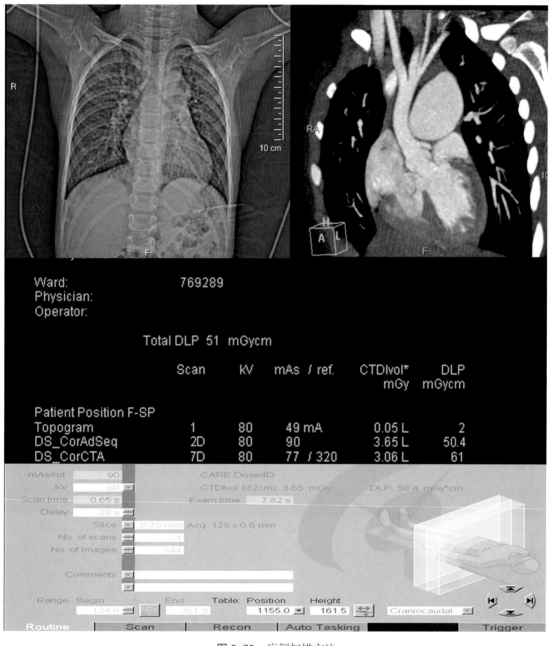

图9-79　病例扫描方法

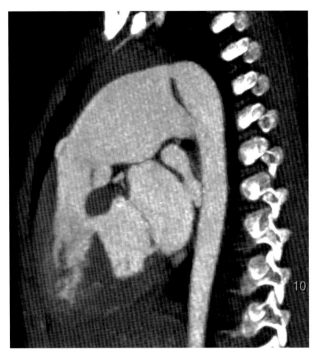

图 9-80 MIP 斜矢状位图显示肺动脉增宽、降主动脉起自肺动脉、室间隔缺损

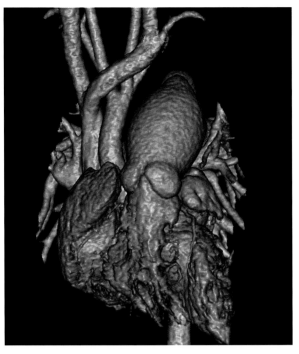

图 9-81 VR 图头颈部血管起自升主动脉，主动脉弓离断

经验分享

先天性主动脉弓离断属于心外血管结构畸形，常合并室间隔缺损和动脉导管未闭，心内的血流动力学改变主要为左向右的分流，对比剂总量可根据体重的低比例计算，流速相应降低 0.1 ~ 0.3ml/s，扫描延迟时间 25 ~ 30 秒，目的是显示升主动脉、头颈部各动脉血管、室间隔缺损的大小位置和动脉导管的位置。

12. 血管环

血管环是主动脉弓发育异常造成气管和（或）食管压迫的血管畸形。

【扫描技术】

定位扫描：正位定位像，扫描范围从第 4 颈椎到上腹部。

对比剂应用：根据患儿体重计算对比剂总量，注射方案分两期，第一期为对比剂，第二期为生理盐水，第一期对比剂采用双流技术，70% 对比剂和 30% 的生理盐水混合注射，注射时间 16 ~ 18 秒；第二期生理盐水，注射时间为 6 秒。不同机器对比剂应用方案不同，儿童患者的对比剂应用方案见下表，仅供参考。

	64 排 CT	256 排 iCT	双源 CT
对比剂总量（ml/kg）	1.5 ~ 3.0	1.5 ~ 3.0	1.5 ~ 3.0
对比剂流速（ml/s）	0.6 ~ 2.0	0.6 ~ 2.0	0.6 ~ 2.0
生理盐水总量（ml）	4 ~ 8	4 ~ 8	4 ~ 8
生理盐水流速（ml/s）	0.8 ~ 1.2	0.8 ~ 1.2	0.8 ~ 1.2

扫描方法： 范围从胸廓入口至心底部，直接延迟法，64 排 CT 扫描延迟时间 22 ~ 24 秒，256 排 iCT 扫描延迟时间 26 ~ 30 秒，双源 CT 扫描延迟时间 24 ~ 28 秒，采用心电门控模式，回顾性心电门控剂量调制宽度为心动周期 R-R 间期的 40% ~ 75%，此为全放射剂量，其他时相 4% 放射剂量，双源 CT 前瞻性心电门控剂量调制宽度为心动周期 R-R 间期的 40% ~ 75%，此为全放射剂量，其他时相无放射剂量。图像质量要求：升主动脉、降主动脉、锁骨下动脉、无名动脉、左颈总动脉、肺动脉及心腔显示清楚。扫描参数见下表，仅供参考。

	64 排 CT	256 排 iCT	双源 CT
管电压（kV）	80	80	80
管电流（mAs）	50 或自动	50 或自动	50 或自动
螺距	0.3	与心率自动匹配	与心率自动匹配
扫描模式	前瞻 / 回顾性心电门控	前瞻 / 回顾性心电门控	前瞻 / 回顾性心电门控
探测器宽度	64×0.625/64×0.75	128×0.625	64×0.6
层厚（mm）	0.6 ~ 0.75	0.6	0.6 ~ 0.75
层间距（mm）	0.3 ~ 0.4	0.3	0.3 ~ 0.4
矩阵	512×512	512×512	512×512
滤过算法	心脏	心脏	心脏
扫描方向	头→足	头→足	头→足
延迟时间（秒）	22 ~ 24	26 ~ 30	24 ~ 28

时相重建： 首选以 45% 为中心重建最佳时相观察心内结构畸形。

图像后处理： 常用的重建方法有最大密度投影、曲面重建、容积再现等三维重建技术对动脉血管进行重建。

【病例展示】

临床资料： 女，10 岁，131cm，24kg，心率 78 次 / 分，发现心脏杂音 5 年，超声心动图诊断"先天性心脏病，房间隔缺损"，外科手术前明确诊断拟行 CTA 检查。

扫描方案： 设备 SOMATON Definishion Flash，患儿仰卧位足先进，安静状态下检查，将相关部位遮盖行放射防护；扫描范围从胸廓入口到膈下 1cm，手背静脉留置针，管道通畅，对比剂为威视派克 320，二期注射，第一期注射，对比剂总量 40ml（24kg×1.7ml/kg=40.8ml），流速 2.2ml/s，第二期生理盐水 8ml，流速 1.5ml/s，采用对比剂示踪技术，兴趣区设置在升主动脉，阈值为 90HU，回顾性心电门控扫描（避免运动伪影），心电门控剂量调制范围为 40% ~ 75%，检查时间 9.61 秒，管电压 80kV，自动毫安调节，层厚 0.75mm，层间距 0.4mm，心脏滤过算法，扫描方案如图 9-82 所示，重建图像右位主动脉弓、血管环及其包绕主气管（图 9-83）。

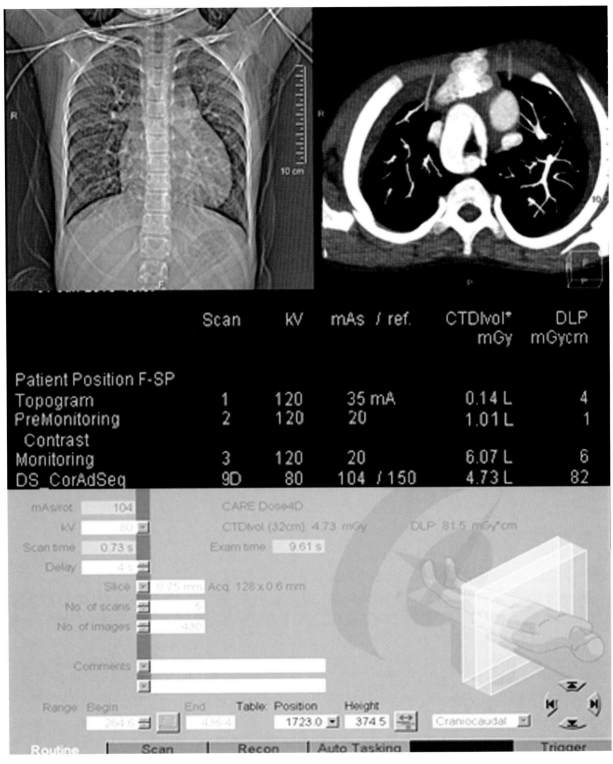

图 9-82　病例扫描方法

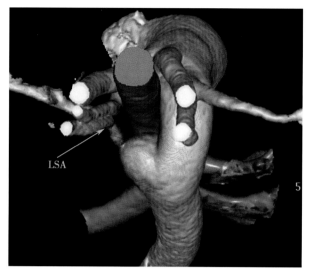

LSA

图 9-83 VR 图显示血管环包绕主气管

经验分享

　　如果血管环仅仅作为单发畸形时，扫描延迟时间依据上图表中所示；如果疾病为其他复杂先天性心脏畸形合并血管环，则以复杂心内畸形的扫描方案为主。年龄大的儿童或者成年人可采用对比剂示踪法。

13. 肺动脉吊带

　　肺动脉吊带是指左肺动脉异常起源于右肺动脉并走行在气管和食管之间，形成的血管环对气管支气管产生压迫，患者可出现相应症状。

【扫描技术】

　　定位扫描：正位定位像，扫描范围从第 4 颈椎到上腹部。

　　对比剂应用：根据患儿体重计算对比剂总量，注射方案分两期，第一期为对比剂，第二期为生理盐水，第一期对比剂采用双流技术，70% 对比剂和 30% 的生理盐水混合注射，注射时间 16 ~ 18 秒；第二期生理盐水，注射时间为 6 秒。不同机器对比剂应用方案不同，儿童患者的对比剂应用方案见下表，仅供参考。

	64 排 CT	256 排 iCT	双源 CT
对比剂总量（ml/kg）	1.5 ~ 3.0	1.5 ~ 3.0	1.5 ~ 3.0
对比剂流速（ml/s）	0.6 ~ 2.0	0.6 ~ 2.0	0.6 ~ 2.0
生理盐水总量（ml）	4 ~ 8	4 ~ 8	4 ~ 8
生理盐水流速（ml/s）	0.8 ~ 1.2	0.8 ~ 1.2	0.8 ~ 1.2

　　扫描方法：范围从胸廓入口至心底部，直接延迟法，64 排 CT 扫描延迟时间 20 ~ 22 秒，256 排 iCT 扫描延迟时间 25 ~ 28 秒，双源 CT 扫描延迟时间 23 ~ 25 秒，采用心电门控模式，回顾性心电门控剂量调制宽度为心动周期 R-R 间期的 40% ~ 75%，此为全放射剂量，其他时相为 4% 放射剂量，双源 CT 前瞻性心电门控剂量调制宽度为心动周期 R-R 间期的 40% ~ 75%，此为全放射剂量，其他时相

无放射剂量。图像质量要求：清楚显示主肺动脉、左右肺动脉及分支血管的起源位置和走行、气管的形态、异常起源的左肺动脉与相邻气管和食管的空间结构关系、心脏各房室的形态结构。扫描参数见下表，仅供参考。

	64 排 CT	256 排 iCT	双源 CT
管电压（kV）	80	80	80
管电流（mAs）	50 或自动	50 或自动	50 或自动
螺距	0.3	与心率自动匹配	与心率自动匹配
扫描模式	前瞻 / 回顾性心电门控	前瞻 / 回顾性心电门控	前瞻 / 回顾性心电门控
探测器宽度	64×0.625/64×0.75	128×0.625	64×0.6
层厚（mm）	0.6 ~ 0.75	0.6	0.6 ~ 0.75
层间距（mm）	0.3 ~ 0.4	0.3	0.3 ~ 0.4
矩阵	512×512	512×512	512×512
滤过算法	心脏	心脏	心脏
扫描方向	头→足	头→足	头→足
延迟时间（秒）	20 ~ 22	25 ~ 28	23 ~ 25

时相重建：首选以 45% 为中心重建最佳时相观察心内结构畸形。

图像后处理：常用的重建方法有最大密度投影、曲面重建、容积再现等三维重建技术对动脉血管进行重建。

【病例展示】

临床资料：男，8 个月，66cm，7kg，心率 134 次 / 分，发现心脏杂音 3 个月，静息状态下口唇轻度发绀，剧烈哭闹后口唇发绀加重，超声心动图诊断"先天性复杂心脏畸形，法洛四联症"，外科手术前明确诊断拟行 CTA 检查。

扫描方案：设备 SOMATON Definishion Flash，患儿仰卧位足先进，短效麻醉状态下检查，使用自制绑带物理制动，将相关部位遮盖行放射防护；扫描范围从胸廓入口到膈下 1cm，手背静脉留置针，管道通畅，对比剂为威视派克 320，二期注射，第一期注射总量 18ml，对比剂用量 13ml（7kg×2.5ml/kg×75%=13.13ml），流速 1.0ml/s，第二期生理盐水 4ml，流速 0.8ml/s，采用直接延迟法，延迟时间为 25 秒，检查时间 3.58 秒，一期前瞻性心电门控扫描，心电门控剂量调制范围为 40% ~ 75%，管电压 80kV，自动毫安调节，层厚 0.75mm，层间距 0.4mm，心脏滤过算法，扫描方案如图 9-84 所示，重建图像显示左下肺动脉起自右肺动脉包绕左侧气管、右肺上叶气管性支气管（图 9-85、图 9-86）。

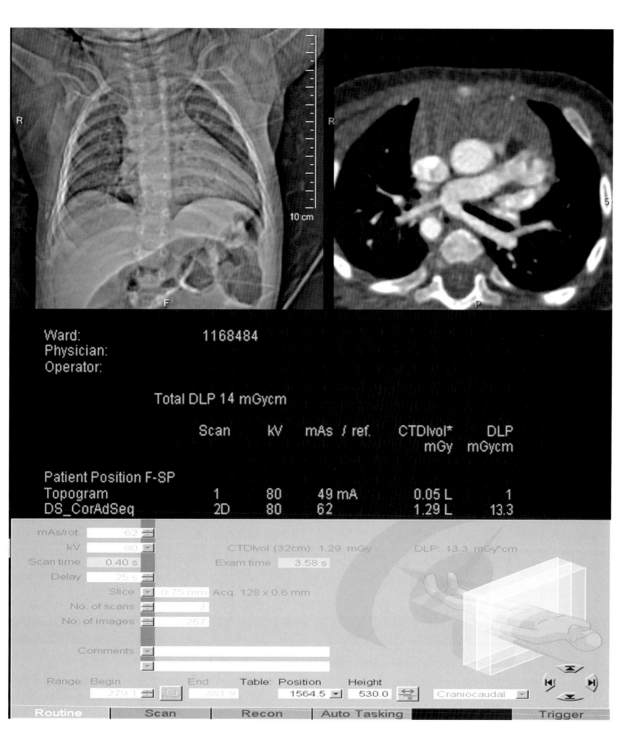

图 9-84　病例扫描方法

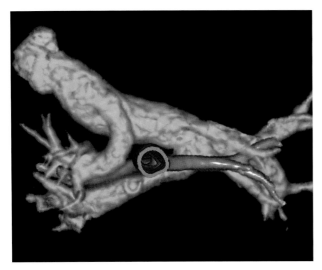

图 9-85　VR 图显示左肺动脉起自右肺动脉包绕左侧气管

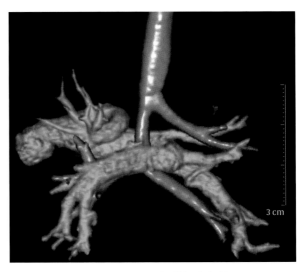

图 9-86　VR 图显示右肺上叶气管性支气管

14. 肺动脉起源异常

　　肺动脉起源异常是肺动脉起源于不同血管的一种少见先天性心血管畸形。以一侧肺动脉异常起源于升主动脉为多见。

【扫描技术】

　　定位扫描：正位定位像，扫描范围从第 4 颈椎到上腹部。

　　对比剂应用：根据患儿体重计算对比剂总量，注射方案分两期，第一期为对比剂，第二期为生理盐水，第一期对比剂采用双流技术，75% 对比剂和 25% 的生理盐水混合注射，注射时间 16 ~ 18 秒；第二期生理盐水，注射时间为 6 秒。不同机器对比剂应用方案不同，儿童患者的对比剂应用方案见下表，仅供参考。

	64 排 CT	256 排 iCT	双源 CT
对比剂总量（ml/kg）	1.5 ~ 3.0	1.5 ~ 3.0	1.5 ~ 3.0
对比剂流速（ml/s）	0.6 ~ 2.0	0.6 ~ 2.0	0.6 ~ 2.0
生理盐水总量（ml）	4 ~ 8	4 ~ 8	4 ~ 8
生理盐水流速（ml/s）	0.8 ~ 1.2	0.8 ~ 1.2	0.8 ~ 1.2

　　扫描方法：范围从胸廓入口至心底部，直接延迟法，64 排 CT 扫描延迟时间 23-25 秒，256 排 iCT 扫描延迟时间 28 ~ 32 秒，双源 CT 扫描延迟时间 25 ~ 28 秒，采用心电门控模式，回顾性心电门控剂量调制宽度为心动周期 R-R 间期的 40% ~ 75%，此为全放射剂量，其他时相为 4% 放射剂量，双源 CT

前瞻性心电门控剂量调制宽度为心动周期 R–R 间期的 40% ~ 75%，此为全放射剂量，其他时相无放射剂量。图像质量要求：升主动脉、主肺动脉、左和右肺动脉分支及 4 个心腔显示清楚。扫描参数见下表，仅供参考。

	64 排 CT	256 排 iCT	双源 CT
管电压（kV）	80	80	80
管电流（mAs）	50 或自动	50 或自动	50 或自动
螺距	0.3	与心率自动匹配	与心率自动匹配
扫描模式	前瞻 / 回顾性心电门控	前瞻 / 回顾性心电门控	前瞻 / 回顾性心电门控
探测器宽度	64×0.625/64×0.75	128×0.625	64×0.6
层厚（mm）	0.6 ~ 0.75	0.6	0.6 ~ 0.75
层间距（mm）	0.3 ~ 0.4	0.3	0.3 ~ 0.4
矩阵	512×512	512×512	512×512
滤过算法	心脏	心脏	心脏
扫描方向	头→足	头→足	头→足
延迟时间（秒）	23 ~ 25	28 ~ 32	25 ~ 28

时相重建： 首选以 45% 为中心重建最佳时相观察心内结构畸形。

图像后处理： 常用的重建方法有最大密度投影、曲面重建、容积再现等三维重建技术对动脉血管进行重建。

【病例展示】

临床资料： 男，2 岁，81.5cm，8.5kg，心率 128 次 / 分，发现先天性心脏病 2 年余，超声心动图诊断"先天性心脏病，主动脉 – 肺动脉间隔缺损 肺动脉高压"，外科手术前明确诊断拟行 CTA 检查。

扫描方案： 设备 SOMATON Definishion Flash，患儿仰卧位足先进，短效麻醉状态下检查，使用自制绑带物理制动，将相关部位遮盖行放射防护；扫描范围从胸廓入口到膈下 1cm，手背静脉留置针，管道通畅，对比剂为威视派克 320，二期注射，第一期注射总量 21ml，对比剂用量 16ml（8.5kg×2.5ml/kg×75%=15.94ml），流速 1.2ml/s，第二期生理盐水 5ml，流速 1.0ml/s，采用直接延迟法，延迟时间为 26 秒，检查时间 4.08 秒，一期前瞻性心电门控扫描，心电门控剂量调制范围为 40% ~ 75%，管电压 80kV，自动毫安调节，层厚 0.75mm，层间距 0.4mm，心脏滤过算法，扫描方案如图 9–87 所示，重建图像显示右肺动脉异常起源于主动脉（图 9–88），重建 75% 时相测量左、右心室容积。

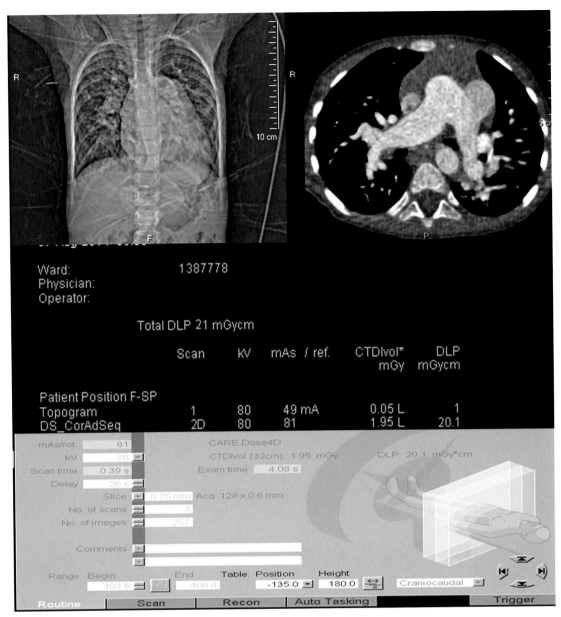

Ward: 1387778
Physician:
Operator:

Total DLP 21 mGycm

Scan	KV	mAs / ref.	CTDIvol* mGy	DLP mGycm
Patient Position F-SP				
Topogram	1	80	49 mA	0.05 L	1
DS_CorAdSeq	2D	80	81	1.95 L	20.1

图 9-87　病例扫描方法

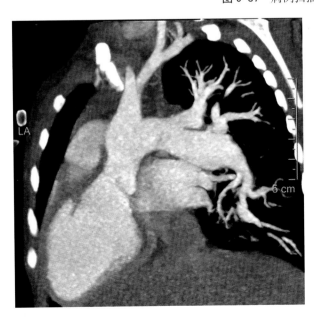

图 9-88　MIP 图显示右肺动脉异常起源于主动脉

　　肺动脉起源异常畸形多累及右肺动脉起源于升主动脉，单发畸形少见，常常合并复杂心脏畸形，患儿在较小时出现肺动脉高压，扫描时采用直接延迟法，要兼顾肺循环和体循环时间，对比剂总量不变，流速降低 0.1 ～ 0.3ml/s，使对比剂在心内、心外血管的循环时间延长。

15. 肺动静脉畸形

先天性肺动静脉畸形是先天性肺血管发育畸形导致肺动脉和肺静脉之间存在直接交通。

（1）儿童肺动静脉畸形

【扫描技术】

定位扫描：正位定位像，扫描范围从第 4 颈椎到上腹部。

对比剂应用：根据患儿体重计算对比剂总量，注射方案分两期，为对比剂 + 生理盐水，第一期对比剂，注射时间 15 秒；第二期生理盐水，注射时间为 6 秒。不同机器对比剂应用方案不同，儿童患者的对比剂应用方案见下表，仅供参考。

	64 排 CT	256 排 iCT	双源 CT
对比剂总量（ml/kg）	1.5 ～ 3.0	1.5 ～ 3.0	1.5 ～ 3.0
对比剂流速（ml/s）	0.6 ～ 2.0	0.6 ～ 2.0	0.6 ～ 2.0
生理盐水总量（ml）	4 ～ 8	4 ～ 8	4 ～ 8
生理盐水流速（ml/s）	0.8 ～ 1.2	0.8 ～ 1.2	0.8 ～ 1.2

扫描方法：范围从胸廓入口至心底部，直接延迟法，延迟 12 ～ 16 秒开始扫描，采用非心电门控普通增强螺旋模式扫描。扫描图像质量要求：供血肺动脉、引流肺静脉显示清楚（图 9–89）。扫描参数见下表，仅供参考。

	64 排 CT	256 排 iCT	双源 CT
管电压（kV）	80	80	80
管电流（mAs）	50 或自动	50 或自动	50 或自动
螺距	0.6 ～ 1.0	0.6 ～ 1.0	0.6 ～ 1.0
扫描模式	血管增强	血管增强	血管增强
探测器宽度	64×0.625/64×0.75	128×0.625	64×0.6
层厚（mm）	0.6 ～ 0.75	0.6	0.6 ～ 0.75
层间距（mm）	0.3 ～ 0.4	0.3	0.3 ～ 0.4
矩阵	512×512	512×512	512×512
滤过算法	血管	血管	血管
扫描方向	头→足	头→足	头→足
延迟时间（秒）	12	16	14

图像后处理：常用的重建方法有最大密度投影、曲面重建、容积再现等三维重建技术对动静脉血管进行重建。

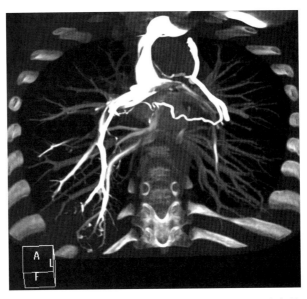

图 9-89 MIP 图肺动脉、肺静脉对比剂密度差异和良好的重建参数，清楚显示右下肺弥漫性动 – 静脉瘘

经验分享

①动静脉畸形，分为囊型和弥漫型，儿童年龄小，呼吸和身体移动，应于安静或者短效麻醉下检查。

②先天性心脏病双腔 Gleen 手术后，上腔静脉血液直接引入肺动脉肺内，肺动脉内的对比剂未经过心腔循环，浓度高，伪影大，扫描时，可选择低浓度对比剂或者将对比剂稀释后注射。

（2）成人先天性肺动静脉畸形

【扫描技术】

定位扫描： 正位定位像，扫描范围从第 4 颈椎到心底。

对比剂应用： 根据患者体重计算对比剂总量，注射方案分两期，第一期为对比剂，第二期为生理盐水。不同机器对比剂应用方案不同，见下表，仅供参考。

	64 排 CT	256 排 iCT	双源 CT
对比剂总量（ml/kg）	1.2 ~ 1.5	0.8 ~ 1.2	1.0 ~ 1.5
对比剂流速（ml/s）	3.0 ~ 3.5	3.0 ~ 3.5	3.0 ~ 3.5
生理盐水总量（ml）	15	15	15
生理盐水流速（ml/s）	2.5	2.5 ~ 3.0	2.5

扫描方法：范围从胸廓入口至心底部，对比剂示踪法，采用肺动脉增强扫描模式，兴趣区设置主肺动脉层面，阈值设置：64排CT为70HU、256排iCT为110HU、双源CT为90HU，到达阈值后，自动触发扫描，触发后延迟时间3～4秒。图像质量要求：供血肺动脉、引流肺静脉显示清楚。扫描参数见下表，仅供参考。

	64 排 CT	256 排 iCT	双源 CT
管电压（kV）	80 ～ 100	80 ～ 100	80 ～ 100
管电流（mAs）	自动	自动	自动
螺距	0.6 ～ 1.0	0.6 ～ 1.0	0.6 ～ 1.0
扫描模式	血管增强	血管增强	血管增强
探测器宽度	64×0.625/64×0.75	128×0.625	64×0.6
层厚（mm）	0.6 ～ 0.75	0.6	0.6 ～ 0.75
层间距（mm）	0.3 ～ 0.4	0.3	0.3 ～ 0.4
矩阵	512×512	512×512	512×512
滤过算法	血管	血管	血管
扫描方向	头→足	头→足	头→足

图像后处理：常用的重建方法有最大密度投影、曲面重建、容积再现等三维重建技术对动脉血管进行重建。

【病例展示】

临床资料：女，50岁，157cm，60kg，心率85次/分，心慌、胸闷多年，临床怀疑心血管疾患，行CTA检查以明确诊断。

扫描方案：设备SOMATON Definishion Flash，范围从胸廓入口至心底部，对比剂欧乃派克350，肘正中静脉留置针，二期注射，第一期对比剂总量70ml，流速4.0ml/s，第二期生理盐水30ml，流速3.5ml/s，采用对比剂示踪法，兴趣区设置主肺动脉层面，阈值为140HU，螺距0.8，扫描时间6.81秒，管电压120kV，自动毫安调节，层厚0.75mm，层间距0.4mm，血管算法，扫描方案如图9-90所示，重建图像显示肺动静脉畸形引流血管（图9-91）。

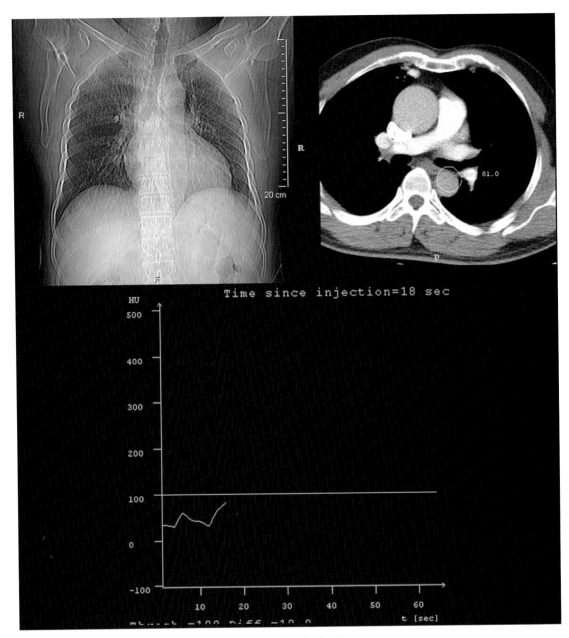

图 9-90　病例扫描方法

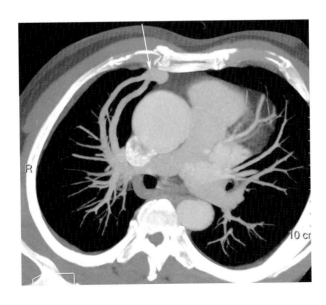

图 9-91　显示肺动静脉畸形引流血管

心外结构畸形

①为了清楚显示供血肺动脉和引流肺静脉，扫描时要克服运动伪影，儿童不能配合者，镇静后扫描，能配合者和成年人需要训练呼吸，满足屏气要求后再行检查。

②64 排 CT 扫描时间相对较长，感兴趣区层面设置在主肺动脉层面，无论阈值给予的大小，均需扫描和注射对比剂同时启动，在对比剂实时跟踪扫描的过程中，操作者同时要关注上腔静脉内对比剂的显示，当患者的心功能正常、上腔静脉内对比剂浓度很高时，即使肺动脉内没有对比剂，也可以手工启动扫描。

16. 无顶冠状静脉窦综合征

无顶冠状静脉窦综合征又称冠状静脉窦型的房间隔缺损，是左心房与冠状静脉窦之间的共同壁部分或全部缺损。

（1）儿童无顶冠状静脉窦综合征：

【扫描技术】

定位扫描： 正位定位像，扫描范围从第 4 颈椎到上腹部。

对比剂应用： 根据患儿体重计算对比剂总量，注射方案分两期，第一期为对比剂，第二期为生理盐水，第一期对比剂采用双流技术，75% 对比剂和 25% 的生理盐水混合注射，注射时间 16 ~ 18 秒；第二期生理盐水，注射时间为 6 秒。不同机器对比剂应用方案不同，对比剂应用方案见下表，仅供参考。

	64 排 CT	256 排 iCT	双源 CT
对比剂总量（ml/kg）	1.5 ~ 3.0	1.5 ~ 3.0	1.5 ~ 3.0
对比剂流速（ml/s）	0.6 ~ 2.0	0.6 ~ 2.0	0.6 ~ 2.0
生理盐水总量（ml）	4 ~ 8	4 ~ 8	4 ~ 8
生理盐水流速（ml/s）	0.8 ~ 1.2	0.8 ~ 1.2	0.8 ~ 1.2

扫描方法： 范围从胸廓入口至心底部，直接延迟法，64 排 CT 扫描延迟时间 21 ~ 24 秒，256 排 iCT 扫描延迟时间 28 ~ 32 秒，双源 CT 扫描延迟 26 ~ 30 秒，采用心电门控模式，回顾性心电门控剂量调制宽度为心动周期 R-R 间期的 40% ~ 75%，此为全放射剂量，其他时相为 4% 放射剂量，双源 CT 前瞻性心电门控剂量调制宽度为心动周期 R-R 间期的 40% ~ 75%，此为全放射剂量，其他时相无放射剂量。图像质量要求：清楚显示冠状静脉与左心房间的交通。扫描参数见下表，仅供参考。

	64 排 CT	256 排 iCT	双源 CT
管电压（kV）	80	80	80
管电流（mAs）	50 或自动	50 或自动	50 或自动
螺距	0.3	与心率自动匹配	与心率自动匹配
扫描模式	前瞻/回顾性心电门控	前瞻/回顾性心电门控	前瞻/回顾性心电门控
探测器宽度	64×0.625/64×0.75	128×0.625	64×0.6
层厚（mm）	0.6 ~ 0.75	0.6	0.6 ~ 0.75
层间距（mm）	0.3 ~ 0.4	0.3	0.3 ~ 0.4
矩阵	512×512	512×512	512×512

	64 排 CT	256 排 iCT	双源 CT
滤过算法	心脏	心脏	心脏
扫描方向	头→足	头→足	头→足
延迟时间（秒）	21 ~ 24	28 ~ 32	26 ~ 30

时相重建： 重建心动周期 40% 时相观察心内结构畸形，后续重建 75% 时相用于测量左心室容积。

图像后处理： 常用的重建方法有最大密度投影、曲面重建、容积再现等三维重建技术对动脉血管进行重建。

【病例展示】

临床资料： 男，4 个月，58cm，6kg，心率 130 次 / 分，发现心脏杂音 1 个月就诊，超声心动图诊断"先天性心脏病，室间隔缺损"，外科手术前明确诊断拟行 CTA 检查。

扫描方案： 设备 SOMATON Definishion Flash，患儿仰卧位足先进，短效麻醉状态下检查，使用自制绑带物理制动，将相关部位遮盖行放射防护；扫描范围从胸廓入口到膈下 1cm，手背静脉留置针，管道通畅，对比剂为威视派克 320，二期注射，第一期注射总量 15ml，对比剂用量 11ml（6kg×2.5ml/kg×75%=11.25ml），流速 0.8ml/s，第二期生理盐水 4ml，流速 0.8ml/s，采用直接延迟法，延迟时间为 27 秒，检查时间 1.97 秒，一期前瞻性心电门控扫描，心电门控剂量调制范围为 40% ~ 75%，管电压 80kV，54mAs，层厚 0.75mm，层间距 0.4mm，心脏滤过算法，扫描方案如图 9-92 所示，重建图像除了显示室间隔缺损外，清楚显示冠状静脉窦与左心房之间存在交通口（图 9-93），重建 75% 时相测量左、右心室容积。

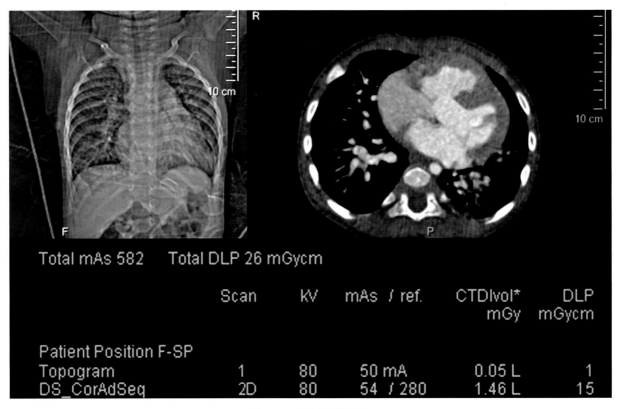

图 9-92　病例扫描方法

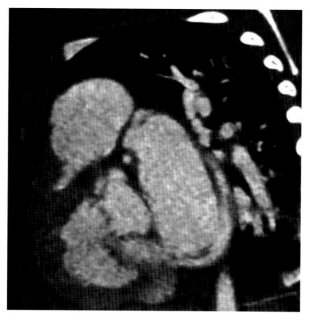

图 9-93 MIP 图冠状静脉窦与左心房存在交通

经验分享

先天性心脏病常规右手臂静脉注射对比剂，如果从左手臂静脉穿刺留置针给予对比剂时，扫描前要结合超声心动图综合考虑，因为无顶冠状静脉窦综合征常常合并永存左上腔静脉，当患儿只有室间隔缺损时，血液会从左上腔静脉通过冠状静脉窦的缺损口进入左心房，使左心系统显影，右心系统血液须通过室间隔缺损的左向右分流才可显影，因此扫描延迟时间要增加 4 ～ 6 秒。

（2）成人无顶冠状静脉窦综合征：

【扫描技术】

定位扫描： 正位定位像，扫描范围从第 4 颈椎到心底。

对比剂应用： 根据患者体重计算对比剂总量，注射方案分两期，第一期为对比剂，第二期为生理盐水，不同机器对比剂应用方案不同，见下表，仅供参考。

	64 排 CT	256 排 iCT	双源 CT
对比剂总量（ml/kg）	1.2 ～ 1.5	0.8 ～ 1.2	1.0 ～ 1.5
对比剂流速（ml/s）	3.0 ～ 3.5	3.0 ～ 3.5	3.0 ～ 3.5
生理盐水总量（ml）	15	15	15
生理盐水流速（ml/s）	2.5	2.5 ～ 3.0	2.5

扫描方法： 范围从胸廓入口至心底部，对比剂示踪法，兴趣区设置降主动脉层面，阈值设置：64 排 CT 为 130HU、256 排 iCT 为 180HU、双源 CT 为 150HU，到达阈值后，自动触发扫描，触发后延迟时间 3 ～ 4 秒。采用心电门控扫描模式，回顾性心电门控剂量调制宽度均为心动周期 R-R 间期的 40% ～ 75%，此为全放射剂量，其他时相为 4% 放射剂量，双源 CT 前瞻性心电门控剂量调制宽度为心动周期 R-R 间期的 40% ～ 75%，此为全放射剂量，其他时相无放射剂量。图像质量要求：寻找最佳心动周期期相，清晰显示冠状静脉和左心房与之的间隔和（或）缺损，扫描参数见下表，仅供参考。

	64 排 CT	256 排 iCT	双源 CT
管电压（kV）	80 ～ 100	80 ～ 100	80 ～ 100
管电流（mAs）	自动	自动	自动
螺距	0.3	与心率自动匹配	与心率自动匹配
扫描模式	前瞻 / 回顾性心电门控	前瞻 / 回顾性心电门控	前瞻 / 回顾性心电门控
探测器宽度	64 × 0.625/64 × 0.75	128 × 0.625	64 × 0.6
层厚（mm）	0.6 ～ 0.75	0.6	0.6 ～ 0.75
层间距（mm）	0.3 ～ 0.4	0.3	0.3 ～ 0.4
矩阵	512 × 512	512 × 512	512 × 512
滤过算法	心脏	心脏	心脏
扫描方向	头→足	头→足	头→足

时相重建：首选以 45% 为中心重建最佳时相观察心内结构畸形，后续重建 75% 时相用于测量左心室容积。

图像后处理：常用的重建方法有最大密度投影、曲面重建、容积再现等三维重建技术对动脉血管进行重建。

【病例展示】

临床资料：女，46 岁，162cm，58kg，心率 85 次 / 分，近来心慌、胸痛不适，拟行 CTA 检查排除冠状动脉粥样硬化性心脏病。

扫描方案：设备 Philips Brilliance 64 排 CT，仰卧位足先进，扫描范围从气管隆突下 1cm 到心底，肘正中静脉留置针，管道通畅，对比剂为欧乃派克 350，二期注射，第一期对比剂总量 70ml，流速 4.1ml/s，第二期生理盐水 30ml，流速 3.5ml/s，采用对比剂示踪法，兴趣区设定在降主动脉内，阈值 140HU，发现降主动脉显影快，手动触发扫描，检查时间 9.71 秒，回顾性心电门控扫描模式，心电门控剂量调制范围为 40% ～ 75%，管电压 120kV，自动毫安调节，层厚 0.625mm，层间距 0.33mm，心脏滤过算法，扫描方案同冠状动脉 CTA，重建期像清楚显示冠状静脉窦与左心房间的缺损及房间隔缺损（图 9-94、图 9-95）。

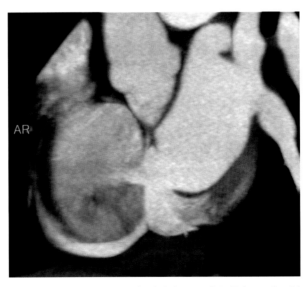

图 9-94 MIP 图显示冠状静脉窦与左心房间缺损，对比剂进入左心房

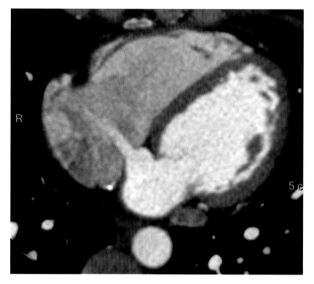

图 9-95 MIP 横断位图左右心腔对比剂差异，显示房间隔缺损

经验分享

　　成人无顶冠状静脉窦综合征扫描适合应用对比剂示踪技术，触发后扫描延迟时间在 4 ~ 6 秒，CT 扫描技术同冠状静脉成像。

心内、外结构复合畸形

1. 肺动脉闭锁合并室间隔缺损

　　肺动脉闭锁合并室间隔缺损是右心室流出道呈一盲端，未有肺动脉与其连接，肺动脉由侧支血管供血，同时合并有室间隔缺损的复杂先天性心脏病。其血流动力学变化为腔静脉→右心房→右心室；肺动脉接受侧支血管供血→肺静脉→左心房→左心室→主动脉骑跨在缺损的室间隔上，同时接受左、右心室的血液。

【扫描技术】

　　定位扫描： 正位定位像，扫描范围从第 4 颈椎到上腹部。

　　对比剂应用： 根据患儿体重计算对比剂总量，注射方案分两期，第一期为对比剂，第二期为生理盐水，第一期对比剂采用双流技术，75% 对比剂和 25% 的生理盐水混合注射，注射时间 16 ~ 20 秒；第二期生理盐水，注射时间为 6 秒。不同机器对比剂应用方案不同，儿童患者的对比剂应用方案见下表，仅供参考。

	64 排 CT	256 排 iCT	双源 CT
对比剂总量（ml/kg）	1.5 ~ 3.0	1.5 ~ 3.0	1.5 ~ 3.0
对比剂流速（ml/s）	0.6 ~ 2.0	0.6 ~ 2.0	0.6 ~ 2.0
生理盐水总量（ml）	4 ~ 8	4 ~ 8	4 ~ 8
生理盐水流速（ml/s）	0.8 ~ 1.2	0.8 ~ 1.2	0.8 ~ 1.2

扫描方法：范围从胸廓入口至心底部，直接延迟法，64 排 CT 扫描延迟时间 22 ~ 24 秒，256 排 iCT 扫描延迟时间 28 ~ 32 秒，双源 CT 扫描延迟时间 25 ~ 28 秒，采用心电门控模式，回顾性心电门控剂量调制宽度为心动周期 R-R 间期的 40% ~ 75%，此为全放射剂量，其他时相为 4% 放射剂量，双源 CT 前瞻性心电门控剂量调制宽度为心动周期 R-R 间期的 40% ~ 75%，此为全放射剂量，其他时相无放射剂量；心脏扫描完成后，采用低剂量扫描上腹部，70kV，20mAs，扫描范围从右心房下腔静脉入口至肝脏下缘。图像质量要求：4 个心腔对比剂均匀，清楚显示右心室流出道与肺动脉间的组织结构、升主动脉、降主动脉、头臂动脉干、锁骨下动脉、冠状动脉、支气管动脉、纵膈和胸壁及肋间动脉丛的位置和走行路径。扫描参数见下表，仅供参考。

	64 排 CT	256 排 iCT	双源 CT
管电压（kV）	80	80	80
管电流（mAs）	50 或自动	50 或自动	50 或自动
螺距	0.3	与心率自动匹配	与心率自动匹配
扫描模式	前瞻 / 回顾性心电门控	前瞻 / 回顾性心电门控	前瞻 / 回顾性心电门控
探测器宽度	64×0.625/64×0.75	128×0.625	64×0.6
层厚（mm）	0.6 ~ 0.75	0.6	0.6 ~ 0.75
层间距（mm）	0.3 ~ 0.4	0.3	0.3 ~ 0.4
矩阵	512×512	512×512	512×512
滤过算法	心脏	心脏	心脏
扫描方向	头→足	头→足	头→足
延迟时间（秒）	22 ~ 24	28 ~ 32	25 ~ 28

时相重建：首选以 45% 为中心重建最佳时相观察心内结构畸形，后续重建 75% 时相用于测量左心室容积。

图像后处理：常用的重建方法有最大密度投影、曲面重建、容积再现等三维重建技术对动脉血管进行重建。

【病例展示】

临床资料：女，3 岁，85cm，11.5kg，心率 120 次 / 分，发现心脏杂音 2 年余，超声心动图诊断"先天性心脏病、肺动脉闭锁、室间隔缺损"，外科手术前明确诊断拟行 CTA 检查。

扫描方案：设备 SOMATON Definishion Flash，患儿仰卧位足先进，短效麻醉状态下检查，使用自制绑带物理制动，将相关部位遮盖行放射防护；扫描范围从胸廓入口到膈下 1cm，手背静脉留置针，管道通畅，对比剂为威视派克 320，二期注射，第一期注射总量 29ml，对比剂用量 22ml（11.5kg×2.5ml/kg×75%=21.56ml），流速 1.5ml/s，第二期生理盐水 8ml，流速 1.2ml/s，采用直接延迟法，延迟时间为 25 秒，检查时间 4.61 秒，一期前瞻性心电门控扫描，心电门控剂量调制范围为 40% ~ 75%，管电压 80kV，自动毫安调节，层厚 0.75mm，层间距 0.4mm，心脏滤过算法，扫描方案如图 9-96 所示，重建图像显示室间隔缺损、右心室未与肺动脉连接、右锁骨下动脉侧支血管供应右上肺动脉（图 9-97），重建 75% 时相测量左、右心室容积。

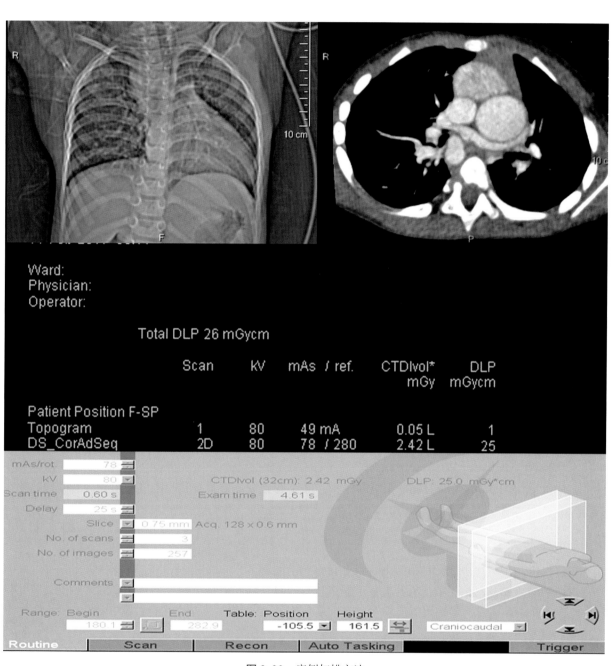

图 9-96　病例扫描方法

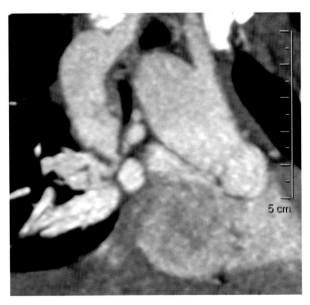

图 9-97　MIP 图显示右锁骨下动脉发出侧支血管供应右上
肺动脉

经验分享

1）肺动脉闭锁合并室间隔缺损时，肺动脉供血主要依靠侧支动脉，扫描范围应加大，涵盖头臂动脉干和腹腔干，后处理技术能更好地显示侧支供血血管。

2）成人肺动脉闭锁合并室间隔缺损为了清晰显示心内、外畸形结构及体肺侧支血管，采用对比剂跟踪扫描方案时，兴趣区设定在降主动脉，阈值为 150HU，对比剂总量与胸主动脉扫描协议相同，流速为 3.0 ～ 4.0ml/s。

2. 内脏心房异位综合征

内脏心房异位综合征是心脏畸形合并内脏畸形的先天性发育畸形综合征，常常合并复杂心脏及血管畸形，根据结构异常分为无脾综合征和多脾综合征。形态学特点为：①无脾综合征的形态学特点是水平肝、无脾脏、心脏和主支气管及肺叶呈双右结构；②多脾综合征是多叶脾、心脏和主支气管及肺叶呈双左结构。

【扫描技术】

定位扫描： 正位定位像，扫描范围从第 4 颈椎到上腹部。

对比剂应用： 儿童患者根据患儿体重计算对比剂总量，注射方案分两期，第一期为对比剂，第二期为生理盐水，第一期对比剂采用双流技术，75% 对比剂和 25% 的生理盐水混合注射，注射时间 16 ～ 20 秒；第二期生理盐水 4 ～ 10ml。不同机器对比剂应用方案不同，成人患者根据心内畸形差异和不同机器给予 60 ～ 80ml，儿童患者的对比剂应用方案见下表，仅供参考。

	64 排 CT	256 排 iCT	双源 CT
对比剂总量（ml/kg）	1.5 ～ 3.0	1.5 ～ 3.0	1.5 ～ 3.0
对比剂流速（ml/s）	0.6 ～ 2.0	0.6 ～ 2.0	0.6 ～ 2.0
生理盐水总量（ml）	4 ～ 8	4 ～ 8	4 ～ 8
生理盐水流速（ml/s）	0.8 ～ 1.2	0.8 ～ 1.2	0.8 ～ 1.2

扫描方法：范围从胸廓入口至心底部，直接延迟法，CTA成像延迟时间参考相应的心内复杂畸形的CT扫描延迟时间，采用心电门控模式，回顾性心电门控剂量调制宽度为心动周期R-R间期的40%～75%，此为全放射剂量，其他时相为4%放射剂量，双源CT前瞻性心电门控剂量调制宽度为心动周期R-R间期的40%～75%，此为全放射剂量，其他时相无放射剂量；心脏扫描完成后，采用低剂量扫描上腹部，70kV，20mAs，扫描范围从右心房下腔静脉入口至肝脏下缘。图像质量要求：4个心腔对比剂均匀，心房心耳充盈好，心外大血管及组织结构显示清楚，上腹部脏器肝脏、脾脏、肝静脉及下腔静脉显示清楚。扫描参数见下表，仅供参考。

	64 排 CT	256 排 iCT	双源 CT
管电压（kV）	80	80	80
管电流（mAs）	50 或自动	50 或自动	50 或自动
螺距	0.3	与心率自动匹配	与心率自动匹配
扫描模式	前瞻/回顾性心电门控	前瞻/回顾性心电门控	前瞻/回顾性心电门控
探测器宽度	64×0.625/64×0.75	128×0.625	64×0.6
层厚（mm）	0.6～0.75	0.6	0.6～0.75
层间距（mm）	0.3～0.4	0.3	0.3～0.4
矩阵	512×512	512×512	512×512
滤过算法	心脏	心脏	心脏
扫描方向	头→足	头→足	头→足

时相重建：首选以45%为中心重建最佳时相观察心内结构畸形，后续重建75%时相用于测量左心室容积。

图像后处理：常用的重建方法有最大密度投影、曲面重建、容积再现等三维重建技术对动脉血管进行重建，肺窗最小密度投影重建气管、主支气管形态，冠状位重建腹部脏器。

【病例展示】

临床资料：男，4岁，101cm，15kg，心率110次/分，发现心脏杂音3年余，口唇指端发绀，超声心动图诊断"先天性复杂心脏畸形、单心室、内脏反位"，外科手术前明确诊断拟行CTA检查。

扫描方案：设备SOMATON Definishion Flash，患儿仰卧位足先进，安静状态下检查，将相关部位遮盖行放射防护；扫描范围从胸廓入口到膈下1cm，肘正中静脉留置针，管道通畅，对比剂为威视派克320，二期注射，第一期注射总量38ml，对比剂用量28ml（15kg×2.5ml/kg×75%=28.13ml），流速2.0ml/s，第二期生理盐水8ml，流速1.5ml/s，采用直接延迟法，延迟时间为29秒，检查时间6.07秒，一期前瞻性心电门控扫描，心电门控剂量调制范围为40%～75%，管电压80kV，自动毫安调节，层厚0.75mm，层间距0.4mm，心脏滤过算法；心脏扫描完成后，低剂量70kV扫描腹部，观察腹部脏器，扫描方案如图9-98所示，重建图像显示主动脉起自单心室、肺动脉闭锁、肺内气管为内脏左同形位及丰富的侧支血管（图9-99～图9-101），重建75%时相测量左、右心室容积。

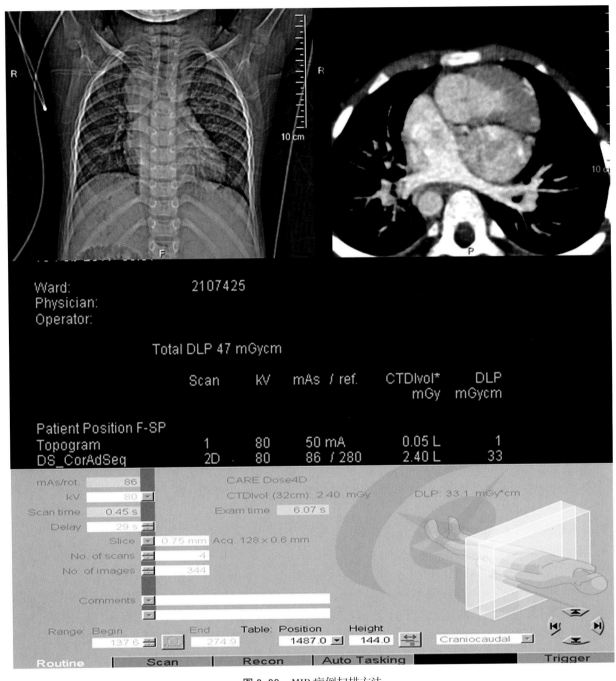

图 9-98　MIP 病例扫描方法

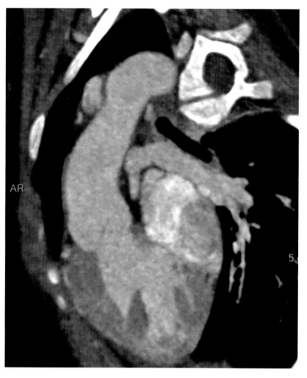

图 9-99 MIP 图显示主动脉起自单心室、肺动脉闭锁

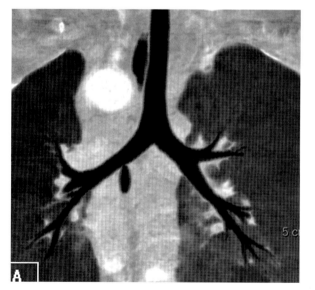

图 9-100 MinIP 图显示肺内气管为内脏左同形位

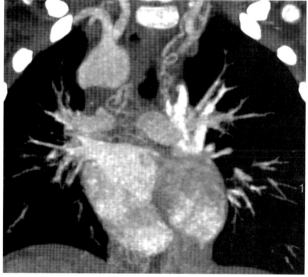

图 9-101 MIP 冠状位图显示丰富的侧支血管

经验分享

内脏心房异位综合征根据结构异常分为多脾综合征和无脾综合征，合并畸形较为复杂，对比剂需要均匀显示在心内外结构中。注射方法可参照各复杂畸形扫描方案，如儿童患者 11kg，注射总量为 11kg×3ml/kg=33ml，对比剂剂量为 33ml×75%=24.75ml。

先天性心脏病术后

1. B-T 分流

先天性心脏病 B-T 分流手术是通过主动脉与肺动脉之间建立人工管道，将主动脉血液分流到肺动脉，使狭窄的肺动脉增宽，增加肺部血流量。

【扫描技术】

定位扫描：正位定位像，扫描范围从第 4 颈椎到上腹部。

对比剂应用：根据患儿体重计算对比剂总量，注射方案分两期，第一期为对比剂，第二期为生理盐水，第一期对比剂采用双流技术，75% 对比剂和 25% 的生理盐水混合注射，注射时间 15 ~ 18 秒；第二期生理盐水，注射时间为 6 秒。不同机器对比剂应用方案不同，成人患者根据心内畸形差异和不同机器给予 60 ~ 80ml，儿童患者的对比剂应用方案见下表，仅供参考。

	64 排 CT	256 排 iCT	双源 CT
对比剂总量（ml/kg）	1.5 ~ 3.0	1.5 ~ 3.0	1.5 ~ 3.0
对比剂流速（ml/s）	0.6 ~ 2.0	0.6 ~ 2.0	0.6 ~ 2.0
生理盐水总量（ml）	4 ~ 8	4 ~ 8	4 ~ 8
生理盐水流速（ml/s）	0.8 ~ 1.2	0.8 ~ 1.2	0.8 ~ 1.2

扫描方法：范围从胸廓入口至心底部，直接延迟法，64 排 CT 扫描延迟时间 21 ~ 24 秒，256 排 iCT 扫描延迟时间 28 ~ 32 秒，双源 CT 扫描延迟时间 26 ~ 30 秒，采用心电门控模式，回顾性心电门控剂量调制宽度为心动周期 R-R 间期的 40% ~ 75%，此为全放射剂量，其他时相为 4% 放射剂量，双源 CT 前瞻性心电门控剂量调制宽度为心动周期 R-R 间期的 40% ~ 75%，此为全放射剂量，其他时相无放射剂量。图像质量要求：4 个心腔及大血管均有对比剂，清晰显示心室-大动脉连接及完整的室间隔，上腔静脉和右心房没有伪影。扫描参数见下表，仅供参考。

	64 排 CT	256 排 iCT	双源 CT
管电压（kV）	80	80	80
管电流（mAs）	50 或自动	50 或自动	50 或自动
螺距	0.3	与心率自动匹配	与心率自动匹配
扫描模式	前瞻/回顾性心电门控	前瞻/回顾性心电门控	前瞻/回顾性心电门控
探测器宽度	64×0.625/64×0.75	128×0.625	64×0.6
层厚（mm）	0.6 ~ 0.75	0.6	0.6 ~ 0.75
层间距（mm）	0.3 ~ 0.4	0.3	0.3 ~ 0.4
矩阵	512×512	512×512	512×512
滤过算法	心脏	心脏	心脏
扫描方向	头→足	头→足	头→足
延迟时间（秒）	21 ~ 24	28 ~ 32	26 ~ 30

时相重建：首选以 45% 为中心重建最佳时相观察心内结构畸形，后续重建 75% 时相用于测量左心室容积。

　　图像后处理：常用的重建方法有最大密度投影、曲面重建、容积再现等三维重建技术对动脉血管进行重建。

【病例展示】

　　临床资料：女，2 岁，74.5cm，9.5kg，心率 125 次 / 分，先天性心脏病，法洛四联症 B-T 分流术后，外科根治手术前拟行 CTA 检查。

　　扫描方案：设备 SOMATON Definishion Flash，患儿仰卧位足先进，短效麻醉状态下检查，使用自制绑带物理制动，将相关部位遮盖行放射防护；扫描范围从胸廓入口到膈下 1cm，手背静脉留置针，管道通畅，对比剂为威视派克 320，二期注射，第一期注射总量 24ml，对比剂用量 18ml（9.5kg×2.5ml/kg×75%=18ml），流速 1.3ml/s，第二期生理盐水 8ml，流速 1.1ml/s，采用直接延迟法，延迟时间为 28 秒，检查时间 3.55 秒，一期前瞻性心电门控扫描，心电门控剂量调制范围为 40% ～ 75%，管电压 80kV，自动毫安调节，层厚 0.75mm，层间距 0.4mm，心脏滤过算法，扫描方案如图 9-102 所示，重建图像显示人工管道内对比剂均匀，无伪影（图 9-103、图 9-104），重建 75% 时相测量左、右心室容积。

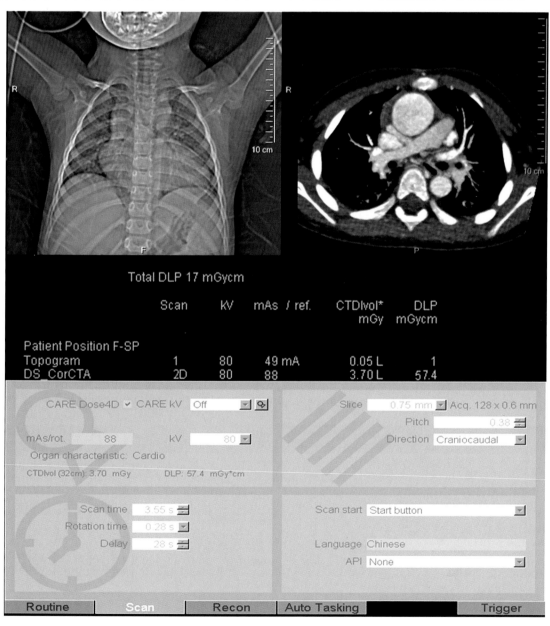

图 9-102　病例扫描方法

先天性心脏病术后

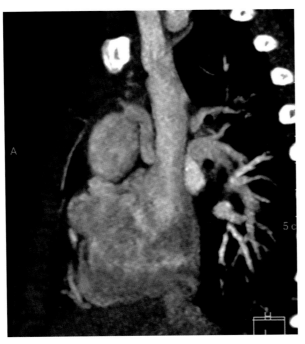

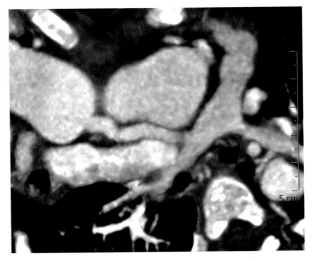

图 9-103 MIP 斜矢状位图显示人工管道连接升主动脉和肺动脉

图 9-104 CPR 图显示人工管道全程及两侧吻合口

经验分享

　　复杂先天性心脏病手术分为两期，一期矫治，二期根治；当复杂畸形存在中 - 重度肺动脉狭窄且侧支血管不丰富时，先行一期矫治 B-T 分流手术，用以扩宽肺动脉，主要路径为主动脉连接肺动脉，CTA 成像时，扫描延迟时间延长 3 ～ 4 秒，明确连接管道是否通畅。

2. 双向 Gleen 术

　　先天性心脏病双向 Gleen 分流手术是通过双侧上腔静脉与肺动脉之间建立人工管道，将双侧上腔静脉血液分流到肺动脉，使狭窄的肺动脉增宽，增加肺部血流量。

【扫描技术】

　　定位扫描： 正位定位像，扫描范围从第 4 颈椎到上腹部。

　　对比剂应用： 根据患儿体重计算对比剂总量，注射方案分两期，第一期为对比剂，第二期为生理盐水，第一期对比剂采用双流技术，70% 对比剂和 30% 的生理盐水混合注射，注射时间 16 ～ 18 秒；第二期生理盐水，注射时间为 6 秒。不同机器对比剂应用方案不同，儿童患者的对比剂应用方案见下表，仅供参考。

	64 排 CT	256 排 iCT	双源 CT
对比剂总量（ml/kg）	1.5 ~ 2.0	1.5 ~ 2.0	1.5 ~ 2.0
对比剂流速（ml/s）	1.5 ~ 2.5	1.5 ~ 2.5	1.5 ~ 2.5
生理盐水总量（ml）	6 ~ 12	6 ~ 12	6 ~ 12
生理盐水流速（ml/s）	1.0 ~ 2.0	1.0 ~ 2.0	1.0 ~ 2.0

扫描方法：范围从胸廓入口至心底部，直接延迟法，64 排 CT 扫描延迟时间 26 ～ 28 秒，256 排 iCT 扫描延迟时间 32 ～ 38 秒，双源 CT 扫描延迟 28 ～ 32 秒，采用回顾性心电门控模式，回顾性心电门控剂量调制宽度为心动周期 R–R 间期的 40% ～ 75%，此为全放射剂量，其他时相为 4% 放射剂量，双源 CT 前瞻性心电门控剂量调制宽度为心动周期 R–R 间期的 40% ～ 75%，此为全放射剂量，其他时相无放射剂量。图像质量要求：清晰显示主动脉弓、降主动脉、肺动脉和动脉导管管腔内有无对比剂，明确未闭的动脉导管分型，扫描参数见下表，仅供参考。

	64 排 CT	256 排 iCT	双源 CT
管电压（kV）	80	80	80
管电流（mAs）	50 或自动	50 或自动	50 或自动
螺距	0.3	与心率自动匹配	与心率自动匹配
扫描模式	前瞻/回顾性心电门控	前瞻/回顾性心电门控	前瞻/回顾性心电门控
探测器宽度	64×0.625/64×0.75	128×0.625	64×0.6
层厚（mm）	0.6 ～ 0.75	0.6	0.6 ～ 0.75
层间距（mm）	0.3 ～ 0.4	0.3	0.3 ～ 0.4
矩阵	512×512	512×512	512×512
滤过算法	心脏	心脏	心脏
扫描方向	头→足	头→足	头→足
延迟时间（秒）	26 ～ 28	32 ～ 38	28 ～ 32

时相重建：重建心动周期 40% 时相观察心内结构畸形，后续重建 75% 时相用于测量左心室容积。

图像后处理：常用的重建方法有最大密度投影、曲面重建、容积再现等三维重建技术对动脉血管进行重建。

【病例展示】

临床资料：男，7 岁，101cm，12.5kg，心率 93 次/分，5 年前因"复杂先天性心脏病，左室双入口型单心室、肺动脉瓣狭窄、房间隔缺损、动脉导管未闭"行双向 Gleen+ 动脉导管缝闭术，现复查，制订后期手术方案，外科手术前明确诊断拟行 CTA 检查。

扫描方案：设备 SOMATON Definishion Flash，患儿仰卧位足先进，安静状态下检查，将相关部位遮盖行放射防护；扫描范围从胸廓入口到膈下 1cm，手背静脉留置针，管道通畅，对比剂为威视派克 320，二期注射，第一期注射总量 32ml，对比剂用量 22ml（12.5kg×2.5ml/kg×70%=21.87ml），流速 1.8ml/s，第二期生理盐水 8ml，流速 1.2ml/s，采用直接延迟法，延迟时间为 30 秒，检查时间 3.32 秒，一期回顾性心电门控扫描，心电门控剂量调制范围为 40% ～ 75%，管电压 80kV，130mAs，层厚 0.75mm，层间距 0.4mm，心脏滤过算法，扫描方案如图 9-105 所示，重建图像显示肺动脉管腔、双侧上腔静脉与左、右肺动脉间的人工管道和吻合口，管道内对比剂均匀（图 9-106、图 9-107），重建 75% 时相测量左、右心室容积。

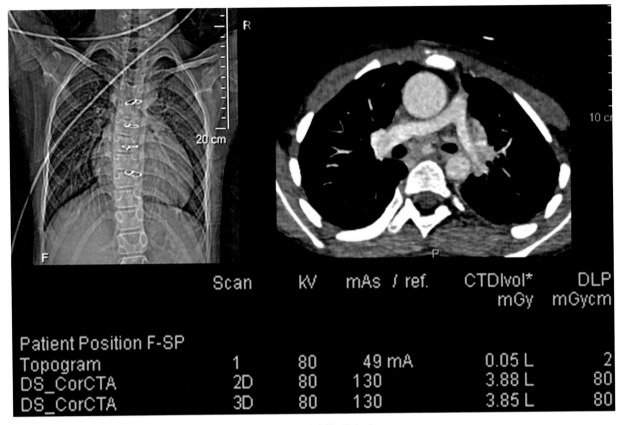

Scan	KV	mAs / ref.	CTDIvol* mGy	DLP mGycm
Patient Position F-SP				
Topogram	1	80	49 mA	0.05 L	2
DS_CorCTA	2D	80	130	3.88 L	80
DS_CorCTA	3D	80	130	3.85 L	80

图 9-105 病例扫描方法

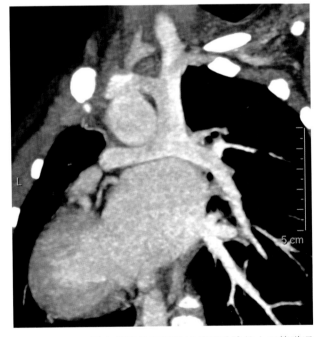

图 9-106 MIP 图左侧锁骨下静脉连接肺动脉的人工管道通畅，管腔内对比剂均匀，吻合口显示清楚

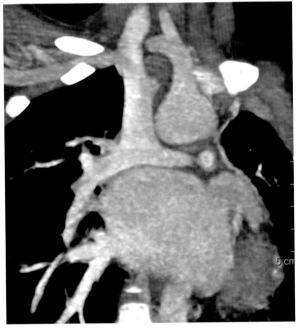

图 9-107 MIP 图右侧上腔静脉连接肺动脉的人工管道通畅

复杂先天性心脏病术后 CTA 检查，主要是观察人工管道是否通畅，双向 Gleen 手术是通过人工管道直径将上腔静脉的血液引流入肺动脉，使狭窄的肺动脉增宽。扫描时，为避免上腔内高浓度的对比剂在肺动脉内产生较大的伪影，无法准确测量左、右肺动脉管径，扫描延迟时间增加至 28 ～ 35 秒。

腔静脉异常

【扫描技术】

定位扫描： 正位定位像，扫描范围从第 4 颈椎到耻骨联合。

对比剂应用： 根据患儿体重计算对比剂总量，注射方案分两期，第一期对比剂，注射时间 18 ～ 22 秒；第二期生理盐水，注射时间为 6 ～ 15 秒。不同机器对比剂应用方案不同，成人患者对比剂总量为 120 ～ 150ml，流速 4.5 ～ 5.0ml/s，儿童患者的对比剂应用方案见下表，仅供参考。

	64 排 CT	256 排 iCT	双源 CT
对比剂总量（ml/kg）	2.5 ～ 3.0	2.5 ～ 3.0	2.5 ～ 3.0
对比剂流速（ml/s）	0.6 ～ 2.0	0.6 ～ 2.0	0.6 ～ 2.0
生理盐水总量（ml）	4 ～ 8	4 ～ 8	4 ～ 8
生理盐水流速（ml/s）	0.8 ～ 1.2	0.8 ～ 1.2	0.8 ～ 1.2

扫描方法： 范围从胸廓入口至耻骨联合上方，直接延迟法，儿童患者在心脏扫描完成后，延迟 120 秒低剂量扫描腔静脉；成人患者单独行 CTV 成像，注射对比剂后，延迟 180 秒扫描。图像质量要求：4 个心腔及大血管均有对比剂，清晰显示心室 - 大动脉连接及完整的室间隔，上腔静脉和右心房没有伪影。扫描参数见下表，仅供参考。

	64 排 CT	256 排 iCT	双源 CT
管电压（kV）	100 ～ 120	100 ～ 120	100 ～ 120
管电流（mAs）	自动	自动	自动
螺距	1.0	1.0	1.0
扫描模式	CTA 成像模式	CTA 成像模式	CTA 成像模式
探测器宽度	64×0.625/64×0.75	256×0.625	128×0.6
层厚（mm）	0.6 ～ 0.75	0.6	0.6 ～ 0.75
层间距（mm）	0.3 ～ 0.4	0.3	0.3 ～ 0.4
矩阵	512×512	512×512	512×512
滤过算法	血管	血管	血管
扫描方向	头→足	头→足	头→足

时相重建：首选以 45% 为中心重建最佳时相观察心内结构畸形，后续重建 75% 时相用于测量左心室容积。

图像后处理：常用的重建方法有最大密度投影、曲面重建、容积再现等三维重建技术对动脉血管进行重建。

【病例展示】

临床资料：女，19 岁，159cm，47kg，心率 87 次 / 分，口唇指端发绀，超声心动图诊断"先天性复杂心脏畸形，单心房、两组房室瓣"，外科手术前明确诊断拟行 CTA 检查。

扫描方案：设备 SOMATON Definishion Flash，患者仰卧位足先进，将相关部位遮盖行放射防护；扫描范围从胸廓入口到膈下 1cm，肘正中静脉留置针，管道通畅，对比剂为威视派克 320，二期注射，第一期对比剂注射总量 70ml，流速 3.5ml/s，第二期生理盐水 20ml，流速 2.5ml/s，采用对比剂跟踪扫描，扫描时间 12.6 秒，前瞻性心电门控扫描，心电门控剂量调制范围为 40% ~ 75%，管电压 80kV，自动毫安调节，层厚 0.75mm，层间距 0.4mm，心脏滤过算法；心脏扫描完成后，发现腔静脉异常，延迟 3 分钟使用螺旋模式扫描腹部，观察下腔静脉，相关扫描参数及图像见图 9-108，重建图像显示下腔静脉位于腹主动脉左侧通过奇静脉汇入上腔静脉，右侧肾静脉和肝静脉形成共同静脉汇入右侧心房（图 9-109 ~ 图 9-111），重建 75% 时相测量左、右心室容积。

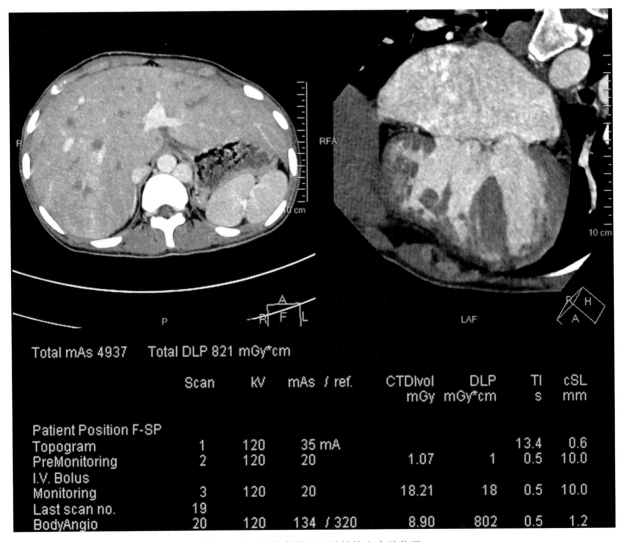

图 9-108 扫描参数及心脏结构和内脏位置

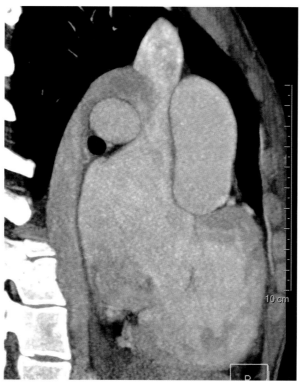

图 9-109　MIP 图奇静脉汇入上腔静脉

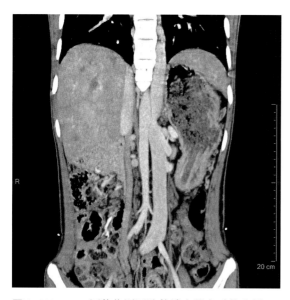

图 9-110　MIP 冠状位图下腔静脉在腹主动脉左侧

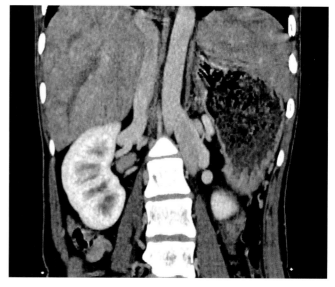

图 9-111　MIP 冠状位图右侧肾静脉和肝静脉形成共同静脉

经验分享

　　腔静脉畸形常常合并于先天性心脏复杂畸形，CTA 检查时，主要是把握扫描延迟时间，在心脏扫描完成后，延迟 3 ~ 5 分钟常规螺旋模式扫描腔静脉。

心脏占位 CT 扫描技术

血栓和肿瘤是最常见的心腔占位性病变，早期发现和准确识别这些病变具有重要的治疗和预后意义。常见心脏肿瘤：心脏黏液瘤，肉瘤，心脏转移瘤。CT成像与三维重组不但清晰显示肿瘤的位置、形态、大小、表面特征及部分性状，提示肿瘤的诊断与分型，而且对并存的冠状动脉受推移位、肺部感染、心包和胸腔积液等异常均可同时显示。

扫描方案概述

扫描前去除检查部位的金属物品，训练屏气10～15秒，仰卧位，足先进，连接心电门控；选择相应的扫描协议。心脏肿瘤CT成像需要动脉期和静脉期图像，由于心－肺循环快，对比剂不易在心腔内存留，故动脉期采用对比剂示踪技术，全期相采集，观察肿瘤在舒张期和收缩期的位置变化，静脉期采用延迟扫描技术。

（1）心脏占位CT检查采用对比剂示踪法，扫描包括五个步骤：

1）正位定位像：图10-1。

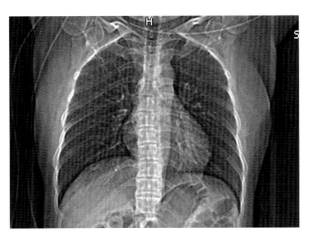

图 10-1　定位像扫描范围

2）选择兴趣区层面，设定兴趣区ROI阈值。

3）兴趣区层面跟踪扫描。

4）心脏占位CTA扫描。

5）静脉期延迟扫描。

（2）对比剂应用：不同机器扫描时间不同，对比剂总量和流速不同，64排CT、256排iCT、双源CT对比剂应用方案各有差异，见下表，仅供参考。

	64 排 CT	256 排 iCT	双源 CT
对比剂总量（ml）	58 ～ 70	40 ～ 50	45 ～ 60
对比剂流速（ml/s）	3.5 ～ 4.2	3.5 ～ 4.2	3.5 ～ 4.2
生理盐水总量（ml）	30 ～ 35	35 ～ 40	30 ～ 40
生理盐水流速（ml/s）	3.0 ～ 3.5	3.0 ～ 3.8	3.0 ～ 3.8

（3）扫描方法：范围从气管隆突分叉处至横膈下2cm，采用对比剂示踪法（图10-2），感兴趣区ROI设定在主动脉根部，阈值（CT值单位HU）设置：64排CT为150HU、256排iCT170HU、双源CT为120HU，延迟时间4~7秒，当达到设定阈值时，自动触发扫描。回顾性心电门控模式，采集时相设定

为 40% ～ 75% 的 R–R 间期全剂量曝光，余下 R–R 间期为 4% 的放射剂量。根据不同机型，采用不同扫描模式。扫描参数见下表，仅供参考。

	64 排 CT	256 排 iCT	双源 CT
管电压（V）	100 ～ 140	100 ～ 140	100 ～ 140
管电流（mAs）	自动	自动	自动
螺距	0.2	根据扫描心率自动调节	根据扫描心率自动调节
探测器宽度	64 × 0.625/64 × 0.75	128 × 0.625	64 × 0.6
层厚（mm）	0.67 ～ 0.75	0.67	0.6 ～ 0.75
层间距（mm）	0.34 ～ 0.4	0.34	0.3 ～ 0.4
矩阵	512 × 512	512 × 512	512 × 512
滤过算法	心脏 – 血管算法	心脏 – 血管算法	心脏 – 血管算法
旋转时间（s）	0.4	0.27	0.28
扫描方向	头→足	头→足	头→足
扫描范围	从气管隆突分叉处至横膈下 2cm	从气管隆突分叉处至横膈下 2cm	从气管隆突分叉处至横膈下 2cm
回顾性心电门控	√	√	√

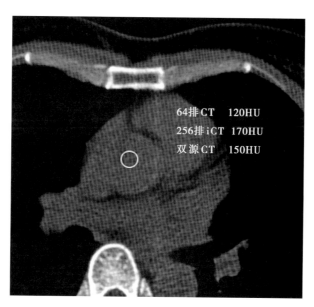

图 10-2　在主动脉根部设置阈值示踪感兴趣区

（4）时相重建：根据心率分别重建舒张期和收缩期图像。

（5）图像后处理：常用的重建方法有最大密度投影、曲面重建、容积再现等三维重建技术对心腔内占位性病变进行重建。

CT 形态表现：

（1）心脏黏液肉瘤占心脏肉瘤 5% 不到，通常见于左心房并且涉及广泛的黏液样区域。

（2）CT 为混杂低密度肿块，边界尚清，增强后扫描病灶大部分轻度强化。心肌浸润范围广，浸润生长是黏液肉瘤的特征。

（3）CT 检查可以发现心脏占位，但是确诊需依靠病理诊断。

【 病例展示 】

临床资料：女，32 岁，患者在此检查前 1 年前开始出现活动后心慌、胸闷、气短，休息后可缓解，无胸痛、咯血、夜间阵发性呼吸困难等，未详细诊治。后因感冒胸闷、气短、心慌较前加重，夜间阵发性呼吸困难，少许干咳，无发热、双下肢水肿、头昏、黑矇、晕厥等，行心脏彩超示"心脏实质性占位性病变，二尖瓣叶及瓣环实质性占位性病变，二尖瓣重度狭窄并重度关闭不全，三尖瓣轻 - 中度反流，肺动脉高压（重度），心包腔少量积液（考虑乳头状瘤可能），卵圆孔未闭？"。病理：黏液肉瘤（转移至下肢）。

扫描方案：设备西门子双源 CT，扫描范围从气管隆突分叉处至横膈下 2cm，头 - 足扫描方向，对比剂为欧乃派克 350，二期注射，第一期对比剂总量 60ml，流速 4.0ml/s，第二期生理盐水 35ml，流速 3.8ml/s。采用对比剂示踪法，感兴趣区 ROI 设定在升主动脉根部，阈值 150HU，回顾性心电门控模式，管电压为 120kV，管电流为自动毫安调节，机器转速为 0.28 秒，使用机器自带语音功能，触发延迟时间为 5 秒，扫描时间为 6 秒，层厚 0.75mm，层间距 0.4mm，心脏 - 血管算法（图 10-3、图 10-4）。

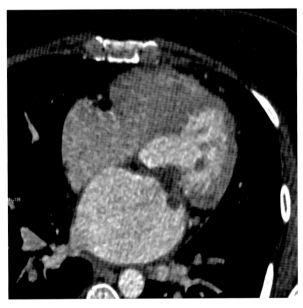
图 10-3　MIP 图显示肿瘤位于二尖瓣

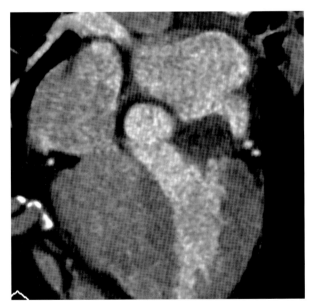
图 10-4　MIP 图显示肿瘤位于二尖瓣

经验分享

心脏肿瘤增强采用动脉期和静脉期，二期扫描，心脏黏液肉瘤可发生转移，动脉期完成时需及时观察图像，以决定是否扩大扫描范围。

心脏黏液瘤

CT 形态表现：

（1）75% 发生在左心房，最常见附着部位在卵圆窝附近，偶尔亦可位于左心房后壁，但该部位肿瘤需考虑恶性可能。

（2）黏液瘤也可位于右心房（15% ~ 20%），较少位于心室。超过 90% 的黏液瘤是单发。肿瘤平均直径在 5 ~ 6cm，但最小的可小于 1cm，最大可达 15cm 或更大。

（3）肿瘤表面一般光滑、呈圆形或不规则形。

（4）CT 典型表现为分叶的、不均质的、带蒂的低密度影（有时蒂细而不易显现），约 14% 可见钙化。

（5）CT 照影可见活动的带蒂肿块连接于房间隔。

（6）部分肿瘤舒张期位于左心房，收缩期可通过二尖瓣达左心室。

（7）CT 检查可以发现心脏占位，但是确诊需依靠病理诊断。

【病例展示】

临床资料：女，65 岁，因"咯血"住院就诊，心脏彩超提示"二尖瓣前叶根部黏液瘤可能"，考虑为"左房黏液瘤"可能。既往史：在此数十年前曾因"牙龈出血"诊断为"血小板减少症"，已愈。一年间共发作 3 次"吐血"，均自觉鲜血自口中涌出，不伴咳嗽、咳痰、呕吐、反胃等，最近一次发作为 1 周前，连续 3 次，每次十余口，均为鲜血，查血常规、凝血指标、结核相关指标及肿瘤标志物等均正常，给予止血处理后好转。病理：黏液瘤。

扫描方案：设备飞利浦 256iCT，扫描范围从气管隆突分叉处至横膈下 2cm，头 - 足扫描方向，对比剂为欧乃派克 350，二期注射，第一期对比剂总量 50ml，流速 4.0ml/s；第二期生理盐水 30ml，流速 3.7ml/s。采用对比剂示踪法，感兴趣区 ROI 设定在升主动脉根部，阈值 170HU，回顾性心电门控模式，管电压为 120kV，管电流为 650mAs，机器转速为 0.27 秒，使用机器自带语音功能，触发延迟时间为 6 秒，扫描时间为 5 秒，层厚 0.67mm，层间距 0.34mm，心脏 - 血管算法（图 10-5、图 10-6）。

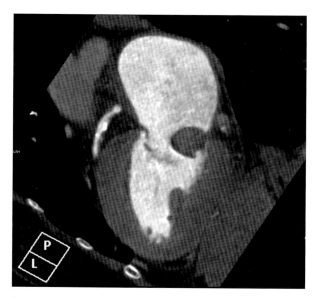

图 10-5　MIP 图显示肿瘤位于左房房室交界处

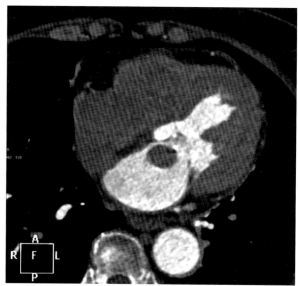

图 10-6　MIP 图显示肿瘤位于左房房室交界处

心脏黏液瘤是最常见的原发性良性心脏肿瘤，占心脏肿瘤的 30%～40%，占心脏良性肿瘤的 40%～50%。黏液瘤可引起体循环血管栓塞，右心黏液瘤可引起肺动脉栓塞。在动脉期扫描完成后需做静脉期扫描以便更好显示瘤体强化程度。

子宫平滑肌瘤

CT 形态表现：

（1）子宫呈不规则增大，由 1mm 细丝状到 2～3cm 粗条索状。

（2）病变可侵入阔韧带、附件、盆腔壁组织以及其间的静脉内，如卵巢静脉等。

（3）少数病例中，病变沿静脉扩展或附于静脉壁，伸入髂静脉、肾静脉、下腔静脉、右心房。

（4）位于血管和心腔内的肿物呈长条状，可长达数十厘米，粗细不等，表面光滑；肿瘤常游离于血管内，随血流方向而摆动。

（5）本病可造成肺栓塞，但无肺转移现象。

（6）CT 检查可以发现心脏占位，但是确诊需依靠病理诊断。

【病例展示】

临床资料：女，49 岁，主诉：活动后心慌、呼吸困难，晕厥 4 次。现病史：患者某天早晨劳累后上楼梯时突发心悸、呼吸困难，随即出现黑矇、晕厥（当时无他人在场，时间不详），自行苏醒，有头枕部血肿，无活动障碍，无失语，不伴发热、咳嗽、咯血、腹痛等不适，类似症状再发多次，情况同前。近来反复发作心慌及多过性失神发作。行心脏彩超示：右房异常占位（考虑子宫静脉平滑肌瘤移行至右房，请结合临床），三尖瓣轻度关闭不全，左室舒张功能减退。起病以来患者精神、食欲、睡眠可，大小便正常，体力稍下降，体重最近 2 年增加约 6kg。既往史：否认高血压病、糖尿病史，否认肝炎、结核、风湿性关节炎病史。无手术、外伤、输血史，无食物药物过敏史。家族史无特殊。病理：子宫平滑肌瘤。

扫描方案：设备西门子双源 CT，头 - 足扫描方向，CT 平扫后加增强扫描，增强扫描对比剂为欧乃派克 350，二期注射，第一期对比剂总量 80ml，流速 4.1ml/s，第二期生理盐水 35ml，流速 3.7ml/s。采用对比剂示踪法，感兴趣区 ROI 设定在升主动脉根部，阈值 150HU，回顾性心电门控模式，管电压为 120kV，管电流为自动毫安调节。第一期动脉期扫描范围从气管隆突分叉处至横膈下 2cm，机器转速为 0.28 秒，使用机器自带语音功能，触发延迟时间为 7 秒，扫描时间为 6 秒，层厚 0.75mm，层间距 0.4mm，心脏 - 血管算法。第二期静脉期扫描范围从气管隆突分叉处至耻骨联合（主要包括右房、子宫以及下腔静脉等），大血管 Flash 扫描模式，使用机器自带语音功能，延迟时间为 70～80 秒，层厚 0.75mm，层间距 0.4mm，心脏 - 血管算法（图 10-7～图 10-11）。第三期延迟扫描扫描范围从髂前上棘至耻骨联合下缘，大血管 Flash 扫描模式，使用机器自带语音功能，延迟时间为 2～4 分钟，层厚为 0.75mm，层间距 0.4mm，心脏 - 血管算法。

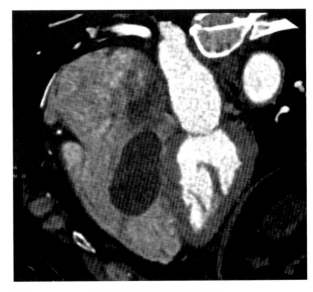

图 10-7　MIP 图显示肿瘤广泛分布于右房

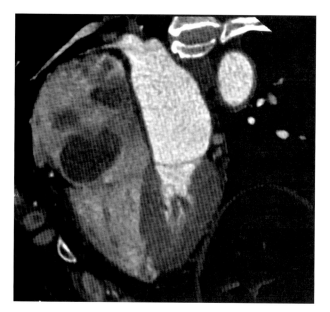

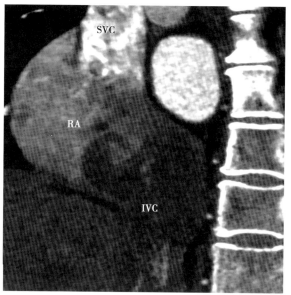

图 10-8 　MIP 图显示肿瘤广泛分布于右房 　　　　图 10-9 　MIP 图显示肿瘤广泛分布于右房

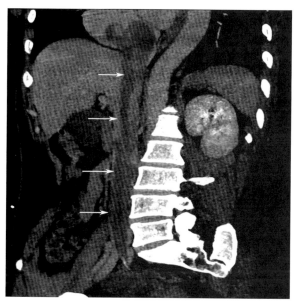

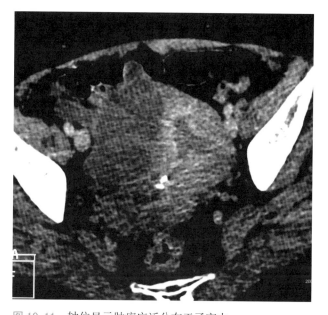

图 10-10 　MIP 图显示肿瘤广泛分布于右房以及下腔 　　图 10-11 　轴位显示肿瘤广泛分布于子宫内
静脉

经验分享

　　动、静脉期二期扫描，对比剂总量加大，以满足右房、子宫以及下腔静脉等的充盈要求，术前考虑病人可能为子宫静脉平滑肌瘤移行至右房时，静脉期应重点关注右房、下腔静脉以及子宫。

CT 形态表现：

（1）CT 检查可以显示心腔内占位，肿瘤大小不等，呈圆形或类圆形，可占据整个心房或心室腔。

（2）CT 扫描可见病变呈低密度或低信号改变，增强扫描呈不均匀强化。

（3）心肌内的病灶在 CT 扫描时表现为边界不清的等密度肿物，可显示肿瘤所致的心包积液。

（4）CT 检查可以发现心脏占位，但是确诊需依靠病理诊断。

【病例展示】

临床资料：男，60 岁，主诉：食欲减退、乏力数月，发现"心脏病"近半个月。现病史：患者于 4 个月前无明显诱因出现食欲减退、乏力，无其他不适，有腹胀，不伴腹痛、心慌、胸闷、胸痛、恶心、呕吐、黑矇、晕厥等不适，行胸片及心脏彩超检查示：右房内实质占位病变，黏液瘤可能性大，三尖瓣轻度关闭不全室间隔增厚左室舒张功能减低，建议住院手术，门诊以"右房占位病变右房黏液瘤"收入院，发病以来无剧烈活动后有轻度气促，无双下肢水肿、夜间阵发性呼吸困难、咯血、发热。起病以来，患者精神尚可，食欲差，睡眠差，长期失眠，大小便正常，体力轻度下降，体重轻度下降。既往史：既往体健，否认高血压病、糖尿病、脑血管意外、消化性溃疡病史，否认肝炎、结核、伤寒等病史，1.5 个月前左下肢外伤导致皮肤皮损并局部感染，目前已经愈合，否认手术、输血史，无药物及食物过敏。家族史无特殊。病理：淋巴瘤。

扫描方案：设备飞利浦 64 排 CT，扫描范围从气管隆突分叉处至横膈下 2cm，头 - 足扫描方向，对比剂为欧乃派克 350，二期注射，第一期对比剂总量 65ml，流速 4.1ml/s，第二期生理盐水 35ml，流速 3.5ml/s。采用对比剂示踪法，感兴趣区 ROI 设定在升主动脉根部，阈值 120HU，回顾性心电门控模式，管电压为 120kV，管电流为 650mAs，机器转速为 0.4 秒，使用机器自带语音功能，触发延迟时间为 5 秒，扫描时间为 8 秒，层厚 0.75mm，层间距 0.4mm，心脏 - 血管算法（图 10-12、图 10-13）。

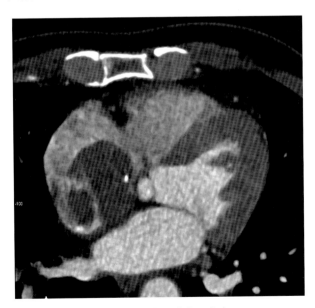

图 10-12　MIP 图显示肿瘤广泛分布于右房

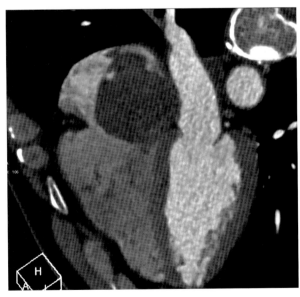

图 10-13　MIP 图显示肿瘤广泛分布于右房

　　原发性心脏淋巴瘤是极少见的结外淋巴瘤，易误诊为其他肿瘤。可以侵犯心脏的任何部位，以右心多见，特别是右心房。肿瘤可向心腔内生长填塞心腔，亦可在心肌内浸润生长，并可侵犯心包，引起心包积液，少数病例肿瘤可侵犯心脏邻近大血管，如上、下腔静脉，动脉期和静脉期二期扫描，并适当增加对比剂总量，扩大扫描范围。

左心房耳血栓

　　CT 形态表现：左房耳血栓可表现为左房耳铸型充盈缺损，梳状肌影消失，或左房内类圆形充盈缺损，左房耳内正常梳状肌影部分消失或全部消失，同时多伴有左房增大。表现为常规横断位左房前后径 > 6cm，血栓的 CT 值较软组织密度稍低，CT 值 22 ～ 35HU，增强扫描无任何强化，左房血栓的这些 CT 特征，极易与左房内占位病变鉴别。

【病例展示】

　　临床资料：男，45 岁，1 个月前重体力活动时出现间断咯血、气短、心慌不适，无发热、反酸，无黑矇、晕厥，无下肢水肿等，血呈鲜红色，间断咯血持续 3 天后好转。心脏超声提示风湿性心脏病：二尖瓣重度狭窄；左房血栓形成；肺动脉高压（轻度）；房颤。病理：血栓。

　　扫描方案：设备飞利浦 64 排 CT，扫描范围从气管隆突分叉处至横膈下 2cm，头 - 足扫描方向，对比剂为欧乃派克 350，二期注射，第一期对比剂总量 65ml，流速 4.1ml/s，第二期生理盐水 35ml，流速 3.5ml/s。采用对比剂示踪法，感兴趣区 ROI 设定在升主动脉根部，阈值 120HU，回顾性心电门控模式，管电压为 120kV，管电流为 650mAs，机器转速为 0.4 秒，使用机器自带语音功能，第一期为动脉期，第二期扫描 90 秒为延迟时间。触发延迟时间为 5 秒，层厚 0.75mm，层间距 0.4mm，心脏 - 血管算法（图 10-14、图 10-15）。

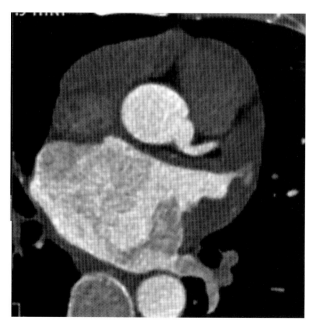
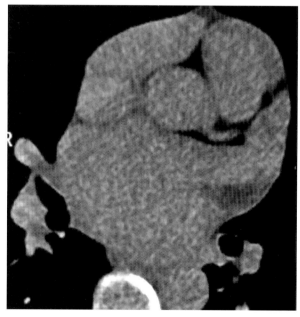

图 10-14　MIP 图显示血栓广泛分布于左房耳　　　图 10-15　MIP 图显示左房耳可见血栓分布

　　临床和超声心动图诊断左心房扩大并考虑血栓时，完成动脉期扫描后，应及时观察左心房及左心耳，当左心房内和左心耳有充盈缺损时，需延迟40～60秒加扫静脉期，以鉴别血栓和对比剂延迟充填显影。

左心房耳血栓

左心房耳血栓